全国医药中等职业教育护理类专业“十二五”规划教材

妇产科护理学

主　编　王彩霞

中国医药科技出版社

内容提要

本书是全国医药中等职业教育护理类专业“十二五”规划教材之一，依照教育部教育发展规划纲要等相关文件要求，紧密结合护士执业资格考试特点，根据《妇产科护理学》教学大纲的基本要求和课程特点编写而成。

全书共分为21章，主要内容包括女性生殖系统解剖与生理，正常妊娠期妇女的护理，产科常见疾病的护理，妇科疾病护理，计划生育与妇女保健，妇产科常用护理技术等。每章列有要点导航，以案例导入学习内容，调动学生学习积极性。章后附有练习题，便于学生自查学习效果。每章以护理程序为框架编排内容，包括疾病概述、护理评估、护理问题、护理措施、健康指导，旨在培养学生的专业意识和科学的思维、工作方法。

本书适合医药卫生中等职业教育相同层次不同办学形式教学使用，也可作为医药行业培训和自学用书。

图书在版编目（CIP）数据

妇产科护理学/王彩霞主编．—北京：中国医药科技出版社，2013.8

全国医药中等职业教育护理类专业“十二五”规划教材

ISBN 978-7-5067-6218-2

Ⅰ.①妇… Ⅱ.①王… Ⅲ.①妇产科学-护理学-中等专业学校-教材

Ⅳ.①R473.71

中国版本图书馆CIP数据核字（2013）第136778号

美术编辑 陈君杞

版式设计 郭小平

出版 中国医药科技出版社

地址 北京市海淀区文慧园北路甲22号

邮编 100082

电话 发行：010-62227427 邮购：010-62236938

网址 www.cmstp.com

规格 787×1092mm $^{1}/_{16}$

印张 $20^{3}/_{4}$

字数 391千字

版次 2013年8月第1版

印次 2021年5月第3次印刷

印刷 三河市腾飞印务有限公司

经销 全国各地新华书店

书号 ISBN 978-7-5067-6218-2

定价 45.00元

全国医药中等职业教育护理类专业“十二五”规划教材建设委员会

编委会 《妇产科护理学》

主　编　王彩霞

副主编　王雪芹　蔡艳芳　陈明秀

编　者　（按姓氏笔画排序）

王彩霞（天水市卫生学校）

王雪芹（山东省莱阳卫生学校）

王惠霞（甘肃省天水市秦州区牡丹中心卫生院）

付志绪（重庆市医科学校）

陈明秀（毕节市卫生学校）

周钰娟（天水市卫生学校）

贾　微（成都大学中职部）

蔡艳芳（天水市卫生学校）

编写说明

随着《国家中长期教育改革发展纲要(2010～2020年)》的颁布和实施,职业教育更加强调内涵建设，职业教育院校办学进入了以人才培养为中心的结构优化和特色办学的时代。为了落实国家职业教育人才培养的“德育优先、能力为重、全面发展”的教育战略需要，主动加强教育优化和能力建设，实现医药中职教育人才培养的主动性和创造性，由专业教育向“素质教育”和“能力培养”方向转变，培养护理专业领域继承和创新的应用型、复合型、技能型人才已成为必然。为了适应新时期护理专业人才培养的要求，过去使用的大部分中职护理教材已不能适应素质教育、特色教育和创新技能型人才培养的需要，距离以“面向临床、素质为主、应用为先、全面发展”的人才培养目标越来越远，所以动态更新专业、课程和教材，改革创新办学模式已势在必行。

而当前中职教育的特点集中表现在：①学生文化基础薄弱，入学年龄偏小，需要教师给予多方面的指导；②学生对于职业方向感的认知比较浅显。鉴于以上特点，全国医药中等职业教育护理类专业“十二五”规划教材建设委员会组织建设本套以实际应用为特色的、切合新一轮教学改革专业调整方案和新版护士执业资格考试大纲要求的“十二五”规划教材。本套教材定位为：①贴近学生，形式活泼，语言清晰，浅显易懂；②贴近教学，使用方便，与授课模式接近；③贴近护考，贴近临床，按照实际需要编写，强调操作技能。

本套教材，编写过程中还聘请了负责护士执业资格考试的国家卫生和计划生育委员会人才交流服务中心专家做指导，涵盖了护理类专业教学的所有重点核心课程和若干选修课程，可供护理及其相关专业教学使用。由于编写时间有限，疏漏之处欢迎广大读者特别是各院校师生提出宝贵意见。

全国医药中等职业教育护理类专业
“十二五”规划教材建设委员会
2013年6月

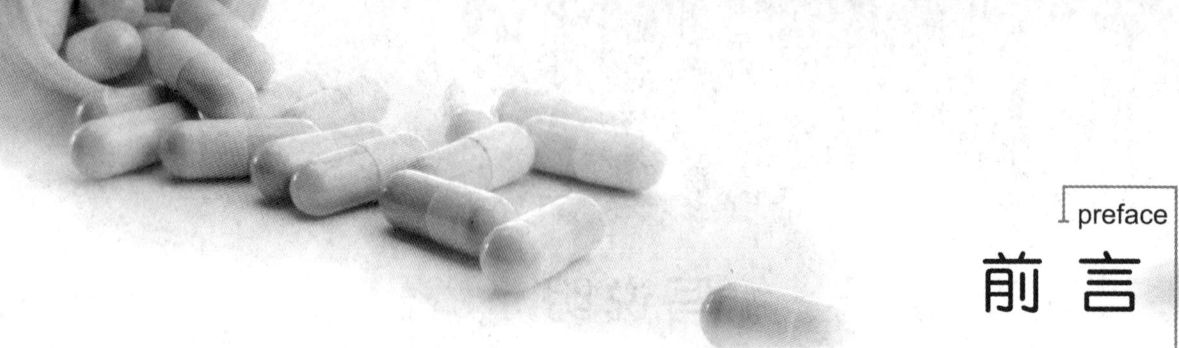

前言

preface

随着我国经济的持续发展和教育体系、结构的重大调整，职业教育办学思想、培养目标随之也发生巨大变化。人们对职业教育的认识发生了本质性的转变。《国家中长期教育改革发展纲要（2010～2020）》中强调，职业教育应更加强调内涵建设。为实现医药中职教育人才培养的主动性和创造性，将中职教育向“素质教育”和“能力教育”方向转变，培养护理专业领域继承和创新的应用型、技能型人才。

基于中职学生的认知特点，本教材在章节内容的编写上从要点导航、案例、教学内容、知识链接、考点提示、直通护考、练习题等方面入手，同时在教学内容编写中附有形象的插图，进行引导。帮助学生学好基本理论，学会基本技能，掌握基本知识；明确多年护士执业资格考试中的重点难点、突破考点。本书在编写时结合当前学生的实际情况，以生动形象、浅显易懂的语言，贴近教学、贴近实用、贴近临床，内容与妇产科护理职业岗位贴近，融合了护士执业资格考试最新要求，旨在促进学生获得学历和执业资格证书。

本教材特点是突出“适用性”和“针对性”。符合医药中等职业教育教学实际，强调对学生职业能力和素质的训练、培养，紧密联系执业资格标准和工作岗位的需要，利于学生就业，突出职业教育的特点。反映教学改革的最新理念。以“面向临床、素质为主、应用为先、全面发展”的人才培养目标，以“传承创新、与时俱进、体系完整、特色鲜明、学以致用”的理念，遵循“精理论、重实践、强技能、求创新”的思想，培养以就业为导向的高素质的应用型人才。

在编写过程中，为保证教材的高质量，全体参编人员付出了辛勤劳动，各参编单位给予了大力支持，特此致谢。由于时间紧，本书难免有疏漏之处，诚请使用本教材的老师、学生、妇产科同仁及广大读者提出宝贵意见。

编者

2013 年 3 月

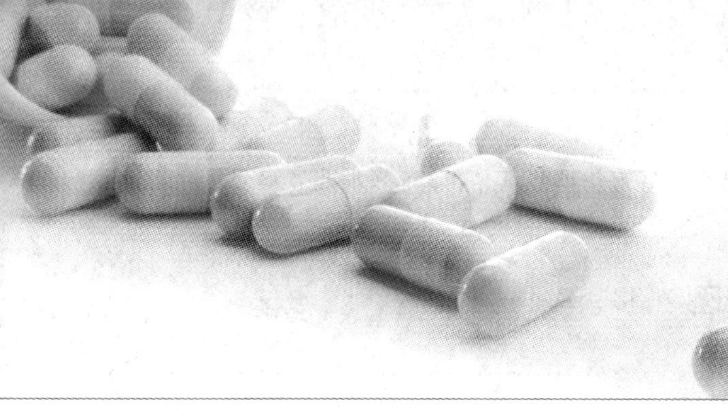

contents

目录

第一章 绪论

要点导航

◎ **学习要点**

掌握妇产科护理的任务和内容。

熟悉学习妇产科护理学的目的和方法。

了解妇产科护理学的发展趋势。

◎ **技能要点**

熟悉孕妇、产妇及妇科患者护理内容，培养严谨、细致的工作习惯。

一、妇产科护理的内容、任务

妇产科护理是诊断并处理妇女现存和潜在健康问题，提供计划生育、妇女保健指导，为妇女健康提供服务的科学。是现代临床护理的重要组成部分。妇产科护理包括产科护理及妇科护理两大模块。产科护理主要是针对妇女在妊娠、分娩和产褥期的生理、病理情况下，对孕妇、产妇、胎儿、新生儿的护理。妇科护理是针对妇女在非妊娠状态下，对妇女生殖系统所发生的各种病理现象的临床护理。其任务是确保妇女在不同生理阶段健康、安全和幸福，保证胎儿、新生儿的健康成长。因此，培养有理想、有道德、有纪律、有文化，能适应未来社会快速科学发展，具备良好职业素质、科学文化和身心素质，品德高尚、全面发展的复合型护理人才是我们的重要任务。

与传统护理比较当代妇产科护理工作内容和范畴不断有新的内涵和扩展，妇产科护理是临床医学中一门涉及范围广、整体性强的科学，因此，对专科护士文化基础水平，专业实践能力、工作经验、责任心及职业道德等方面提出了更高的要求。学习妇产科护理除具备扎实的医学基础和社会人文学科知识外，还需具有护理学基础、临床护理知识技能、社区预防保健等综合知识。妇产科护理不仅具有医学特征，而且具有独立和日趋完整的护理及相关理论体系，如家庭理论，Orem 自我护理模式，Roy 的适应模式及 Maslow 人类基本需要层次论等。妊娠是妇女生命过程中的一个特殊生理阶段，因此，正常孕妇应该摆脱“患者”的角色，承担相应的自我护理活动。妇产科护理是一门实践性很强的学科，要求护士精通相关理论，在实践中应用并发展这些理论。在学习的全过程中强调理论联系实际，注重综合素质和创新能力的培养，加强实践能力和职业行为规范培养，使学生的知识结构与临床患者护理需求相适应。实习是在医院临床护理带教老师的指导下针对患者提供个体化整体护理，通过临床护理实践，进一步培养和提高实际工作能力，正确应用护理程序科学护理患者；为生命各阶段不同健康状况的妇女提供优质全方位的护理服务。

二、妇产科护理的学习目的及方法

学习妇产科护理的目的是学好理论知识，掌握现代化妇产科护理技能，发挥护理特有职能，提供优生优育，保证胎儿新生儿健康成长，缓解妇科患者痛苦、促进康复的护理活动，帮助护理对象尽快获得生活能力；为健康女性提供自我保健知识、预防疾病并维持健康状态。

产科护理对象包括母体和胎儿两方面，他们既相互独立，又相互联系。因此，产科护理既要确保孕、产妇的健康安全，又要保证胎儿在宫内的正常发育和出生后新生儿的健康成长，因此，妇产科护理既有大量的保健工作，又有较多的临床护理工作。孕、产过程复杂易变，孕、产期时常可遇到某些意外，如突然抽搐、产后出血、胎儿宫内窘迫等，必须细致、严密地观察产程经过，重视预防，并注意身心护理，取得孕产妇的合作。妇科患者因为生殖系统直接关系到婚姻、家庭、生育等问题，患者思想顾虑多；同时由于生殖系统的特殊性，患者有害羞心理，常延误病情，给医护工作带来困难。因此，对妇科患者的护理，既要注意其病理变化，又要注意其心理变化，既要做好临床护理又要做好心理护理。

三、妇产科护理学的发展趋势

妇产科护理最早源于家庭产科护理，公元前1300～前1200年间，在甲骨文中就有王妃分娩时染疾的记载，是我国关于妇产科疾病的最早记录。汉代杰出医学家华佗曾以针刺成功为死胎患者实施引产，使用麻醉汤为患者进行剖腹手术等。从宋朝到清朝大约1000年间，妇产科学及护理得以大规模发展，其中宋代陈子明的《妇人大全良方》及清代乾隆御纂的《医宗金鉴·妇科心法要诀》系统详尽反映了我国妇产科学及护理的发展水平。新中国成立后，我国政府相继颁布了《优生法》、《母婴保健法》及《妇女儿童权益保护法》等法律法规，建立和健全了各级妇幼保健机构，将保护妇女儿童纳入法制轨道。妇产科护理也迅速发展并具有其独立性和特异性。妇产科护理的概念也从单纯的“护理疾病”发展为“保障人类健康”的护理；护士的工作场所逐渐由医院扩大到家庭、社区、社会；工作内容也从传统、机械被动地执行医嘱，完成分工的常规技术操作和对患者的躯体护理，扩大到提供系统化整体护理。开展“以家庭为中心”的产科护理是当代护理学最具典型意义的整体化护理，代表了妇产科护理发展趋势。“以妇女健康为整体性护理”的理念也被广泛接受；产科“母子统一管理”的新理论体系建立；“爱婴医院”、“陪伴分娩”、“母婴同室”等具体形式体现了“以家庭为中心”的新型产科护理模式。使我国护理事业步入科学的运行轨道，并逐渐实现了与国际妇产科护理的接轨。

（王彩霞）

第二章 女性生殖系统解剖与生理

要点导航

◎ **学习要点**

掌握女性骨盆的形态；月经周期的内分泌调节和女性生殖器官的周期性变化；卵巢分泌的性激素及其主要生理功能。

熟悉内、外生殖器的功能。

了解内生殖器与邻近器官的关系及女性内、外生殖器官血液供应、淋巴分布及神经分配；女性一生各阶段的生理特点。

◎ **技能要点**

学会护理妇产科患者的知识与技能，渗透自己的情感，关心体贴患者。

第一节 女性生殖系统解剖

女性生殖器官位于骨盆内，包括外生殖器、内生殖器及相关的组织及临近器官。

一、骨盆

女性骨盆（female pelvis）是胎儿娩出时必经的骨性通道，其大小、形状直接影响分娩。

（一）骨盆的组成与分界

1. 骨盆的组成

（1）骨盆的骨骼　骨盆是由骶骨、尾骨和左右两块髋骨组成。每块髋骨又由髂骨、坐骨及耻骨融合而成；骶骨由5～6块骶椎融合而成，其上缘向前方突出，形成骶岬；尾骨由4～5块尾椎组成。女性骨盆的骨性标志有坐骨结节、坐骨棘、骶岬、耻骨弓、髂前上棘、髂嵴，是骨盆测量的重要标志（图2－1）。

直通护考

骨盆的组成是

A．骶骨、尾骨及两块髋骨
B．骶骨、尾骨及坐骨
C．髂骨、骶骨及坐骨
D．髂骨、坐骨及耻骨
E．髂骨、骶骨及尾骨

答案：A

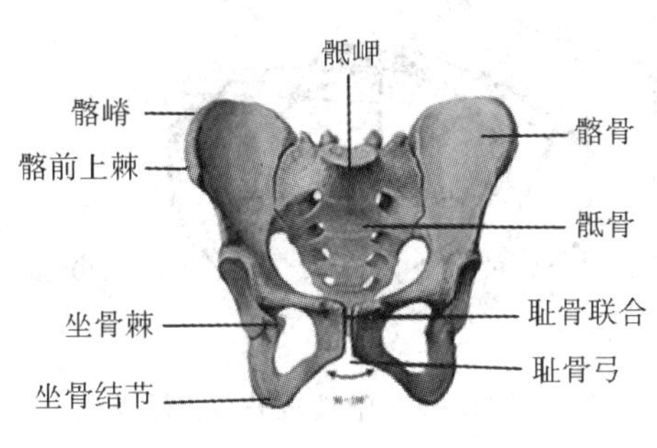

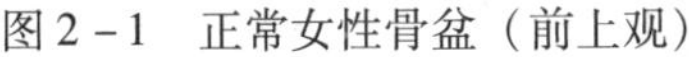

图2－1 正常女性骨盆（前上观）

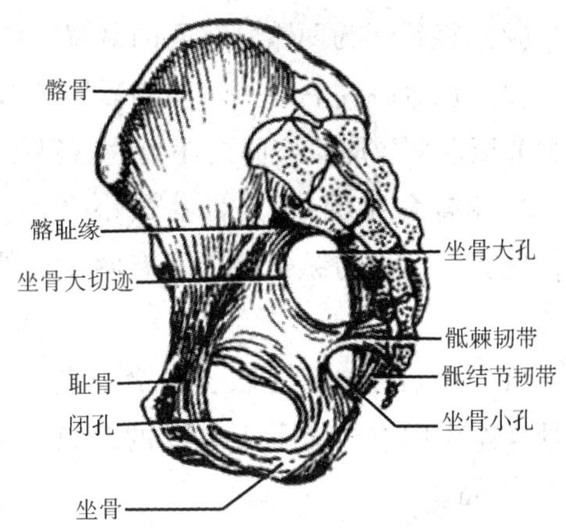

图2－2 骨盆的韧带

（2）骨盆的关节和韧带　骨盆的关节包括耻骨联合、骶髂关节及骶尾关节。骨盆的韧带有骶骨、尾骨与坐骨结节间的骶结节韧带和骶骨、尾骨与坐骨棘间的骶棘韧带。妊娠期受性激素影响，韧带较松弛，各关节活动度略有增加，分娩时尾骨可后翘，利于胎儿娩出（图2－2）。

2. 骨盆的分界　耻骨联合上缘、两侧髂耻线及骶岬上缘的连线形成骨盆界线，将骨盆分成上、下两部分，上为大骨盆或称假骨盆，下为小骨盆或称真骨盆（简称骨盆）。真骨盆即骨产道，是胎儿娩出的通道。临床上可通过观察大骨盆的形状和测量某些径线，来间接了解真骨盆的大小。

（二）骨盆的平面与径线

骨盆的平面见图2－3。

1. 骨盆入口平面　为大小骨盆的交界面（即盆腔的入口），呈横椭圆形，此平面有四条径线（图2－4）。

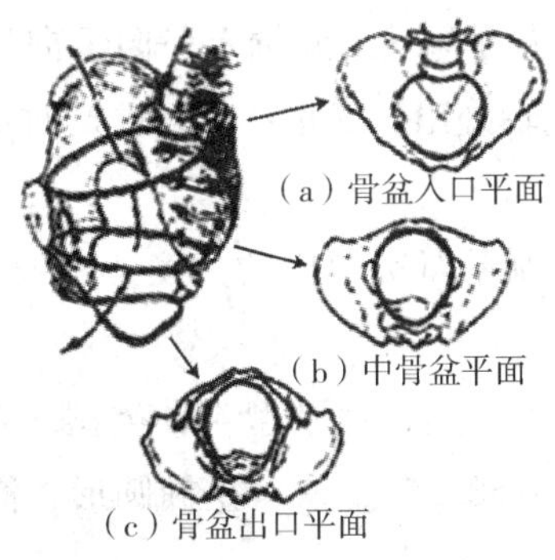

图2－3 骨盆的3个平面

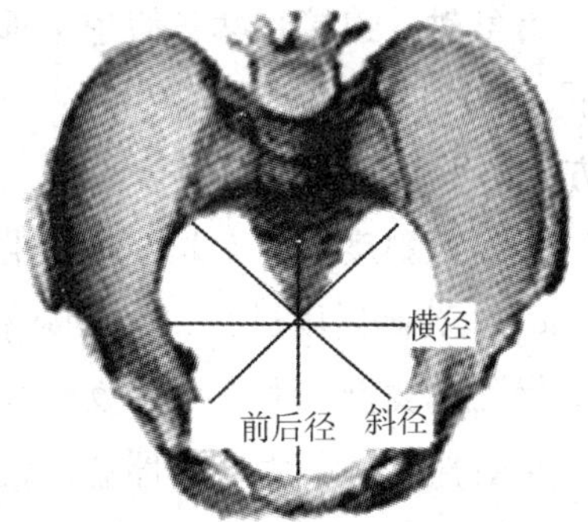

图2－4 骨盆入口平面各径线

（1）前后径　又称真结合径。为耻骨联合上缘中点至骶岬前缘中点的距离，平均长约11cm，其长短与分娩关系密切。

（2）横径　为两髂耻线间的最宽距离，平均长约 13cm。

（3）斜径　左右各一。左侧骶髂关节至右侧髂耻隆突间的距离为左斜径，右侧骶髂关节至左侧髂耻隆突间的距离为右斜径，平均长约 12.75cm。

2. 中骨盆平面　为骨盆最小平面，最狭窄，呈前后径长的纵椭圆形。有两条径线（图 2-5）。

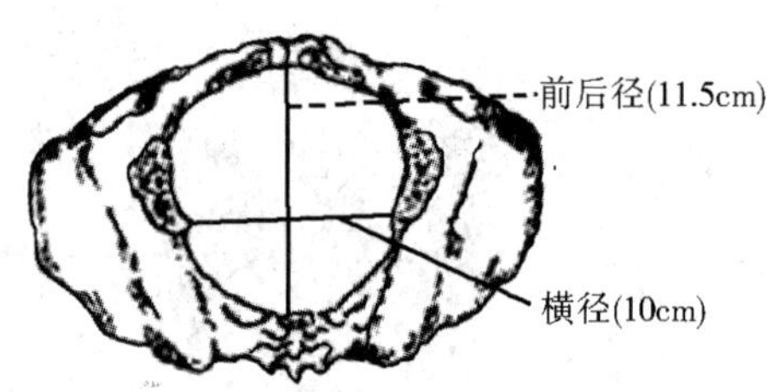

图 2-5　中骨盆平面及径线

（1）前后径　耻骨联合下缘中点通过两侧坐骨棘连线中点至骶骨下端间的距离，平均长约 11.5cm。

（2）横径　又称坐骨棘间径。两坐骨棘之间的距离，平均长约 10cm，是中骨盆平面的重要径线。

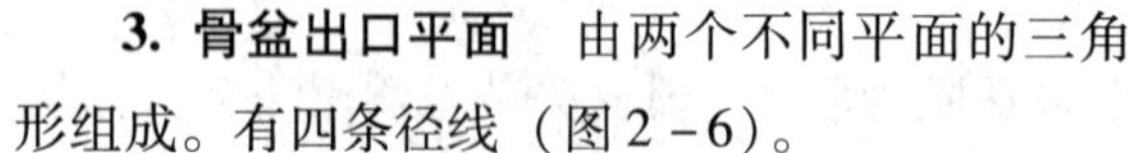

3. 骨盆出口平面　由两个不同平面的三角形组成。有四条径线（图 2-6）。

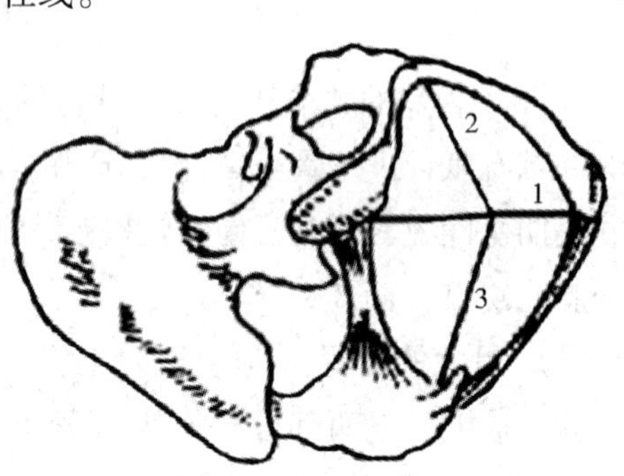

图 2-6　骨盆出口平面及径线

1. 出口横径；2. 前矢状径；3. 后矢状径

（1）前后径　耻骨联合下缘至骶尾关节的距离，平均长约 11.5cm。

（2）横径　又称坐骨结节间径。两坐骨结节内缘间的距离，平均长约 9cm。是出口平面的重要径线。

（3）前矢状径　耻骨联合下缘中点至坐骨结节间径中点的距离，平均长约 6cm。

（4）后矢状径　骶尾关节至坐骨结节间径中点的距离，平均长约 8.5cm。若出口横径稍短，但与出口后矢状径之和 > 15cm 时，正常大小的胎头可通过后三角区经阴道分娩。

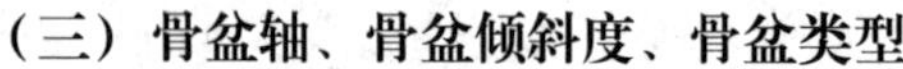

（三）骨盆轴、骨盆倾斜度、骨盆类型

1. 骨盆轴　连接骨盆各假想平面中心点的曲线为骨盆轴。此轴上段向下向后，中段向下，下段向下向前（图 2-7）。分娩时胎儿沿此轴娩出，又称产轴，助产时也应按此轴方向协助胎儿娩出。

2. 骨盆倾斜度　妇女站立时，骨盆入口平面与地平面所形成的角度，一般为 60°（图 2-8）。若倾斜度过大，会影响胎头衔接和娩出。

3. 骨盆的类型　通常分为女性型、男性型、类人猿型、扁平型 4 种类型（图 2-9）。女性型骨盆是女性正常骨盆，我国妇女占 52%～58.9%，入口呈椭圆形，髂骨翼宽而浅，盆壁薄且平滑，利于分娩。

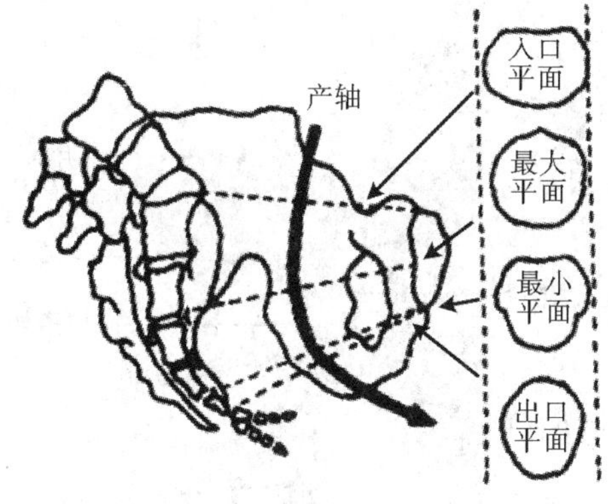

图2-7 骨盆轴（产轴）

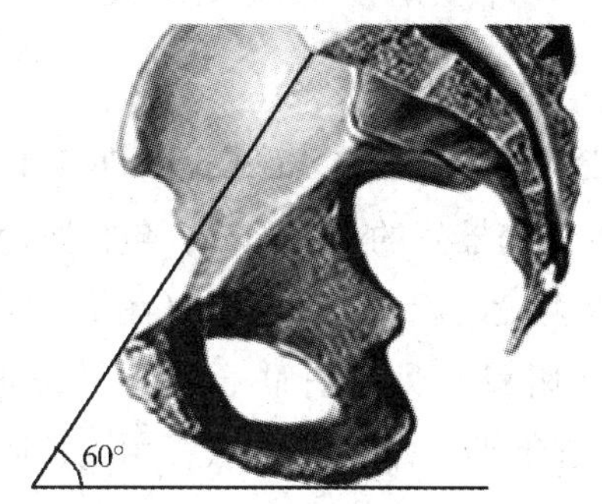

图2-8 骨盆倾斜度

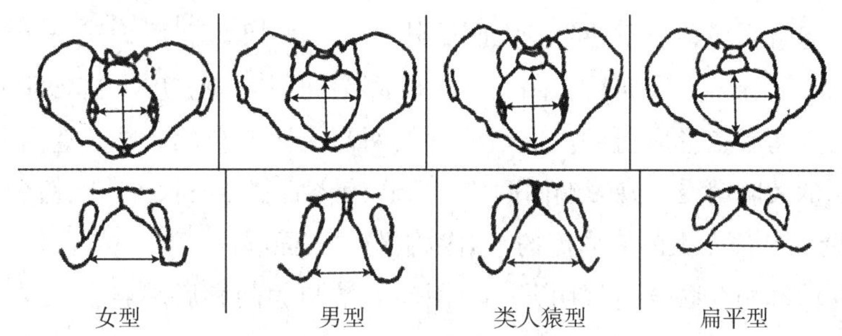

图2-9 骨盆的类型

（四）骨盆底组织

骨盆底由多层肌肉和筋膜组成，封闭骨盆出口，承托盆腔脏器，由外向内分为3层（图2-10）。

1. 浅层 位于外生殖器、会阴皮肤及皮下组织的下面，由会阴浅筋膜与肌肉组成，包括会阴浅横肌、球海绵体肌、坐骨海绵体肌和肛门外括约肌。均会合于阴道外口与肛门之间，形成中心腱。

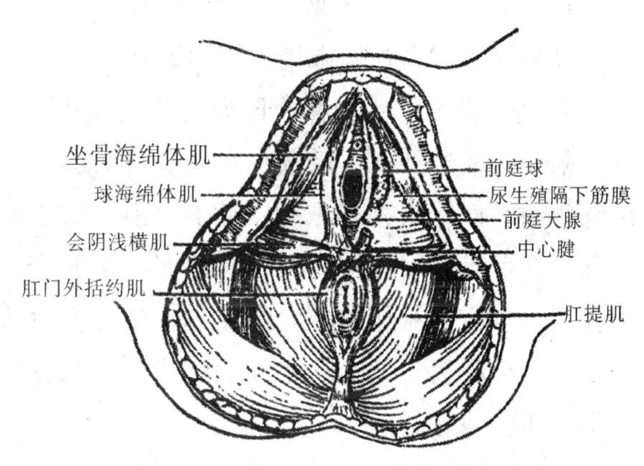

图2-10 骨盆底肌肉筋膜

2. 中层 即泌尿生殖膈。位于骨盆出口前三角平面上，其中有尿道和阴道穿过，由上下两层坚韧的筋膜和会阴深横肌、尿道括约肌组成。

3. 深层 即盆膈。由肛提肌及其内、外面各覆一层筋膜组成，强有力承托盆腔内脏器。由前向后有尿道、阴道及直肠穿过。

会阴：狭义的会阴指阴道口与肛门之间的软组织，厚3～4cm，由外向内逐渐变窄呈楔形，表面为皮肤及皮下脂肪，内层为会阴中心腱，又称会阴体。妊娠期会阴组织变软。分娩时注意保护会阴，防止裂伤。

二、外生殖器、内生殖器

（一）外生殖器

女性外生殖器（external genitalia）又称外阴，指生殖器官的外露部分，包括耻骨联合至会阴及两股内侧之间的组织（图2-11）。

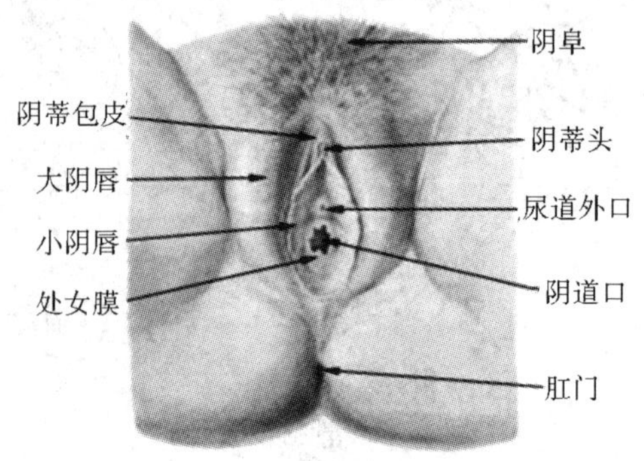

图2-11　女性外生殖器

1. 阴阜　即耻骨联合前方的皮肤隆起，皮下富有脂肪。青春期皮肤开始生长阴毛，呈尖端向下的三角形分布。

2. 大阴唇　为两股内侧的一对纵长隆起的皮肤皱襞，起自阴阜，止于会阴。大阴唇外侧面有皮脂腺和汗腺，青春期长出阴毛；内侧面湿润似黏膜。皮下富含脂肪、弹性纤维及静脉丛，受伤后易形成血肿。未婚妇女的两侧大阴唇自然合拢，遮盖阴道口及尿道口；经产妇的大阴唇受分娩影响向两侧分开；绝经后呈萎缩状，阴毛稀少。

3. 小阴唇　是位于大阴唇内侧的一对薄皱襞，表面湿润，神经末梢多，极为敏感。两侧小阴唇在前端相互联合包绕阴蒂。小阴唇后端与大阴唇后端会合，在正中线形成阴唇系带。

4. 阴蒂　阴蒂位于两侧小阴唇顶端的联合处，系与男性阴茎相似的海绵体组织，具有勃起性。富含神经末梢，极为敏感。

5. 阴道前庭　为两侧小阴唇之间的菱形区，前为阴蒂，后为阴唇系带。在此区域内，前方有尿道外口，后方有阴道口。阴道口周缘有一层薄膜称为处女膜，此膜含有结缔组织、血管与神经末梢，膜有一孔，多在中央，孔的形状、大小及膜的厚薄因人而异。处女膜可因性交或剧烈运动而破裂，产后留有处女膜痕。在大阴唇后部、球海绵体肌下方有一对如黄豆大的腺体，称为前庭大腺，又称巴氏腺，左右各一，开口于前庭后方小阴唇与处女膜之间的沟内，性兴奋时分泌黏液起润滑作用。若腺管口闭塞可形成囊肿或脓肿。

（二）内生殖器

女性内生殖器（internal genitalia）包括阴道、子宫、输卵管及卵巢，后二者合称子宫附件（图2-12）。

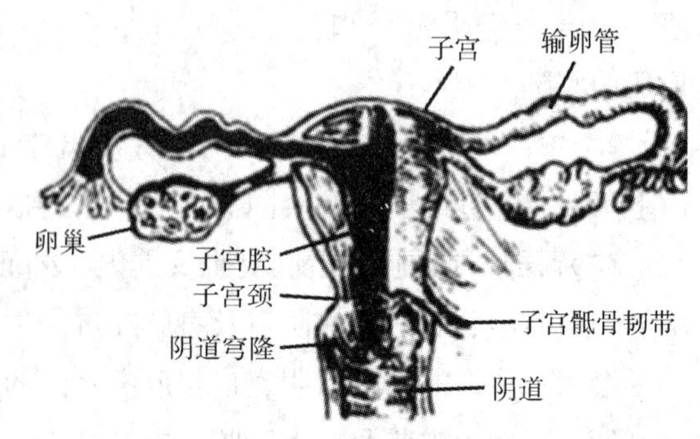

图2-12　女性内生殖器后面观

1. 阴道　系性交器官，也是排出月经血和娩出胎儿的通道。阴道上宽下窄，前壁长7~9cm，后壁长10~12cm。下端开口于阴道前庭，上端包绕子宫颈，形成的环形凹陷称阴道穹隆，分为前、后、左、右4部分，其中以阴道后穹隆最深，与盆腔最低部位的直肠子宫陷凹相邻，临床上可经此处穿刺或引流。阴道壁由黏膜、肌层和弹力纤维组成，有很多横纹皱襞，故伸展性较大。阴道黏膜由复层鳞状上皮覆盖，受性激素影响有周期性变化，无腺体，但能渗出少量液体。

2. 子宫 系产生月经、孕育胚胎和胎儿、分娩时提供产力助娩的器官。

（1）解剖结构 子宫位于盆腔正中央，呈前倾前屈位，正常情况下宫颈下端位于坐骨棘水平稍上方。成人子宫呈倒置梨形，长7～8cm，宽4～5cm，厚2～3cm，重约50g，容量约5ml。子宫上部较宽称子宫体，其上端隆突部分称子宫底，两侧为子宫角，与输卵管相通。子宫腔呈上宽下窄的三角形。子宫下部较窄呈圆柱状，称子宫颈。宫体与宫颈的比例因年龄而异，婴儿期为1∶2，成年妇女为2∶1。宫体与宫颈之间最狭窄的部分称子宫峡部，非孕时长约1cm，上端称解剖学内口，下端称组织学内口。宫颈内腔呈梭形称宫颈管，与宫腔相通，成年妇女长2.5～3cm，其下端称宫颈外口。宫颈下端深入阴道内的部分称宫颈阴道部，在阴道以上的部分称宫颈阴道上部（图2－13）。未产妇的宫颈外口呈圆形；经产妇的宫颈外口呈“一”字形横裂（图2－14）。

考点提示

女性生殖器的解剖。

直通护考

有关正常成人子宫。哪项是错的

A．子宫位于骨盆中央，坐骨棘水平以下

B．子宫长为7~8cm

C．子宫重约50g

D．子宫腔容积约5ml

E．子宫腔呈上宽下窄的三角形

答案：A

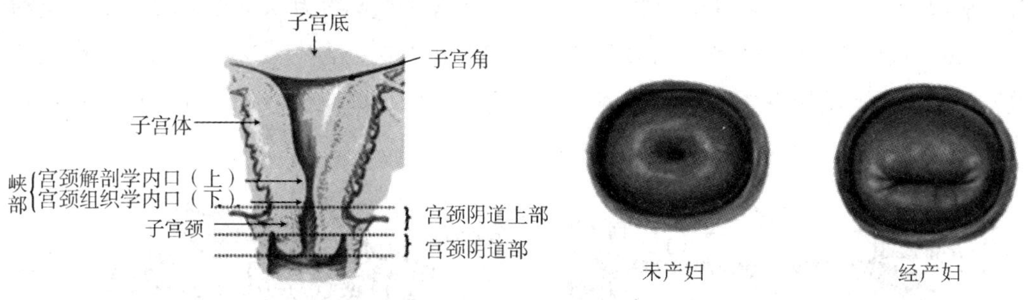

图2－13 子宫各部结构

图2－14 子宫颈

（2）组织结构

①子宫体 由内向外分别由子宫内膜、肌层、浆膜层3层组织构成。子宫内膜从青春期开始受卵巢激素影响，其表面2/3能发生周期性变化，称功能层；靠近子宫肌层的1/3内膜无周期性变化，称基底层。肌层由平滑肌束及弹力纤维组成，分为内环、外纵、中交叉3层，子宫肌收缩压迫肌层中血管，可有效制止子宫出血。浆膜层为覆盖子宫体底部及前后面的腹膜。

②子宫颈　主要由结缔组织构成，含少量平滑肌、血管和弹力纤维。宫颈管黏膜为单层高柱状上皮，受性激素影响发生周期性变化，黏膜内腺体能分泌碱性黏液形成黏液栓。宫颈阴道部由复层鳞状上皮覆盖，表面光滑。宫颈外口柱状上皮与鳞状上皮交界处是宫颈癌的好发部位。

（3）子宫韧带　维持子宫正常位置，共有4对（图2－15）。

①圆韧带　起自两侧子宫角前面，向前下行，经腹股沟管终止于大阴唇前端。维持子宫前倾位置。

②阔韧带　为子宫两侧达盆腔壁的腹膜皱襞，包裹输卵管，内有丰富的血管、淋巴管、神经等。维持子宫在盆腔的正中位置。

③主韧带　横行于宫颈两侧和骨盆壁之间，起固定宫颈、保持子宫不下垂的作用。

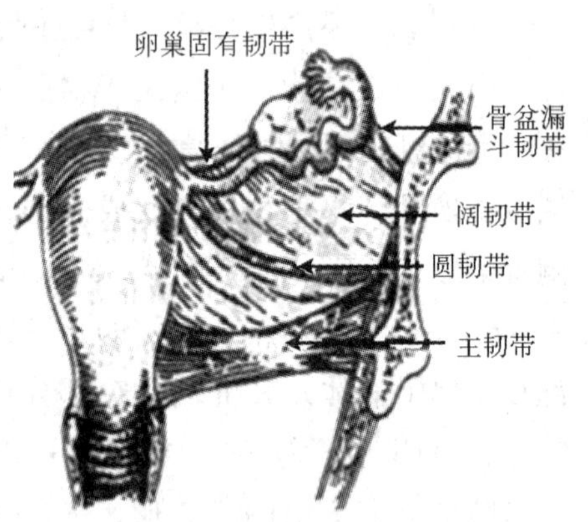

图2－15　子宫各韧带（正面观）

④宫骶韧带　起自宫颈后侧方，向两侧绕过直肠到达第2、3骶椎前，将宫颈向后向上牵引，间接维持子宫处于前倾位。

3. 输卵管　为一对细长而弯曲的肌性管道，内侧与子宫角相连，外端游离，全长8～14cm。由内向外分为4部分：间质部、峡部、壶腹部、伞部（图2－16）。管壁由内向外分为黏膜层、肌层、浆膜层。伞部开口于腹腔，有“拾卵”作用。壶腹部是精子与卵子相遇并结合成受精卵的场所，肌层收缩和纤毛摆动输送受精卵到达宫腔。

4. 卵巢　为一对扁椭圆形的性腺，是产生卵子和分泌性激素的器官。位于子宫两侧，输卵管的后下方，附着于阔韧带后叶。成年妇女卵巢约为4cm×3cm×1cm，重约5～6g，呈灰白色。卵巢组织分皮质和髓质。皮质在外层，含有数以万计的始基卵泡和致密结缔组织；髓质在中央，无卵泡，含丰富的血管、淋巴管、神经和疏松结缔组织（图2－17）。

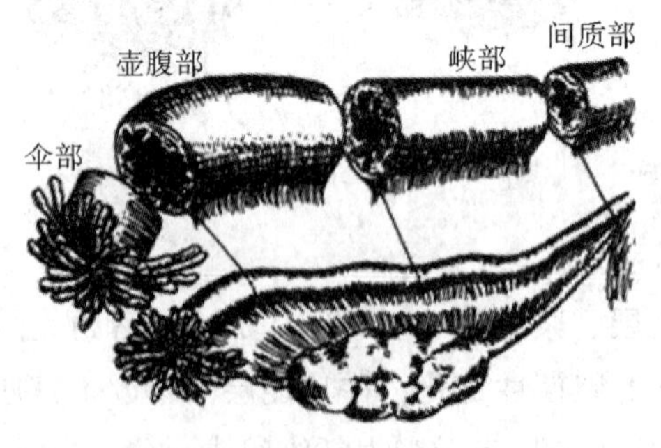

图2－16　输卵管结构

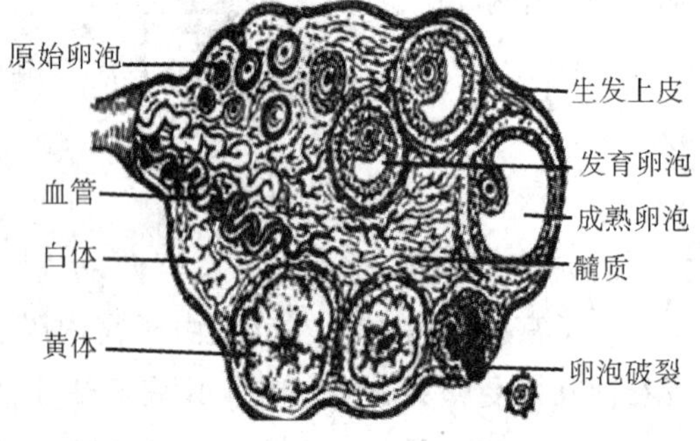

图2－17　卵巢结构（切面）

三、内生殖器的邻近器官

1. 尿道 女性内生殖器的邻近器官（图2－18）中尿道位于阴道前面，开口于阴道前庭，长约4～5cm，短而直。因邻近阴道与肛门，容易发生泌尿系统感染。

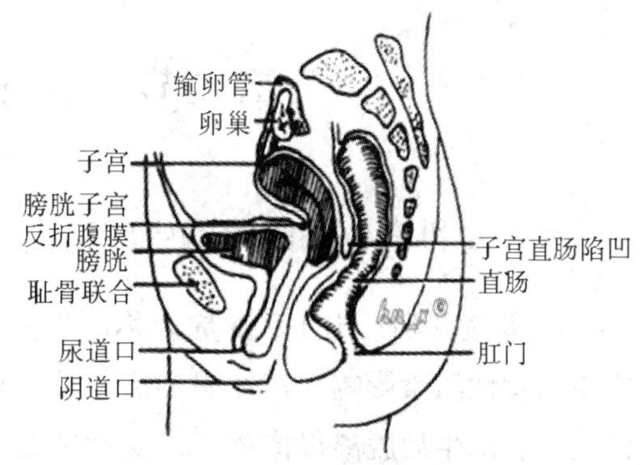

图2－18 生殖器及邻近器官

2. 膀胱 位于耻骨联合之后、子宫之前的真骨盆内，为一空腔器官，充盈时可越过耻骨联合凸向腹腔，影响子宫位置，因此妇科检查及手术前应排空膀胱。

3. 输尿管 起自肾盂，止于膀胱，其上段在腹膜后沿腰大肌下降，在骶髂关节处从髂外动脉前方跨过进入盆腔，下行达阔韧带底部向前、向内走行，在距宫颈约2cm处，在子宫动脉下方与之交叉，最后进入膀胱。在施行子宫切除结扎子宫动脉时，应避免损伤输尿管。

4. 直肠 位于真骨盆内，全长约15～20cm，前为子宫及阴道，阴道后壁损伤可累及直肠，易发生直肠阴道瘘。肛门距阴道口很近，易引起上行感染。肛管周围有肛门内外括约肌及肛提肌，而肛门外括约肌为骨盆底浅层肌的一部分，妇科手术及分娩处理时应注意避免损伤肛管和直肠。

5. 阑尾 位于右髂窝内，长7～9cm.，右侧附件与其相邻，因此，妇女患阑尾炎时可累及子宫附件，应注意鉴别。妊娠期阑尾位置可随子宫增大而逐渐向外上方移位。

四、生殖器的血管、淋巴及神经

1. 血管 女性内外生殖器官的血液供应主要来自卵巢动脉、子宫动脉、阴道动脉及阴部内动脉。卵巢动脉自腹主动脉分出，其他均来自髂内动脉。盆腔静脉均与同名动脉伴行，并在相应器官及其周围形成静脉丛，并相互吻合，使盆腔静脉感染容易蔓延。

2. 淋巴 女性生殖器官和盆腔具有丰富的淋巴系统，淋巴结沿相应的血管排列，分为外生殖器淋巴与盆腔淋巴两组。生殖器官发生感染或肿瘤时，往往沿各部回流的淋巴管扩散，引起相应淋巴结肿大。

3. 神经 外生殖器的神经主要由阴部神经支配。由第Ⅱ、Ⅲ、Ⅳ骶神经的分支组成，含感觉和运动神经纤维，与阴部内动脉并行。内生殖器的神经主要由交感和副交感神经支配。子宫平滑肌有自主节律活动，完全切除其神经后仍能有节律性收缩，并能完成分娩活动。临床可见低位截瘫的产妇仍能自然分娩。

第二节　女性生殖系统生理

一、女性一生各阶段的生理特点

1. 新生儿期　出生后4周内称新生儿期。女性胎儿在宫内受到胎盘及母体卵巢所产生的女性激素影响，其外阴丰满，乳房略隆起或分泌少许乳汁，子宫可有一定程度的发育。出生后脱离母体环境，女性婴儿血中女性激素水平迅速下降，可引起少量阴道出血，这些生理现象短期内均能自然消退。

2. 儿童期　从出生4周到12岁左右称儿童期。儿童早期体格快速增长、发育，但生殖器仍为幼稚型。在儿童后期（约8岁起），卵巢内卵泡有一定发育并分泌性激素，但不成熟不排卵。乳房和内外生殖器开始发育，女性特征开始呈现。

3. 青春期　从月经初潮至生殖器官逐渐发育成熟的阶段称青春期，世界卫生组织（WHO）规定青春期为10～19岁。此期身体及生殖器官迅速发育，性功能日趋成熟，第二性征明显。月经来潮是青春期开始的重要标志。

4. 性成熟期　又称生育期。一般自18岁左右开始，历时约30年，卵巢功能成熟，周期性分泌性激素及排卵，是妇女生育功能最为旺盛的时期。

5. 围绝经期　指从卵巢功能开始衰退至最后一次月经的时期。可始于40岁，历时短至1～2年，长至10余年。此期卵泡不能成熟及排卵，月经不规律，直至绝经，卵巢内分泌功能逐渐减退，生殖器官也逐渐萎缩。中国妇女的平均绝经年龄为49.5岁。

6. 老年期　指绝经以后的生命时期。妇女一般60岁以后进入老年期。此期卵巢功能进一步衰竭，性激素水平显著下降，机体老化，生殖器官亦进一步萎缩，易感染，发生老年性阴道炎；骨代谢失常引起骨质疏松，易发生骨折；易发生心血管等脏器疾病。

二、卵巢的周期性变化及其功能

（一）卵巢的周期性变化

1. 卵泡的发育及排卵　腺垂体释放的促卵泡素（FSH）和黄体生成素（LH）作用于卵巢，使卵泡发育并分泌雌激素。生育期妇女每月有一个优势卵泡可达完全成熟并排卵。成熟卵泡逐渐向卵巢表面突出，在卵泡内压力及酶的作用下，卵细胞和它周围的卵丘颗粒细胞一起排出的过程称排卵。妇女一生大约只有400～500个卵泡发育成熟并排卵。排卵多发生在下次月经来潮前14日左右。雌激素的分泌量随卵泡的成熟逐渐增加，于排卵前达高峰。

2. 黄体的形成及退化　排卵后，卵泡液流出，卵泡壁塌陷，卵泡颗粒细胞和卵泡内膜细胞向内侵入，周围含有结缔组织的卵泡外膜包围，共同形成黄体。黄体可分泌孕激素和少量雌激素。排卵后7～8日黄体发育达最高峰，直径约1～2cm，外观色黄，孕激素和雌激素分泌量亦随之达高峰。若卵子未受精，黄体在排卵后9～10日开始退化、萎缩，平均寿命约14日，形成白体。黄体衰退后月经来潮，开始新的周期。若卵子受精，黄体继续发育成为妊娠黄体，至妊娠10周末开始萎缩。

直通护考

某女士，月经周期32天，她的排卵时间大约是在月经周期的第几天

A. 16天　B. 14天

C. 18天　D. 17天

E. 20天

答案：C

（二）卵巢的功能

主要功能为产生卵子和分泌性激素，主要分泌的性激素有雌激素、孕激素和少量的雄激素，均为甾体激素。主要生理功能见表2－1。

表2－1　雌激素、孕激素生理功能

部位	雌激素（E）	孕激素（P）
子宫	促进子宫发育，肌层增厚，增加子宫平滑肌对缩宫素的敏感性；使子宫内膜增生；使宫颈黏液分泌增多，质变稀薄（图2－19）	使子宫肌肉松弛，降低子宫平滑肌对缩宫素的敏感性，使子宫内膜由增生期变为分泌期；使宫口闭合，黏液分泌减少、变稠
输卵管	促进输卵管发育，加强输卵管肌节律性收缩，有利于孕卵输送	抑制输卵管肌节律性收缩
卵巢	促进卵泡发育	
阴道	使阴道上皮细胞增生、角化、糖原增加，维持阴道酸性环境	加快阴道上皮细胞脱落
第二性征	促进第二性征发育，促使乳腺腺管增生，大剂量可抑制乳汁分泌	促进乳腺腺泡发育
其他	促进水钠潴留和钙盐沉积，降低胆固醇。对下丘脑和垂体产生正、负反馈调节	促进水钠排泄。使基础体温在排卵后升高0.3～0.5℃。对下丘脑和垂体产生负反馈调节

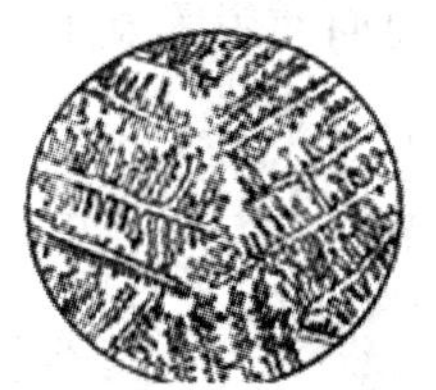
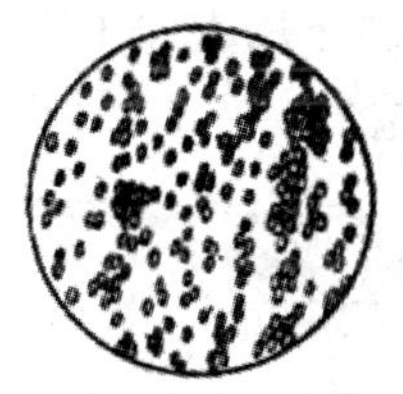

排卵前（羊齿植物叶状）　　排卵后（椭圆形）

图2－19　宫颈黏液结晶周期性变化

三、子宫内膜周期性变化及月经

（一）子宫内膜周期性变化

在卵巢激素的周期性作用下，子宫内膜功能层出现周期性变化，每28天左右发生一次剥脱、出血和修复，称为月经周期。子宫内膜周期性变化一般分为3期（图2－20）。

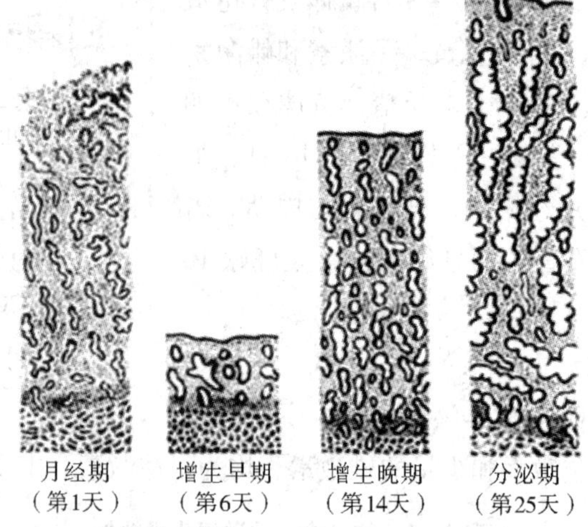

图 2－20　子宫内膜的周期性变化

1. 增生期　月经周期的第 5～14 日。在卵泡分泌的雌激素作用下，子宫内膜发生增生性变化。基底层增生并修复功能层，内膜增厚，腺体增多，间质较致密，小动脉增生略弯曲。

2. 分泌期　月经周期的第 15～28 日。黄体形成后，在孕激素作用下，子宫内膜呈分泌反应。内膜继续增厚呈海绵状，腺体增大，含大量糖原，间质高度疏松水肿，螺旋小动脉增生卷曲，管腔扩张。分泌期子宫内膜的表现有利于孕卵着床。

3. 月经期　月经周期的第 1～4 日。由于黄体退化，雌、孕激素水平下降，子宫内膜功能层的螺旋小动脉持续痉挛，导致内膜缺血、坏死，血管破裂出血，坏死的内膜剥脱与血液混合排出，形成月经血。

（二）月经

在卵巢激素的周期性作用下，子宫内膜周期性脱落及出血，称为月经。月经的出现是生殖功能成熟的标志之一。

直通护考

1. 有关月经，下述错误的是
   A. 经期应保持外阴清洁
   B. 经血一般不凝
   C. 月经周期为本次月经干净至下次月经来潮
   D. 月经初潮多在11~14岁
   E. 月经期全身、局部抵抗力均降低
2. 有关卵巢周期变化，下述错误的是
   A. 排卵发生在月经来潮前14天左右
   B. 排卵后7~8天黄体发育达到高峰
   C. 卵子未受精，黄体于排卵后9~10天完全萎缩
   D. 黄体衰退后，月经即来潮
   E. 黄体细胞分泌雌、孕激素

答案：1.C；2.C

1. 月经初潮 女孩第一次月经来潮称月经初潮。初潮年龄约在 11 ~ 18 岁，多数在 13 ~ 14 岁之间。初潮早晚主要受遗传因素影响，亦受环境、营养、体重等因素影响。近年来初潮年龄有提前趋势。

2. 月经血的特征 暗红色，无臭味，黏稠不凝固。除血液外，还含有子宫内膜碎片、宫颈黏液及脱落的阴道上皮细胞等。

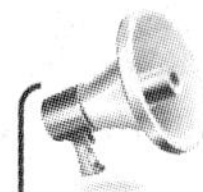

知识链接

经期健康教育

①外界环境、精神紧张、情绪波动可以直接影响月经周期，故应避免精神刺激和情绪波动，保持心情舒畅，消除心理障碍。②保持外阴清洁，勤换清洁卫生巾与内裤，月经期不宜盆浴、游泳，禁止性生活、阴道冲洗或上药。③注意保暖，避免淋雨和冷水浴，经期腹痛可作局部热敷或按摩。④月经期保证充足的睡眠，避免过度疲劳和剧烈运动，注意劳逸结合。⑤月经期应合理饮食，加强营养，多吃新鲜蔬菜，避免生冷、辛辣及刺激性的食物，保持大便通畅。⑥月经期出现异常表现，如严重腹痛、经血量明显增多或减少，月经血混浊污秽或有臭味等，应及时就诊。

3. 正常月经的临床表现

（1）具有周期性 出血的第 1 日为月经周期的开始，两次月经第 1 日的间隔时间为一个月经周期，一般为 21 ~ 35 日，平均 28 日，提前或延后 3 日左右仍属正常。

（2）经期与经量 每次月经持续时间称经期，一般为 2 ~ 8 日，平均 3 ~ 5 日。经量为一次月经的总失血量，正常为 30 ~ 50ml，超过 80ml 为月经过多。

（3）月经期症状 一般无特殊症状，但由于盆腔充血及前列腺素的作用，可出现下腹部及腰骶部下坠不适或子宫收缩痛，也可出现腹泻或便秘、疲倦、头痛、皮肤痤疮等症状，一般不影响正常工作和学习。

四、月经周期的内分泌调节

月经周期是在中枢神经系统的调控下，通过下丘脑 - 垂体 - 卵巢轴来控制女性发育、正常月经和性功能，还参与内环境和物质代谢的调节（图 2 - 21）。进入青春期后，下丘脑分泌的促卵泡素释放激素（FSH - RH）与黄体生成素释放激素（LH - RH）通过垂体门脉系统输送到腺垂体，促使腺垂体合成和释放促卵泡素（FSH）和黄体生成素（LH）。FSH 和 LH 作用于卵巢，使卵泡发育并分泌雌激素，使子宫内膜发生增生期变化。排卵前雌激素水平第一次达高峰时，对下丘脑和腺垂体产生正反馈，使 FSH 和 LH 大量释放，形成排卵前高峰，促使成熟卵泡排卵。排卵后 FSH 和 LH 下降，在少量 FSH 和 LH 的作用下，黄体形成并分泌雌、孕激素，孕激素使子宫内膜转为分泌期。黄体发育达最高峰时，雌、孕激素分泌量亦达高峰，此为雌激素第二次达高峰，较第一次高峰低。大量雌、孕激素共同的负反馈作用，使 FSH 和 LH 分泌减少，黄体开始萎缩，雌、孕激素的分泌也减少。子宫内膜失去性激素支持，发生坏死、脱落，月经来潮；同时，雌、孕激素减少解除了对下丘脑和腺垂体的抑制，FSH 和 LH 分泌增加，使卵泡开始发育，下一个月经周期开始。

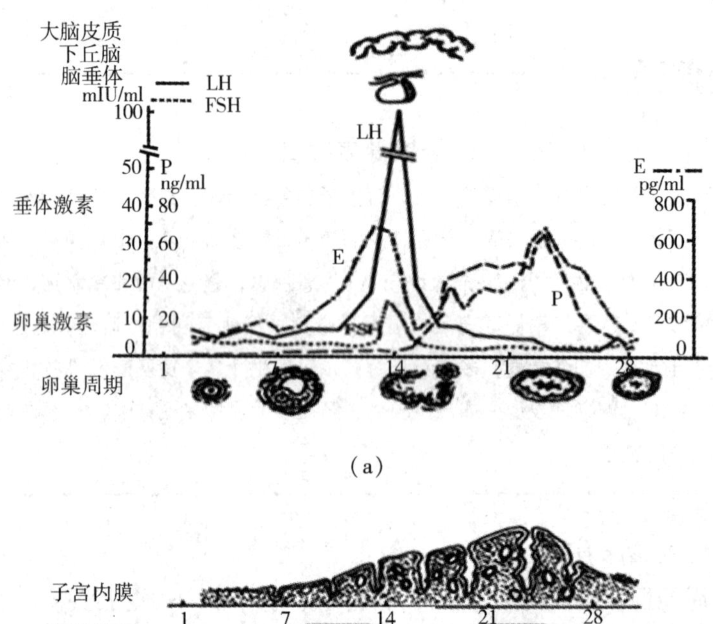

(a)

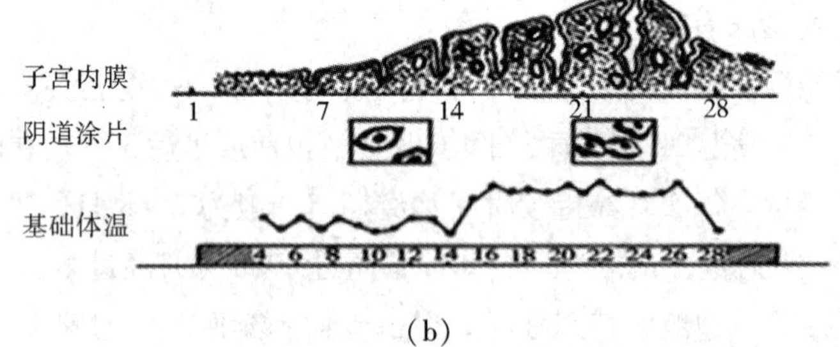

(b)

图 2－21　月经周期中垂体、卵巢、子宫内膜、阴道涂片及基础体温的周期性变化

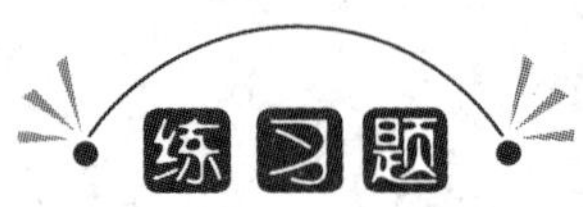

1. 关于会阴，下列叙述哪项是错的

A. 会阴指阴道口与肛门之间的楔形组织　　B. 会阴也是盆底的一部分

C. 中心腱是会阴组成部分　　D. 会阴包括皮肤、筋膜、部分肛提肌

E. 分娩时会阴伸展性很小。

2. 正常耻骨弓角度约为

A. 60°　　B. 70°

C. 80°　　D. 90°

E. 100°

3. 外阴局部受伤易形成血肿的部位是

A. 阴阜　　B. 小阴唇

C. 大阴唇　　D. 阴蒂

E. 阴道前庭

4. 下列不是内生殖器的邻近器官的是

A. 膀胱　　B. 尿道

C. 输尿管　　D. 结肠

E. 直肠

5. 关于子宫的解剖下述正确的是

A. 位于骨盆中央，坐骨棘水平以下　　B. 成年妇女子宫长 9～10cm

C. 容积为 10ml　　D. 非孕期子宫峡部长约 1cm

E. 子宫底与子宫颈相接处为峡部

6. 哪项是雌激素的生理功能

A. 使子宫肌肉松弛　　B. 使子宫内膜由增生期变为分泌期

C. 降低子宫对缩宫素的敏感性　　D. 使排卵后体温升高

E. 使阴道上皮增生、角化、成熟

7. 子宫的功能不包括

A. 产生女性激素　　B. 形成月经

C. 精子进入输卵管的通道　　D. 可孕育胎儿

E. 将胎儿娩出

8. 生殖能力最旺盛期是

A. 儿童期　　B. 青春期

C. 性成熟期　　D. 围绝经期

E. 老年期

9. 有关月经，下列哪项是错误的

A. 经期应保持外阴清洁　　B. 经血一般不凝

C. 月经期全身、局部抵抗力均降低　　D. 月经初潮多在 12～15 岁

E. 月经周期为本次月经干净至下次月经来潮

10. 女性青春期开始的重要标志是

A. 音调度高　　B. 乳房丰满

C. 皮下脂肪增多　　D. 阴毛、腋毛生成

E. 月经初潮

11. 子宫内膜增生期变化发生在月经周期的第

A. 5～14 天　　B. 15～24 天

C. 1～4 天
D. 25～28 天
E. 10～12 天

12. 前庭大腺（巴氏腺）位于
A. 阴蒂上端两侧
B. 小阴唇两侧
C. 阴阜下方，阴唇两侧
D. 会阴上方，两侧缘
E. 大阴唇后部，阴道口两侧

13. 有关内生殖器，下列叙述哪项是错误的
A. 阴道黏膜表面由复层磷状上皮覆盖
B. 阴道黏膜表面有较多腺体
C. 子宫内膜受卵巢激素影响发生周期性变化
D. 子宫腔容量约 5ml
E. 卵巢为性腺器官

14. 女性，50 岁。6 个月前开始月经紊乱，出现潮热，皮肤潮红，易于激动，推测她目前处于其生命的
A. 青春期
B. 性成熟期
C. 生育期
D. 围绝经期
E. 老年期

15. 女性，27 岁，宫颈黏液分泌减少，且变得稠厚，此种变化受哪种激素影响
A. HCG
B. 泌乳素
C. 雌激素
D. 孕激素
E. 雄激素

16. 女性，已婚，月经规律。月经周期第 28 天取子宫内膜检查所见：腺体缩小，内膜水肿消失，螺旋小动脉痉挛性收缩，有坏死、破裂，内膜下血肿。该内膜为
A. 月经期
B. 增生期
C. 分泌早期
C. 分泌期
E. 月经前期

（王彩霞）

第三章 正常妊娠期妇女的护理

要点导航

◎ **学习要点**

掌握早、中、晚期妊娠的诊断要点、预产期的推算方法和骨盆外测量的方法、妊娠期母体的变化、胎儿附属物的组成、功能及腹部四步触诊法。

熟悉受精和着床的定义、妊娠期常见的症状及相应的护理措施。

了解孕期保健知识及不同月份胎儿的发育特征。

◎ **技能要点**

通过本节内容的学习，要求学生熟练掌握产前检查方法，并学会孕期保健指导，能为妊娠期妇女进行优质的整体护理。

第一节 妊娠生理

妊娠（pregnancy）是胚胎（embryo）和胎儿（fetus）在母体内生长发育的过程。卵子受精（fertilization）是妊娠的开始，胎儿及其附属物自母体排出是妊娠的终止。妊娠是非常复杂而又极为协调的生理过程。妊娠全过程约40周。

一、受精与着床

（一）受精

已获能的精子和成熟卵子的结合过程称为受精。卵子排出后，经输卵管伞端进入壶腹部，等待经阴道、宫腔到达输卵管壶腹部的精子相遇而结合。

（二）受精卵的输送与发育

受精卵在进行有丝分裂的同时，向宫腔移动，在运行过程中细胞不断分裂，大约在受精后的3～4天形成桑椹胚，约6～8天形成囊胚。

（三）着床

晚期囊胚侵入到子宫内膜的过程，称植入，也称着床（图3－1）。约在受精后第

6～7天开始，11～12天结束。着床部位通常在子宫底或子宫体部，多位于子宫后壁。

（四）蜕膜的形成

受精卵着床后，子宫内膜迅速发生蜕膜样改变；依其与孕卵的关系分为三部分：底蜕膜、包蜕膜和真蜕膜。

1. 底蜕膜 即受精卵着床部位的子宫内膜，将来发育成胎盘的母体部分。

2. 包蜕膜 覆盖在囊胚表面的蜕膜，随着囊胚的发育成长逐渐凸向宫腔，约在12周左右与壁蜕膜贴近并融合，子宫腔消失。

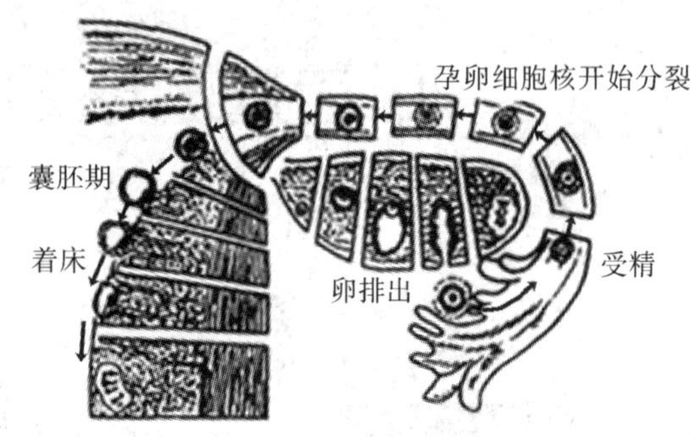

图3－1 卵子受精与孕卵植入

3. 真蜕膜 除底蜕膜，包蜕膜以外，覆盖子宫腔表面的蜕膜称真蜕膜。

二、胎儿附属物的形成及功能

胎儿附属物是指在胎儿发育过程中形成的除胎儿以外的组织，包括胎盘、胎膜、脐带和羊水。

（一）胎盘

1. 胎盘的构成 胎盘由羊膜、叶状绒毛膜和底蜕膜构成（图3－2），是母体和胎儿之间进行物质交换的重要器官。

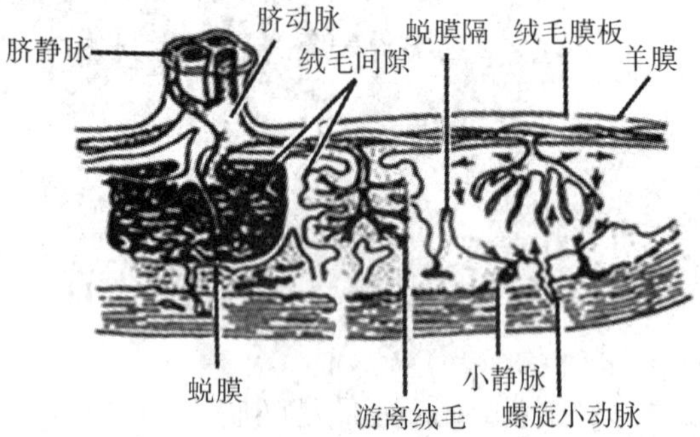

（1）羊膜 是胎盘的最内层，是胎盘的胎儿部分，为光滑、无血管、神经及淋巴管的半透明薄膜，具有一定的弹性。

图3－2 胎盘模式图

（2）叶状绒毛膜 在受精卵着床后，滋养层增厚并形成许多不规则突起，称绒毛。与底蜕膜接触的绒毛因营养丰富高度发展，称叶状绒毛膜。其余部分绒毛因缺乏血液供应而萎缩退化，称平滑绒毛膜。

（3）底蜕膜 构成胎盘的母体部分。

2. 胎盘的结构 妊娠足月时，胎盘为圆形或椭圆形盘状，重450～650g，直径16～20cm，厚约2.5cm，中间厚，边缘薄。胎盘分为胎儿面和母体面，胎儿面光滑，呈灰白色，表面为羊膜，中央或稍偏处有脐带附着。母体面粗糙，呈暗红色，有18～20个胎盘小叶。

3. 胎盘的血液循环 胎盘绒毛内血管逐渐形成，建立起母体－胎盘、胎盘－胎儿两套血液循环，可以通过绒毛间隙，隔着绒毛毛细血管壁、绒毛间质及绒毛表面细胞层，靠渗透、扩散等方式进行物质交换。

4. 胎盘的功能

（1）气体交换　替代了胎儿的呼吸功能。氧气是维持胎儿生命最重要的物质。在母体和胎儿之间，氧气和二氧化碳在胎盘中以简单扩散方式进行交换。

（2）供给营养　替代了胎儿的消化功能。胎儿生长发育所需的营养物质均由母体经胎盘以不同的方式供给胎儿。

（3）排泄作用　替代了胎儿的泌尿功能。胎儿的代谢产物经胎盘进入母体血液，由母体排出体外。

（4）防御功能　母血中的免疫物质（如 IgG）可以通过胎盘，对胎儿起保护作用。但这种屏障作用是极为有限的。病毒可通过胎盘感染胎儿。某些分子量小的药物也能通过胎盘侵袭胎儿，导致胎儿畸形甚至死亡，因此，孕妇用药要慎重。

（5）合成功能　胎盘能合成多种激素和酶。如人绒毛膜促性腺激素（HCG）：HCG 至妊娠第 8～10 周分泌达到高峰，持续 1～2 周后逐渐下降。一般产后 2 周内消失。人胎盘生乳素（HPL）：于妊娠第 2 个月开始分泌 HPL，至妊娠 34～36 周达到高峰直至分娩。产后迅速下降。雌激素和孕激素，自妊娠第 8～10 周起，由胎盘合成雌、孕激素，参与妊娠期母体各系统的生理变化。

（二）胎膜

胎膜由绒毛膜和羊膜组成。胎膜的外层为平滑绒毛膜。胎膜内层为羊膜，与覆盖胎盘、脐带的羊膜层相连接。

（三）脐带

脐带是系于胎儿和母体之间的纽带。足月胎儿的脐带长约 30～70cm，平均约 50cm，脐带的表面由羊膜覆盖。脐带内有一条脐静脉和两条脐动脉，血管周围为华通胶，有保护脐血管的作用。脐带是母体和胎儿进行气体交换、供给营养、排泄废物的重要通道。

（四）羊水

羊水为充满于羊膜腔内的液体。

1. 羊水的来源、量、性状及成分　妊娠早期的羊水来自于母体血清；妊娠中期后，羊水主要来源于胎儿的尿液。羊水在羊膜腔内并不是静止不动，而是进行液体交换并保持动态平衡。随着妊娠的进展，羊水的量逐渐增加，妊娠 38 周时羊水量约 1000ml，后减少至足月时约 800ml。羊水的成分随妊娠时期不同而异，早期为澄清淡黄色液体；后期略混浊。相对密度为 1.007～1.025，呈中性或弱碱性，pH 约为 7.20。

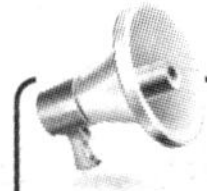

知识链接

羊水量

凡妊娠任何时期当羊水 >2000ml 时，称羊水过多；妊娠足月时当羊水量 <300ml，称羊水过少。

2. 羊水的功能

（1）保护胎儿　防止羊膜与胎体粘连；保持羊膜腔的恒温、恒压；临产宫缩时，羊水能使宫缩压力均匀分布，避免胎儿受直接损伤；通过羊水检查可监测胎儿的成熟度、性别及某些先天性疾病和遗传性疾病。

（2）保护母体　减少母体因胎动而引起的不适；在分娩过程中传导压力，形成前羊水囊，促进子宫颈口的扩张；破膜后羊水能润滑和清洁产道减少感染的机会。

三、胎儿的发育特点

妊娠 8 周内是胎体的主要器官分化形成阶段，称为胚胎。从妊娠第 9 周起称为胎儿，是各器官进一步发育成熟的时期。胎儿在每个孕龄单位的发育特征大致如下。

8 周末：胚胎初具人形，B 超可见心脏搏动。

12 周末：胎儿身长约 9cm，体重约 20g，外生殖器已发育，部分可辨别性别。

16 周末：胎儿身长约 16cm，体重约 100g，可确定性别。部分孕妇自觉有胎动。

直通护考

某女士娩出一女婴，身长 35cm，体重1000g，皮下脂肪少，头发、指甲已长出。新生儿娩出后能啼哭，吞咽，但生活能力很差，估计该新生儿娩出时孕周为

A．22周　　B．24周

C．28周　　D．32周

E．34周

答案：C

20 周末：胎儿身长约 25cm，体重约 300g，临床可听到胎心音、孕妇自觉胎动。

24 周末：胎儿身长约 30cm，体重约 700g，各脏器均已发育，皮下脂肪开始沉积，但皮肤仍呈皱缩状。

28 周末：胎儿身长约 35cm，体重约 1000g，此期出生者易患特发性呼吸窘迫综合征，若加强护理，可以存活。

32 周末：胎儿身长约 40cm，体重约 1700g，皮肤深红，面部毳毛已脱落，生活能力尚可。此期出生者若注意护理，可以存活。

36 周末：胎儿身长约 45cm，体重约 2500g，生活能力良好，此期出生者基本可以存活。

知识链接

妊娠小常识

妊娠 2 月胎心动，4 月孕妇感胎动，5 月可听到胎心音，6 月脏器已发育，7 月出生肺未成熟，9 月出生可存活。

40 周末：胎儿身长约 50cm，体重约 3000g，皮肤粉红色，男性睾丸已下降，女性大小阴唇发育良好。出生后哭声响亮，吸吮能力强，能很好存活。

第二节　妊娠期母体的变化

一、生理变化

妊娠期在胎盘产生的激素的作用下，母体各系统发生了一系列适应性生理变化，以满足胎儿生长发育和分娩的需要，同时为产后泌乳做准备。

（一）生殖系统

1. 子宫

（1）子宫体　子宫增大变软，呈球形，妊娠12周以后，增大的子宫渐呈均匀对称并超出盆腔，可在耻骨联合上方触及。妊娠晚期的子宫呈不同程度右旋，子宫由非孕时（7～8）cm×（4～5）cm×（2～3）cm增大至妊娠足月时35cm×25cm×22cm。宫腔容积由非妊娠时5ml增加至妊娠足月时约5000ml，子宫重量由非孕时50g增加至妊娠足月时约1000g。

（2）子宫峡部　非孕时长约1cm，随着妊娠的进展，子宫峡部逐渐被拉长变薄，成为子宫腔的一部分，临产时可伸展至7～10cm，形成子宫下段，成为软产道的一部分。

（3）子宫颈　于妊娠早期黏膜充血、组织水肿，宫颈外观肥大、着色，质地软，呈现紫蓝色。宫颈黏液增多，形成黏稠的黏液栓，保护宫腔不受感染。

2. 卵巢　妊娠期略增大，停止排卵。排卵侧卵巢可见妊娠黄体。分泌雌、孕激素以维持妊娠。妊娠10周时，妊娠黄体的功能由胎盘取代。

3. 输卵管　妊娠期输卵管伸长，有时黏膜也可见到蜕膜样改变。

4. 阴道及外阴　妊娠期黏膜着色、皱襞增多，伸展性增加，分泌物增多。阴道上皮细胞含糖原增加，乳酸含量增加，pH降低，可预防感染。外阴部充血，色素沉着。

（二）乳房

妊娠早期乳房开始增大，乳头增大，易勃起，乳晕着色，乳晕外围的皮脂腺肥大形成散在的结节状小隆起，称蒙氏结节。于妊娠末期，挤压乳房时可有数滴稀薄黄色液体溢出，称初乳。

（三）循环及血液系统

1. 心脏　妊娠期心脏容量增加，心率增快。妊娠后期因膈肌升高，心脏向左上方移位，使大血管轻度扭曲，加之血流量增加及血流速度加快，部分孕妇的心尖部及肺动脉区可闻及Ⅰ～Ⅱ级柔和的吹风样收缩期杂音，产后逐渐消失。

2. 血流动力学改变　妊娠期盆腔血液回流至下腔静脉的血量增加，右旋增大的子宫又压迫下腔静脉使血液回流受阻，使孕妇下肢、外阴及直肠的静脉压增高，加之妊娠期静脉壁扩张，孕妇易发生痔、外阴及下肢静脉曲张。若孕妇长时间仰卧位，可引起回心血量减少，心搏出量降低，血压下降，称仰卧位低血压综合征。

> **直通护考**
>
> 某孕妇现孕32周，长时间仰卧位后血压下降，主要原因是
>
> A．脉率增快
> B．脉压增大
> C．回心血量减少
> D．脉压减少
> E．回心血量增加
>
> 答案：C

3. 血液变化　血容量至妊娠32～34周时达高峰，约增加30%～45%，并维持至分娩。血浆增加多于红细胞增加，使血液相对稀释，表现为生理性贫血。为适应红细胞

增生、胎儿成长和孕妇各器官生理变化的需要，应在妊娠中、晚期补充铁剂，以防缺铁性贫血。

（四）泌尿系统

由于孕妇及胎儿的代谢产物增多，肾脏负担加重，妊娠早期肾血浆流量及肾小球滤过率均增加。孕妇饭后可出现糖尿，应注意与真性糖尿病鉴别。孕妇易发生肾盂肾炎，且以右侧多见。可以用左侧卧位预防。

（五）呼吸系统

妊娠孕妇通气量增加。妊娠晚期因子宫增大，以胸式呼吸为主，气体交换保持不减。呼吸道黏膜充血、水肿，使局部抵抗力降低，易发生上呼吸道感染。

（六）消化系统

孕妇胃肠道平滑肌张力降低，使蠕动减慢，胃排空时间延长，易有上腹部饱胀感或便秘。

（七）内分泌系统

妊娠期间脑垂体、肾上腺、甲状腺均有不同程度的增大，分泌量也增加，但无功能亢进的表现，卵巢轻度增大，卵巢中有闭锁卵泡而无排卵。

（八）其他

1. 体重 妊娠13周起孕妇的体重平均每周增加350g，直至妊娠足月时体重平均约增加12.5kg。

2. 皮肤 妊娠期孕妇面颊、乳头、乳晕、腹白线、外阴等处出现色素沉着。面颊呈蝶形分布的褐色斑，习称妊娠斑，于产后自然消失。随着子宫的增大，腹壁皮肤弹力纤维过度伸展而断裂，使腹壁皮肤出现紫色或淡红色不规则平行的裂纹，称妊娠纹，见于初产妇。经产妇妊娠纹呈银白色。

3. 矿物质 胎儿生长发育过程中需要大量的钙、铁、磷。胎儿骨骼和胎盘形成，需要较多的钙，故应于妊娠最后3个月补充维生素D及钙，以提高血钙的含量。

二、心理-社会变化

妊娠是家庭生活的转折点，同时也是家庭角色的重新定位，因此会伴有不同程度的压力和焦虑。再加之妊娠期孕妇体内发生的一系列的生理变化会使孕妇产生一些相应的心理变化。

1. 惊讶和震惊 妊娠早期，孕妇常因焦虑、情绪不稳而表现为惊讶和震惊。

2. 矛盾心理 在惊讶和震惊的同时，孕妇既享受怀孕的喜悦，也可能由于缺乏抚养孩子的知识和技能，对恶心、呕吐等生理性变化无所适从而出现情绪低落。

3. 接受 随着妊娠的进展，尤其是胎动的出现，孕妇真正感受到“胎儿”的存在，因此，接受了妊娠的事实。

4. 情绪波动 由于孕妇体内激素的作用，孕妇的情绪波动很大。往往表现为易激动，妊娠晚期，因子宫明显增大，给孕妇带来了许多不便，甚至出现了睡眠障碍、腰背痛等症状，大多数孕妇都急切盼望分娩日期的到来。但随着预产期的临近，孕妇常因分娩痛苦而感到焦虑，担心分娩能否顺利进行、分娩过程中母儿的安危、有无畸形，婴儿的性别是否能为家人所接受等。

5. 内省 妊娠期孕妇表现出以自我为中心，变得专注于自己及身体，注重体型、体重和饮食，这种专注使孕妇能计划、调节、适应，以迎接新生儿的降临。

第三节 妊娠诊断

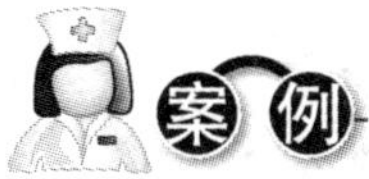

某女士，28 岁，平素月经周期规律，现停经 45 天，近几天晨起恶心、呕吐、厌油腻，有尿频症状。请问该妇女出现了什么情况？你能为她做出诊断吗？

临床上根据妊娠不同时期的特点，将妊娠全过程（40 周）分为 3 个时期：妊娠 12 周末以前为早期妊娠，妊娠 13～27 周末称为中期妊娠，妊娠 28 周及其以后称晚期妊娠。

一、早期妊娠诊断

（一）病史与症状

1. 停经 凡有正常性生活史的育龄期的健康妇女，平时月经周期规律，一旦月经过期 10 天或以上应首先考虑妊娠。若停经达 8 周，妊娠的可能性更大。但停经不一定就是妊娠，应加以鉴别。

直通护考

1. 某女士，29岁，已婚，因停经42天就诊是否怀孕，请问诊断早孕最简便的方法是什么
   A. B 超　B. 妊娠试验　C. 黄体酮试验
   D. 基础体温测定　E. 妇科检查
2. 某女士，手测得宫底高度为脐上3横指，估计她妊娠时间约为多少周
   A. 16周　B. 28周　C. 24周
   D. 32周　E. 36周

答案：1. B；2. B

2. 早孕反应 约半数女性在停经 6 周左右出现头晕、乏力、食欲缺乏、择食、喜酸辣、厌油腻、恶心、晨起呕吐等症状称早孕反应。一般不影响健康，妊娠 12 周左右自行消失。

3. 尿频 妊娠早期因增大的子宫压迫膀胱而引起尿频，约妊娠 12 周后增大的子宫进入腹腔，尿频症状自然消失。

（二）体征

1. 乳房的变化 自妊娠 8 周起，乳房有轻度胀痛，乳头乳晕着色、乳晕周围有深褐色蒙氏结节出现。

2. 妇科检查 子宫增大变软，阴道黏膜及宫颈充血、变软，呈紫蓝色。双合诊检查发现子宫峡部极软，宫颈与宫体似不相连，称黑加征（Hegar sign）。妊娠 5 ~6 周宫体呈球形，至妊娠 8 周宫体约为非妊娠子宫的 2 倍，妊娠 12 周时，约为非妊娠宫体的 3 倍，在耻骨联合上方可触及子宫体。

（三）辅助检查

1. 妊娠试验 测定受检者血或尿中 HCG 含量，可协助诊断早期妊娠。

2. 超声检查 B 超是诊断早期妊娠快速、可靠的方法。于妊娠 5 周时即可见到妊娠环，若在妊娠环内见到有节律的胎心搏动，可确诊为早期妊娠。

二、中、晚期妊娠诊断

（一）病史与症状

有早期妊娠的经过，且子宫逐渐增大，孕妇自觉有胎动，能扪及胎体，听诊有胎心音。

（二）检查与体征

1. 子宫增大 随着妊娠的进展，子宫逐渐增大。检查腹部时，依据手测子宫底的高度或尺测耻上子宫高度，可判断子宫大小与孕周是否相符（表 3 -1、图 3 -3）。

表 3 -1 不同妊娠周数的子宫底高度及子宫长度

妊娠周数	手测子宫底高度	尺测子宫长度（cm）
12 周末	耻骨联合上 2 ~3 横指	
16 周末	脐耻之间	
20 周末	脐下 1 横指	18（15.3 ~21.4）
24 周末	脐上 1 横指	24（22.0 ~25.1）
28 周末	脐上 3 横指	26（22.4 ~29.0）
32 周末	脐与剑突之间	29（25.3 ~32.0）
36 周末	剑突下 2 横指	32（29.8 ~34.5）
40 周末	脐与剑突之间或略高	33（30.0 ~35.3）

2. 胎动 胎儿在子宫内的活动称胎动。妊娠 18 ~20 周时孕妇自觉有胎动，正常胎动每小时约 3 ~5 次。

3. 胎心音 妊娠 18 ~20 周用听诊器经孕妇腹壁能听到胎心音。呈双音，速度较快，每分钟 120 ~160 次。妊娠 24 周以前，胎心音多在脐下正中或稍偏左或右听到。妊娠 24 周以后，胎心音多在胎背侧听得清楚。

4. 胎体 妊娠 20 周以后，经腹壁可以触及子宫内的胎体，妊娠 24 周以后，运用四部触诊法可以区分胎头、胎臀、胎背及胎儿四肢，从而判断胎产式、胎先露、胎方位。

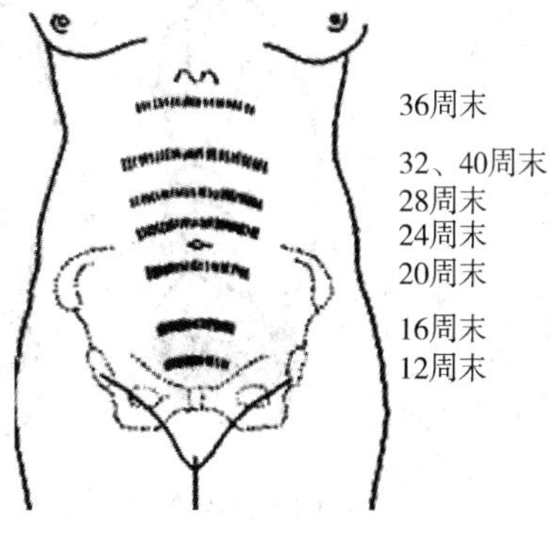

图 3－3　妊娠周数与宫底高度

（三）辅助检查

1. 超声检查 B 超显像法不仅能显示胎儿的数目、胎方位、胎心搏动和胎盘的位置，且能测量胎头双顶径，观察胎儿有无体表畸形。

2. 胎儿心电图 常用间接法检测胎儿心电图，通常于 12 周后显示较规律的图形，于妊娠 20 周后的成功率更高。

三、胎产式、胎先露和胎方位

妊娠 32 周后，胎儿的姿势和位置相对恒定。胎儿在子宫内的姿势称为胎姿势。正常胎姿势为胎头俯屈，颏部贴近胸壁，脊柱略前弯，四肢屈曲交叉于胸腹前，整个胎体成为椭圆形。

（一）胎产式

胎体纵轴与母体纵轴的关系称胎产式（fetal lie）。两纵轴平行者称纵产式。两纵轴垂直者称横产式，两纵轴交叉呈角度者称斜产式，属暂时的，在分娩过程中多数转为纵产式，偶尔转为横产式（图 3－4）。

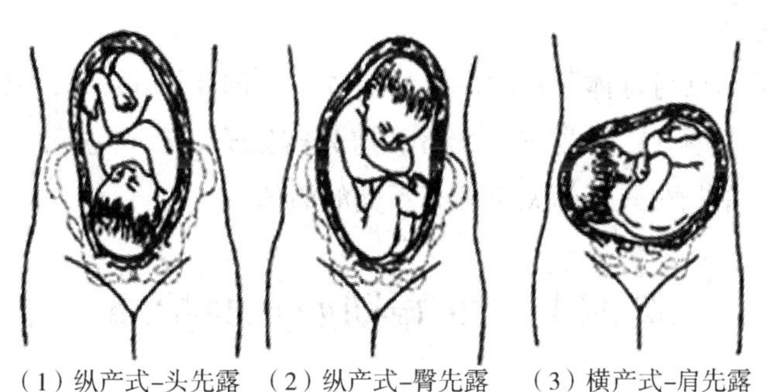
（1）纵产式-头先露　（2）纵产式-臀先露　（3）横产式-肩先露

图 3－4　胎产式与头先露

（二）胎先露

最先进入骨盆入口的胎儿部分称为胎先露（fetal presentation）。纵产式有头先露、臀先露，横产式有肩先露。头先露又因胎头屈伸程度不同分为枕先露、前囟先露、额先露、面先露（图 3－5）。臀先露又因入盆先露不同分为混合臀先露、单臀先露、单足先露和双足先露（图 3－6）。

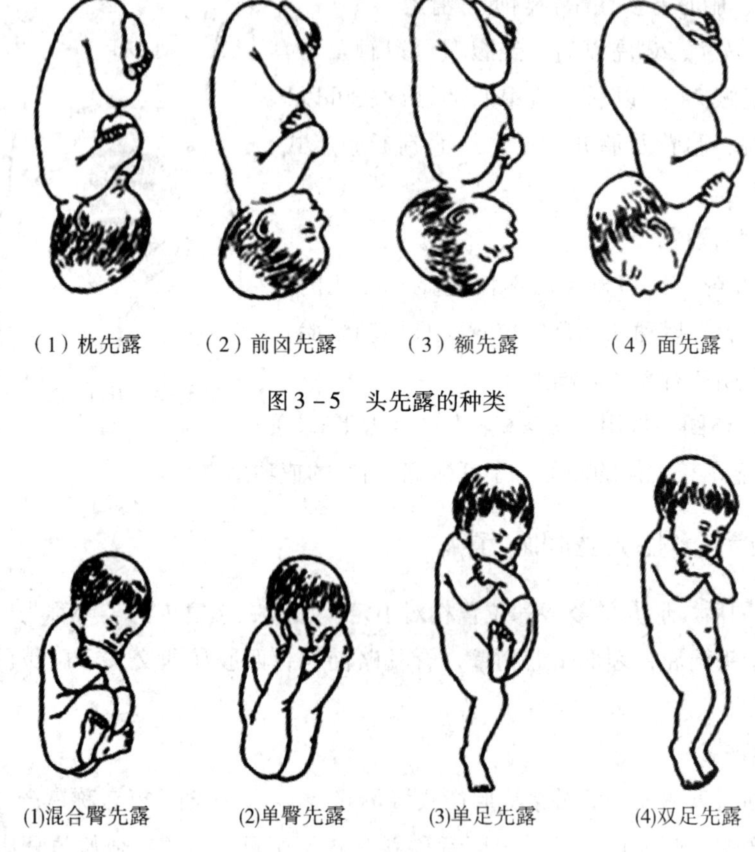

图3－5　头先露的种类

图3－6　臀先露的种类

（三）胎方位

胎儿先露部指示点与母体骨盆的关系称胎方位（fetal position），简称胎位。枕先露是以枕骨、面先露以颏骨、臀先露以骶骨、肩先露以肩胛骨为指示点。依据指示点与母体骨盆前、后、左、右、横的关系而有不同的胎位。

第四节　妊娠期妇女的护理

【概述】

孕妇各系统因胎儿生长发育的需要出现了一系列适应性的变化。通过定期的产前检查监测孕妇和胎儿是否健康，及时发现妊娠并发症、合并症及胎儿发育异常并给予及时的处理。通过产前检查、收集完整的病史资料、体格检查，据此为孕妇提供连续的整体护理。

围生医学（perinatology）又称围产医学，是研究在围生期内加强对围生儿及孕产妇的卫生保健，也是研究胚胎的发育、胎儿、新生儿及孕产妇生理、病理和疾病诊断与防治的科学。对降低围生期母儿病死率和病残儿发生率、保障母儿健康具有重要意义。

围生期是指产前、产时和产后的一段时期。国际上对围生期的规定有 4 种。

围生期Ⅰ：孕满 28 周（即胎儿体重≥1000g 或身长≥35cm）至出生后 7 天之内；

围生期Ⅱ：孕满 20 周（即胎儿体重≥500g 或身长≥25cm）至出生后 28 天之内；

围生期Ⅲ：孕满 28 周至出生后 28 天之内；

围生期Ⅳ：从胚胎形成至出生后 7 天之内。

结合我国实际情况，采用“围生期Ⅰ”为计算标准。

【护理评估】

（一）病史

1. 健康史

（1）一般资料　个人史　年龄过小容易发生难产；年龄过大，尤其是 35 岁以上的高龄初产妇，易并发妊娠期高血压疾病、产力异常，此外先天缺陷儿的发生率明显增高，应予以重视。妊娠早期接触放射线或铅、汞、苯及有机磷农药、一氧化碳等有毒物质，可造成流产、胎儿畸形。

（2）月经史　询问初潮年龄、月经周期、经量、月经持续时间。有无痛经以及末次月经日期，以便推算预产期。

（3）既往史　着重了解有无高血压、心脏病、肝肾疾病、血液病、传染病，如结核病等，注意其发病时间及治疗情况，有无手术史及手术名称。

（4）家族史　询问家族中有无高血压、糖尿病、结核病、双胎等病史。

（5）丈夫的健康状况　了解其丈夫有无烟酒嗜好及遗传性疾病。

> **直通护考**
>
> 某女士，26岁，确诊妊娠，其末次月经为2012年8月12日，请你为该女士推算出预产期
>
> A．2013年5月28日
>
> B．2013年5月19日
>
> C．2013年3月17日
>
> D．2013年5月26日
>
> E．2013年5月20日
>
> 答案：B

2. 孕产史　了解既往孕产史及分娩方式，有无流产、早产、难产、死胎、死产、以及有无产后出血等。了解本次妊娠早孕反应出现的时间、严重程度，有无病毒感染史及用药情况，胎动开始时间，妊娠过程中有无阴道流血、头痛、心悸、气短、下肢浮肿等症状。

3. 推算预产期（EDC）　问清末次月经日期（LMP），推算预产期。推算方法为：按末次月经第 1 日算起，月份减 3 或加 9，日期加 7（阴历加 15）。若孕妇记不清末次月经的日期，则根据早孕反应开始出现的时间、胎动开始的时间、宫高、腹围等加以估计。

（二）身体评估

1. 全身检查　观察发育、营养、精神状态、身高及步态。身材矮小者（<140cm）常伴有骨盆狭窄。检查心肺有无异常，乳房发育情况，脊柱及下肢有无畸形。测量血

压和体重。正常孕妇血压不应超过 140/90mmHg。妊娠晚期体重每周增加不应超过 500g，超过者应注意水肿或隐性水肿的发生。

2. 产科检查 包括腹部检查、骨盆测量、阴道检查、肛诊和绘制妊娠图。

（1）腹部检查 嘱孕妇排尿后仰卧于检查床上，头部稍抬高，充分暴露腹部，双腿屈曲略外展，放松腹肌。检查者站在孕妇右侧。

①视诊 观察腹形及大小，腹部有无妊娠纹、手术瘢痕及水肿。如腹部过大者，应考虑双胎、羊水过多、巨大儿的可能；若孕妇腹部向两侧膨出、宫底位置较低者，肩先露的可能性较大；若出现尖腹或悬垂腹，则应考虑骨盆狭窄的可能。

②触诊 注意腹壁肌肉的紧张度，羊水量的多少及子宫肌的敏感度。用四部触诊法了解子宫大小、胎产式、胎先露、胎方位及胎先露是否衔接（图 3－7）。

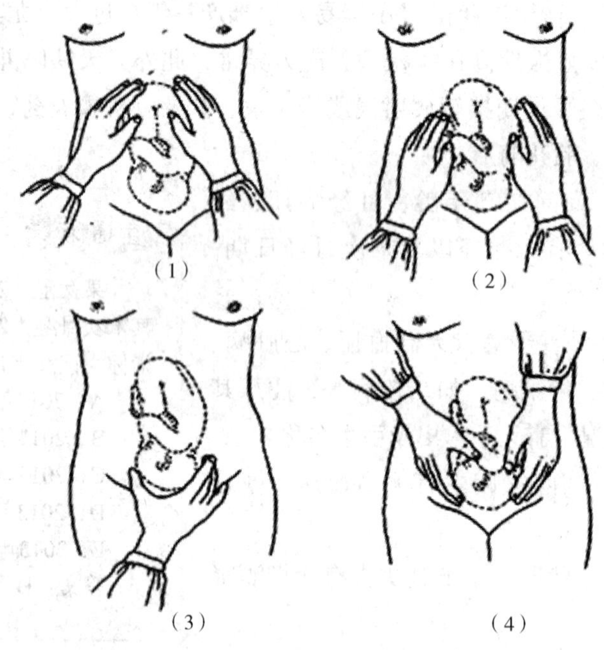

图 3－7 四部触诊法

第一步：检查者双手置于子宫底部，估计胎儿的大小与妊娠月份是否相符。然后以双手指腹相对交替轻推，判断宫底的胎儿部分，若为胎头，则硬而圆有浮球感，若为胎臀，则软而宽且形状不规则。

第二步：检查者两手分别置于腹部左右两侧，一手固定，另一手轻轻深按检查，两手交替，分辨胎背及胎儿四肢的位置。

第三步：检查者右手置于耻骨联合上方，拇指与其余 4 指分开，握住胎先露部，进一步查清是胎头或胎臀，并左右推动以确定是否衔接。

第四步：检查者两手分别置于胎先露部的两侧，向骨盆入口方向向下深按，进一步确定胎先露部及胎先露入盆的程度。

③听诊　妊娠18～20周可在孕妇腹壁听到胎心音，胎心音在靠近胎背侧上方的孕妇腹壁上听得最清楚。枕先露在脐下方左或右侧听最清楚；臀先露在脐部上方左或右侧听最清楚；肩先露在脐部下方听得最清楚。

（2）骨盆测量　了解骨产道的情况，以判断胎儿能否经阴道分娩。骨盆测量分为外测量和内测量两种。

①骨盆外测量　可以间接了解骨盆的大小、形状，此法常测量以下径线。

髂棘间径（IS）：孕妇取伸腿仰卧位，测量两侧髂前上棘外缘间的距离，正常值为23～26cm（图3－8）。

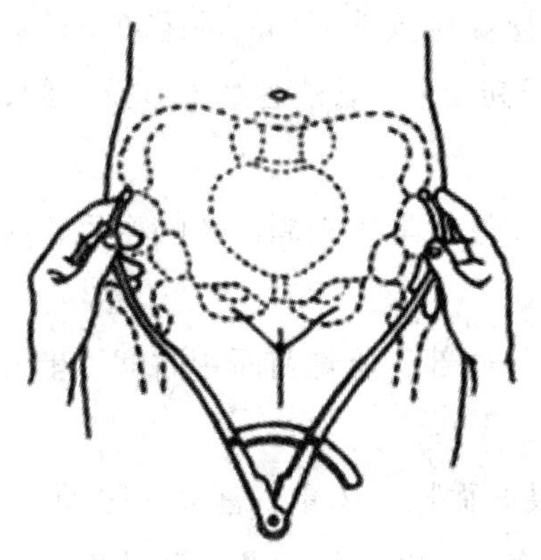

图3－8　测量髂棘间径

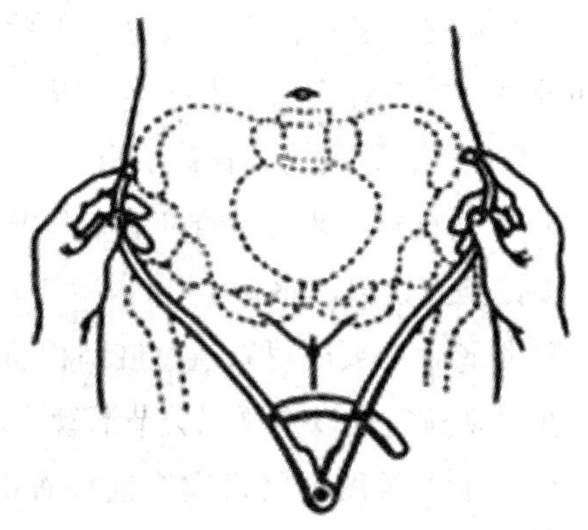

图3－9　测量髂嵴间径

髂嵴间径（IC）：孕妇取伸腿仰卧位，测量两侧髂嵴外缘间最宽的距离，正常值为25～28cm。推测骨盆入口横径的长度（图3－9）。

骶耻外径（EC）：孕妇取左侧卧位，左腿屈曲、右腿伸直。测量耻骨联合上缘中点至第5腰椎棘突下（相当于腰骶米氏菱形窝的上角，或相当于髂嵴最高点连线与脊柱交点下1.5cm处），正常值18～20cm（图3－10）。

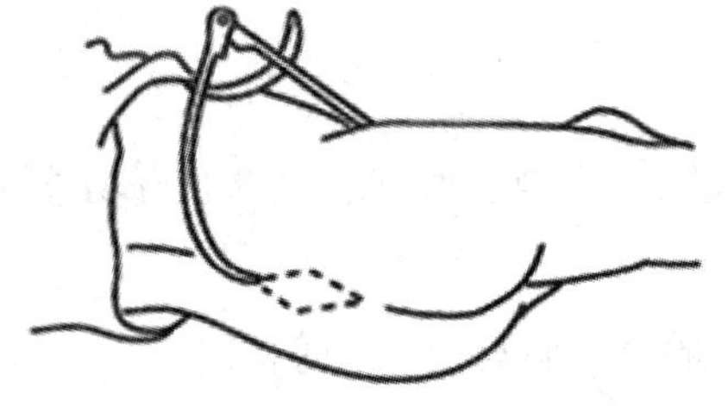

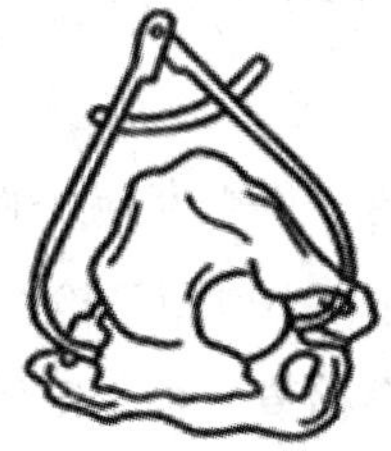

图3－10　测量骶耻外径

坐骨结节间径：又称出口横径（TO）。孕妇取仰卧位，两腿屈曲、双手抱双膝，使髋关节和膝关节屈曲。测量两坐骨结节内侧缘间的距离，正常值为8.5～9.5cm。

耻骨弓角度：用两手拇指指尖斜着对拢放置在耻骨联合下缘，两手拇指平放在耻骨降支上，测量两拇指间的角度即耻骨弓角度，正常值为90°，小于80°为异常。

②骨盆内测量　适用于骨盆外测量有狭窄者。测量以妊娠 24～36 周阴道比较松软时进行为宜。

骶耻内径：也称对角径（DC）。耻骨联合下缘至骶岬上缘中点的距离，正常值为 12.5～13cm，此值减去 1.5～2cm，即为真结合径，正常值约为 11 cm。测量方法是检查者一手示、中指伸入阴道，用中指指尖触骶岬上缘中点，示指上缘紧贴耻骨联合下缘，并标记示指与耻骨联合下缘的接触点。

坐骨棘间径：为两侧坐骨棘间的距离。正常值约 10cm。检查者一手的示指、中指伸入阴道内，分别触及两侧坐骨棘，估计其间距离。

坐骨切迹宽度：代表中骨盆后矢状径，为坐骨棘与骶骨下部间的距离，即骶棘韧带的宽度。检查者将示、中指伸入阴道内并排置于韧带上，若能容纳 3 横指（约 5.5～6cm）为正常，否则属中骨盆狭窄。

3. 阴道检查　阴道检查应在确定早孕时进行。妊娠最后 4 周以及临产后，应避免不必要的检查，以防感染。

4. 肛诊　必要时可以通过肛门检查可了解胎先露部、骶骨前面弯曲度、坐骨棘间径及坐骨切迹宽度以及骶尾关节活动度。

5. 绘制妊娠图　将每次产前检查的各项结果如血压、体重、宫高、腹围、胎位、胎心率等填于妊娠图中，绘成曲线图，观察动态变化，及早发现及处理孕妇或胎儿的异常情况。

（三）心理－社会评估

妊娠早期重点评估孕妇对妊娠的态度和接受程度。妊娠中、晚期重点评估孕妇对妊娠有无不良情绪反应，随着妊娠晚期子宫的明显增大，孕妇负担加重，行动上带来不便，甚至出现了睡眠障碍、腰背痛等症状加重。随着预产期的临近，孕妇常担心能否顺利分娩、分娩过程中母儿安危等。同时，评估丈夫对此次妊娠的态度、家庭经济情况、孕妇在家庭中的角色等。

（四）辅助检查

1. 一般检查　妊娠期应作血常规、尿常规、血型、血糖、肝功能测定、乙型肝炎抗原抗体、胸透、心电图等检查。

2. B 型超声检查　可了解胎心、胎位、胎盘、羊水等情况。

【护理问题】

（一）孕妇

1. 体液过多　与妊娠子宫压迫下腔静脉或水钠潴留有关。

2. 舒适改变　与妊娠引起早孕反应、腰背痛有关。

3. 焦虑　与妊娠、惧怕分娩时疼痛有关。

4. 知识缺乏　缺乏妊娠期保健知识。

（二）胎儿

1. 营养失调 与母体营养失调或胎盘功能障碍有关。

2. 有受伤的危险 与遗传、中毒、感染及胎盘功能障碍有关。

【护理措施】

（一）一般护理

告知孕妇产前检查的意义，预约下次产前检查的时间和内容，一般情况，妊娠20～29周间，每4周1次，30～35周，每2周1次，36周后，每周1次，直至分娩。若属高危孕妇，应酌情增加产前检查的次数。

（二）心理护理

给予孕妇相应的心理支持，帮助孕妇消除因体型改变而产生的不良情绪。告知孕妇，其情绪变化可通过血液和内分泌调节的改变影响胎儿发育。

（三）症状护理

1. 消化道症状 妊娠早期出现恶心、呕吐症状，12周左右自行消失。在此期间应少量多餐，避免油腻或特殊气味的食物。妊娠期孕妇易出现便秘。

2. 尿频 妊娠早期及妊娠晚期由于膀胱受压出现尿频症状。

3. 白带增多 于妊娠初12周及末12周明显。应保持外阴部清洁。

4. 下肢痉挛 妊娠后期由于钙及各种维生素的需要量增加，可导致下肢肌肉痉挛，常发生于小腿腓肠肌部，多于夜间发作。指导孕妇饮食中增加钙的摄入。

5. 腰背痛 妊娠晚期由于关节各韧带的松弛及向前凸出的子宫，可出现腰背部的疼痛。必要时可卧床休息，局部热敷。

6. 下肢、外阴静脉曲张 妊娠期下腔静脉压力增高，因此部分孕妇会出现下肢或外阴部静脉曲张。妊娠后期应避免长时间站立，卧床时适当抬高下肢，穿弹力裤或袜，以促进血液回流。

7. 仰卧位低血压综合征 妊娠末期，孕妇较长时间仰卧位，因增大的子宫压迫下腔静脉，使回心血量减少，而造成一过性血压降低。改为左侧卧位后症状可自然消失。

8. 水肿 妊娠末期孕妇均可出现不同程度的双下肢浮肿，经休息后可消退，属正常。若下肢明显凹陷性水肿或经休息后不消退者，应及时诊治。嘱孕妇左侧卧位，下肢稍垫高，避免长时间站或坐。

9. 贫血 孕妇应适当增加含铁食物的摄入，如动物肝脏、瘦肉、蛋黄、豆类等。若病情需要补充铁剂。

【健康指导】

1. 营养指导 妊娠期间，孕妇的饮食应为多样化，高蛋白、高营养、高维生素、易消化的食物。妊娠后期应注意适当增加含钙、铁的食物。

2. 活动、休息与衣着、卫生 健康的孕妇可照常工作，妊娠28周以后应避免夜班和重体力劳动，每日应有8h的睡眠，午休1～2h，以保证足够的睡眠。卧床休息时宜左侧卧位，增加胎盘血供。孕妇的衣服应宽松、舒适、柔软，冷暖适宜。应经常洗澡，注意卫生。

3. 乳房的护理 妊娠晚期，应经常用温水清洗乳头，并涂以油脂。乳头内陷者应经常用手指自我牵拉，避免发生哺乳困难。

4. 孕期自我监护 胎动计数和胎心音计数是孕妇自我监护胎儿宫内情况的重要手段。嘱孕妇每日早、中、晚各数1h胎动，12h内胎动累计数不得小于30次。凡12h内胎动累计数小于10次，应考虑胎儿有宫内缺氧，须及时就诊。

5. 预防感染，合理用药 妊娠期应预防感染。孕期用药要慎重。

6. 性生活指导 妊娠前12周及后12周，均应避免性生活，以免发生流产、早产及感染。

7. 胎教 胎儿时期进行宫内教育称胎教。

> **直通护考**
>
> 某女士，妊娠28周，产前检查均正常，咨询监护胎儿情况最简单的方法，应指导其采用
>
> A．听胎心
>
> B．自我胎动计数
>
> C．胎儿电子监护仪
>
> D．多普勒胎心仪
>
> E．胎盘功能检测
>
> 答案：B

8. 异常症状的判断 孕妇出现阴道流血，妊娠12周后仍持续呕吐，寒战发热、头痛、眼花、胸闷、心悸、气短、腹部疼痛，液体突然自阴道流出，胎动计数突然减少等症状应立即就诊。

9. 产前准备 指导其于妊娠后期备齐产妇及新生儿所需物品。可采用上课、看录像等形式讲解新生儿喂养及护理知识，宣传母乳喂养的好处，示教如何给新生儿洗澡、换尿布等。有条件可让孕妇参观产房，以减轻分娩恐惧。

10. 分娩先兆的判断 临近预产期的孕妇，如出现阴道血性分泌物或规律宫缩（宫缩持续30s，间歇5～6min）则为临产，应尽快到医院就诊。如阴道突然大量液体流出，可能是胎膜早破，嘱孕妇平卧，以防脐带脱垂而危及胎儿生命。

第五节 妊娠期监护

妊娠期监护主要是监护胎儿在宫内的情况，包括确定是否为高危儿和胎儿宫内情况监护。

一、符合下列条件者为高危儿

（1）孕龄<37周或≥42周。

（2）出生体重<2500g。

（3）小于胎龄儿或大于胎龄儿。

（4）生后1min内Apgar评分0～3分。

（5）产时感染。

（6）高危妊娠产妇的新生儿。

（7）手术产儿。

（8）新生儿的兄弟姐妹有严重的新生儿病史或新生儿期死亡等。

二、胎儿宫内情况的监护

（一）人工监护

1. 确定孕龄 依据末次月经、早孕反应的时间、胎动出现的时间推算孕龄。

2. 宫高和腹围 估计胎龄及胎儿的大小，以便了解胎儿宫内发育情况。

3. 胎动计数 可判断胎儿宫内的安危，正常时每小时约3~5次，若12h胎动计数>30次为正常，<10次提示胎儿缺氧。

（二）仪器监护

1. B超 B超监测胎儿发育情况和胎盘功能等。

2. 胎心音听诊 用听诊器或多普勒监测，是判断胎儿宫内安危最常用、最简单的方法。正常胎心率为120~160次/min。如果胎心率>160次/min或胎心率<120次/min，提示胎儿缺氧。

3. 胎儿电子监护 可以连续观察并记录胎心率（FHR）的动态变化，也可以了解胎心与胎动及宫缩间的关系。胎心监护有两种功能：监测胎心率及预测胎儿宫内储备能力。

（1）胎心率监测 是用胎儿监护仪记录的胎心率。有两种基本变化。①胎心率基线（BFHR）：指在无胎动、无宫缩影响时记录10min的胎心率（FHR）。正常FHR在120~160次/min。②一过性胎心率变化：是指子宫收缩与胎心率的关系。它有两种类型：一是加速，正常情况下子宫收缩后胎心率增加，增加范围为每分钟10~25次，是胎儿宫内良好的表现。二是减速，是指随宫缩出现的短暂胎心率减慢，分为3种：早期减速；变异减速；晚期减速；一般认为晚期减速是胎盘功能不良、胎儿缺氧的表现。

（2）预测胎儿宫内储备能力 ①无应激试验（NST）。通过胎动时胎心率的变化，了解胎儿的储备能力。正常时20min内至少有3次胎动，胎动时FHR加速>15次/min，持续时间>15s为有反应型；若胎动时无胎心率加速，胎动时胎心率加速<15次/min，持续时间<15s为无反应型，应寻找原因，及时处理。②缩宫素激惹试验（OCT）。了解胎盘一过性缺氧的负荷试验来检查胎心的反应性。若10min内连续出现3次以上晚期减速，胎心基线率变异减少（<5次/min，胎动后胎心率无加速为OCT阳性，提示胎盘功能减退；若胎心基线率无晚期减速，胎动后胎心率加速为OCT阴性，提示胎盘功能良好，一周内胎儿无死亡危险。

4. 胎儿心电图监测 依据胎儿心电图形可推测胎儿宫内发育情况、胎盘功能及胎儿是否缺氧。

5. 羊膜镜检查 羊膜镜可在直视下观察胎膜内羊水的性状及颜色。正常羊水为淡青色或乳白色，混有胎脂。若羊水中混有胎粪则羊水显黄绿色、绿色甚至棕黄色，提示胎儿窘迫。

（三）实验室检查

1. 孕妇尿中雌三醇（E3）测定 用于判断胎盘功能。一般测24h尿中雌三醇含量，>15mg为正常值，10～15mg为警戒值，<10mg为危险值。

2. 孕妇血清胎盘生乳素（HPL）值 采用放射免疫法。用于检查胎盘功能。妊娠足月时HPL正常值为4～11mg/L，若足月妊娠时该值<4mg/L或突然降低50%，提示胎盘功能低下。

3. 阴道脱落细胞检查 用于胎盘功能检查。舟状细胞成堆、无表层细胞，嗜酸性细胞指数（EI）<10%、致密核少者，提示胎盘功能良好；舟状细胞极少或消失、有外底层细胞、嗜酸性细胞指数>10%、致密核多者，提示胎盘功能减退。

4. 羊水检查

（1）羊水中卵磷脂/鞘磷脂比值（L/S） 该值≥2提示胎儿肺成熟。

（2）羊水中肌酐值 若该值≥176.8μmol/L（2mg%），提示胎儿肾脏已成熟。

（3）羊水中胆红素类物质值 若用ΔOD450测该值<0.02，提示胎儿肝已成熟。

（4）羊水中淀粉酶值 若淀粉酶值≥450U/L，提示胎儿唾液腺成熟。

（5）羊水中脂肪细胞出现率 若该值达20%，提示胎儿皮肤已成熟。

5. 胎儿头皮血pH测定 一般在产程中宫颈扩张1.5cm以上时，取胎儿头皮血做pH测定。此法常与胎儿监护仪联合使用。正常值在7.25～7.35之间，若在7.20～7.24间提示胎儿可能有轻度酸中毒。<7.20则胎儿有严重酸中毒存在。

6. 甲胎蛋白（AFP）测定 AFP主要产生于卵黄囊和胎儿的肝脏。测定AFP值帮助检查胎儿有无开放性神经管缺损（包括无脑儿、开放性脊柱裂及脑膨出）。异常增高是胎儿患有开放性神经管缺损的重要指标。

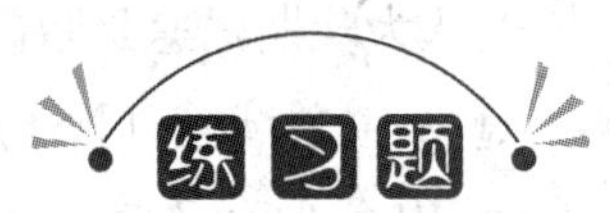

1. 妊娠早期最重要的症状是

A. 停经　B. 早孕反应　C. 尿频

D. 乳房逐渐增大　E. 乳晕着色加深

2. 某孕妇，孕20周行自计胎动计数，正常的是

A. 3～5次/h　B. 6～8次/h　C. 5～13次/h

D. 9～12次/h　E. 2～3次/h

3. 某孕妇，孕30周，胎方位为枕左前位，听胎心音的部位应该在

A. 脐下右侧　B. 脐下左侧　C. 脐上右侧

D. 脐上左侧　　E. 脐周围

4. 某女士，28 岁，平素月经周期规律，现停经 56 天，近几天晨起恶心、呕吐、厌油腻，尿频，最先考虑

A. 肾盂肾炎　　B. 病毒性肝炎　　C. 妊娠呕吐
D. 早期妊娠　　E. 继发性肝炎

5. 某孕妇，末次月经不详，自述停经半年多，检查发现宫底位于脐上 3 横指处，胎心 142 次/min。该孕妇可能的孕周是

A. 28 周末　　B. 24 周末　　C. 26 周末
D. 30 周末　　E. 32 周末

6. 某孕妇，孕 37 周，四部触诊结果示：宫底部触及到硬而圆的胎头，在耻骨联合上方触及到软而宽不规则的胎臀，胎背位于母体腹部右前方，胎心音于脐上右侧听到。则胎方位为

A. 枕右前　　B. 枕左前　　C. 骶右前
D. 骶左前　　E. 骶左后

7. 某孕妇，孕 40 周，正常妊娠，则羊水量应为

A. 450ml　　B. 650ml　　C. 1000ml
D. 2500ml　　E. 2000ml

（蔡艳芳）

第四章 正常分娩期妇女的护理

要点导航

◎ **学习要点**

掌握影响分娩的因素、产程分期、各产程的临床经过及护理。

熟悉枕先露的分娩机制。

了解分娩镇痛及护理。

◎ **技能要点**

能熟练地对正常分娩妇女实施护理。在护理操作中体会产妇的情感，主动关心产妇的情感需要，保障母儿顺利渡过分娩期。

第一节 影响分娩的因素

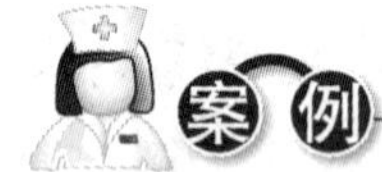

某女士，28 岁，第一胎，身高约 165cm，现临近预产期，估计胎儿体重约 3500g。本人强烈希望能自己生产，并因此而焦虑。

请问有哪些因素会影响她愿望的实现呢？

分娩（delivery）是指妊娠满 28 周及以后，胎儿及附属物从母体全部排出的过程。妊娠满 28 周至不足 37 周间分娩者称早产；妊娠满 37 周至不足 42 周间分娩者称足月产（term delivery）；妊娠满 42 周及以后分娩者称过期产（post term delivery）。

影响分娩的因素包括产力、产道、胎儿及产妇的精神心理因素。这些因素正常且能相互适应，胎儿才能顺利经阴道娩出，称正常分娩，反之则难产。

一、产力

产力是指将胎儿及其附属物从子宫内逼出的力量。包括子宫收缩力（简称宫缩，主力），腹肌、膈肌收缩力和肛提肌收缩力（辅力）。

（一）子宫收缩力

贯穿于分娩始终。临产后的正常宫缩具有以下特点：

1. 节律性 随着产程进展，宫缩持续时间逐渐延长，间歇时间逐渐缩短，宫腔内强度逐渐增加（图 4－1）。宫缩的节律性既提供了产力又保障了胎儿的氧供。

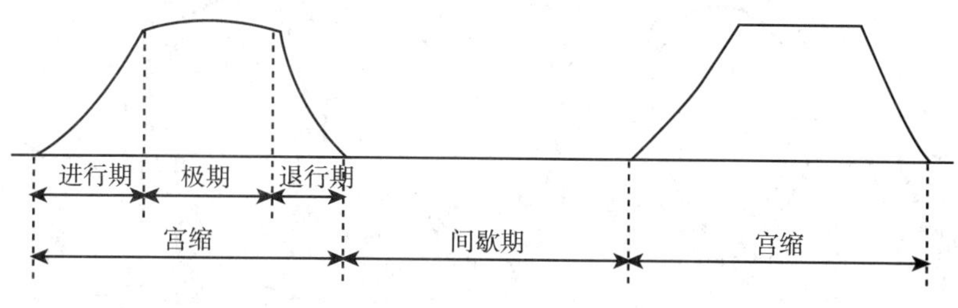

图 4－1 正常宫缩的节律性

2. 对称性 正常宫缩起自两侧子宫角部，以微波形式向宫底中线集中，再以 2cm/s 速度向子宫下段扩散，约 15s 均匀协调地遍及全子宫，且左右对称。

3. 极性 宫缩以宫底部收缩最强、最持久，向下逐渐减弱（图 4－2）。

4. 缩复作用 指宫缩时宫体部肌纤维缩短变粗，间歇时松弛，但不能恢复到原来长度，经过反复收缩，肌纤维越来越短而粗。缩复作用使宫腔容积越来越小，迫使胎先露不断下降、宫颈管逐渐短缩消失。

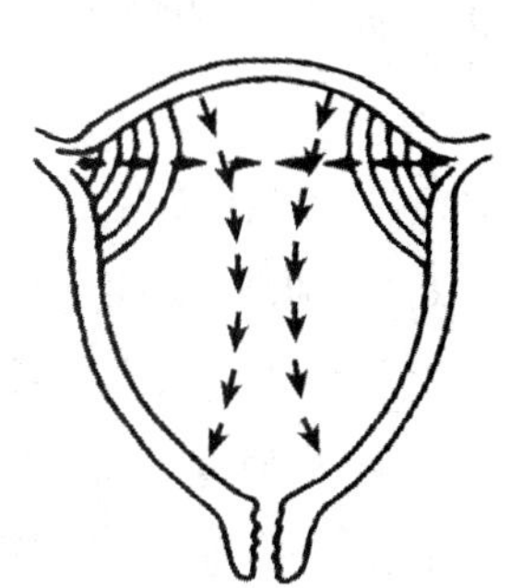

图 4－2 宫缩的对称性和极性

（二）腹肌、膈肌与肛提肌收缩力

1. 腹肌及膈肌收缩力（腹压） 是第二产程的重要辅力。宫口开全后，随着胎先露下降压迫盆底及直肠壁，反射性引起排便感，产妇主动屏气用力，协助胎儿胎盘娩出。

2. 肛提肌收缩力 可协助胎先露内旋转、仰伸及胎儿胎盘娩出。

二、产道

产道是胎儿娩出的通道，分为骨产道与软产道。

（一）骨产道

即真骨盆。

（二）软产道

软产道是由子宫下段、宫颈、阴道及骨盆底软组织构成的弯曲管道。

1. 子宫下段的形成 子宫下段由非孕时长约 1cm 的子宫峡部在妊娠晚期逐渐延伸拉长而形成，临产后可长达 7～10cm。由于肌纤维的缩复作用，子宫上段肌壁越来越厚，下段肌壁因被动牵拉越来越薄，上下段肌壁交界处内侧面因厚薄不一而形成环状隆起，称生理性缩复环。

2. 宫颈的变化 临产后因宫缩的牵拉、胎先露及前羊水囊的支撑，使宫颈管逐渐短缩消失、宫口逐渐扩张，当宫口扩张至10cm时为宫口开全（图4－3）。初产妇宫颈管先消失，宫颈口后扩张；经产妇多为二者同时进行。

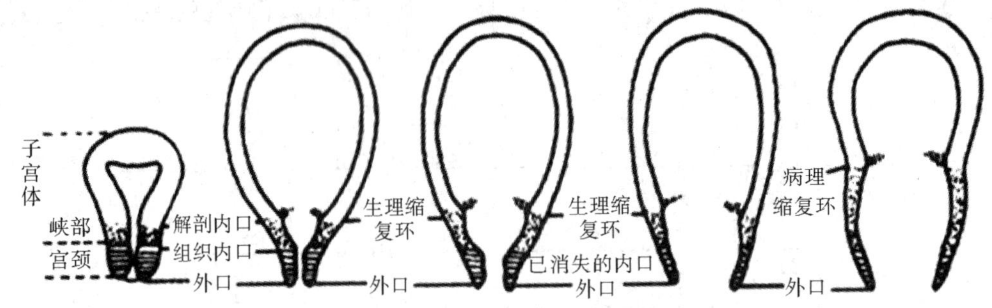

图4－3 子宫下段的形成及宫颈扩张

3. 骨盆底、阴道及会阴的变化 胎先露压迫骨盆底，使阴道皱襞展平、腔道加宽；肛提肌向下及两侧扩展，牵拉会阴体使之变薄。

三、胎儿

（一）胎儿大小

胎头是胎体最大、最硬的部分，也是胎儿通过产道最困难的部分。

1. 胎头颅骨 由两块顶骨、额骨、颞骨及一块枕骨构成。额骨与顶骨间的囟缝为额缝；两顶骨间为矢状缝；顶骨与枕骨间为人字缝。额缝与矢状缝交汇处称前囟，呈菱形；矢状缝与人字缝交汇处称后囟，呈三角形。囟门和矢状缝是确定胎位的重要标志。分娩时颅骨通常有轻度重叠，有利于胎头娩出。

2. 胎头径线 见图4－4。

（1）双顶径 为两顶骨隆突间的距离，足月时平均约9.3cm。

（2）枕颏径 颏骨下端中点至后囟顶部间的距离，平均约13.3cm。

（3）枕额径 鼻根上端至枕骨隆突间的距离，平均约11.3cm。

（4）枕下前囟径 前囟中央至枕骨隆突下方间的距离，平均约9.5cm。

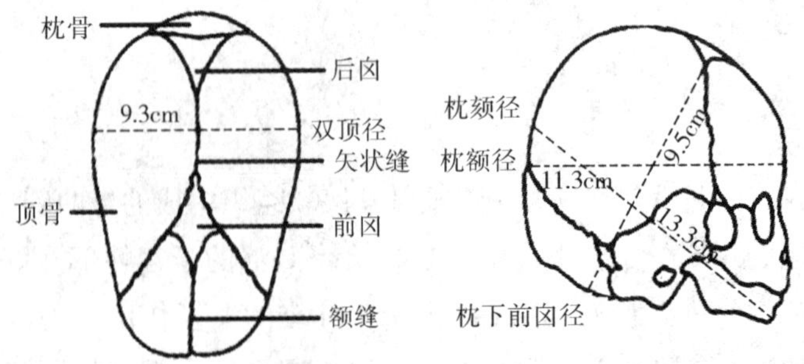

图4－4 胎头结构及径线

（二）胎位

头先露时胎儿容易通过产道。臀先露时因产道扩张不充分而容易发生后出胎头困难。肩先露时足月活胎不能通过产道。

（三）胎儿畸形

胎儿先天性畸形，如脑积水、连体儿等易引起难产。

四、精神心理因素

分娩虽是生理现象，但却是产妇生理、心理产生强烈应激反应的过程。初产妇无分娩体验，临产前听到的关于分娩的负面诉说、待产室的陌生环境、对分娩的担忧及宫缩痛等，可使其情绪紧张、焦虑甚至恐惧。并因此引起机体一系列的变化，影响产妇体内的平衡和健康，最终引起产妇衰竭；同时还可导致神经内分泌变化，交感神经兴奋，血压升高、胎儿窘迫。

考点提示

决定分娩的因素。

直通护考

1．分娩的主力是

A．向下屏气　B．膈肌收缩力　C．腹肌收缩力　D．宫缩　E．肛提肌收缩力

2．胎头径线哪条最短

A．枕下前囟径　B．枕额径　C．枕颏径　D．双顶径　E．枕额周径

答案：1．D；2．D

第二节　枕先露的分娩机制

分娩机制是指胎先露为适应产道的形态及径线而进行的一系列的适应性转动，使其以最小经线通过产道的全过程。以枕左前位为例（图4－5）。

一、衔接（入盆）

是指胎头双顶径进入母体骨盆上口平面，胎头颅骨最低点接近或达到坐骨棘水平。枕左前位时胎头呈半俯屈状态，以枕额径衔接于骨盆入口平面右斜径上。初产妇多在临产前1～2周衔接，经产妇多发生在临产后。

二、下降

是胎头沿产轴前进的动作，是胎儿能够顺利娩出的首要条件。呈间歇性，贯穿于分娩全过程。临床将胎头下降程度作为判断产程进展的重要标志。

三、俯屈

胎头降到骨盆底时因肛提肌阻力发生俯屈，使枕额径变为枕下前囟径以适应产道并利于胎头下降。

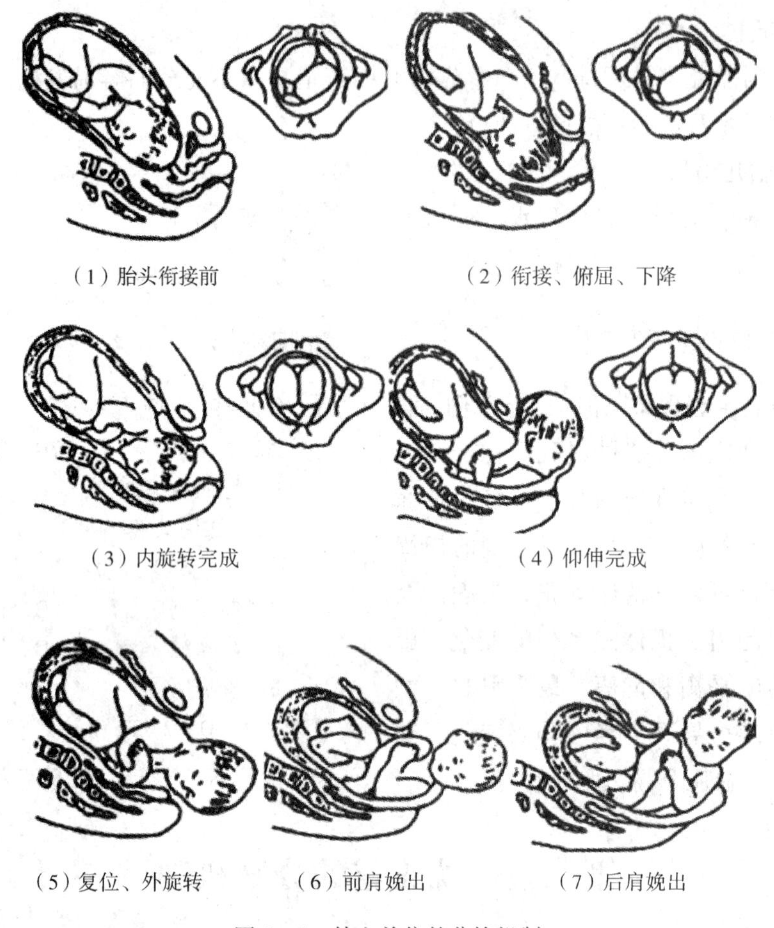

图4-5　枕左前位的分娩机制

四、内旋转

是指胎头围绕产轴旋转，使其矢状缝与中骨盆及骨盆出口平面前后径一致的动作。胎头降至骨盆底时，肛提肌收缩力将胎头枕部推向阻力小且宽敞的骨盆前方，后囟向前旋转45°达耻骨弓下方。此动作在第一产程末完成。

五、仰伸

当胎头下降到阴道外口时，宫缩及腹压继续使胎头下降，而肛提肌收缩力又将胎头向前推进，在两者的合力下，使胎头枕部以耻骨弓为支点逐渐仰伸，顶、额、面、颏相继娩出。此时胎儿双肩径沿骨盆入口左斜径入盆。

六、复位及外旋转

胎头娩出后，为恢复正常的头肩关系，枕部向左旋转45°，称复位。胎肩继续下降，前（右）肩为适应骨盆出口而向前、向中线旋转45°达耻骨弓后方，胎头枕部继续向左旋转45°以保持正常的头肩关系，称外旋转。

七、胎身娩出

前肩从耻骨弓下娩出，后肩随之由会阴前缘娩出，进而胎身及下肢相继娩出。

考点提示

分娩机制。

直通护考

1．正常分娩机制俯屈是胎头遇到阻力以枕额径转为

A．双顶径　B．枕颏径　C．枕下前囟径　D．双肩径　E．双颞径

2．正常分娩时，哪项动作可以使胎头矢状缝转变为与中骨盆及骨盆下口前后径一致

A．外旋转　B．内旋转　C．仰伸　D．俯屈　E．衔接

答案：1．C；2．B

第三节　临产的诊断及产程分期

某初孕妇，28岁，妊娠39周。10天前开始夜间出现不规则腹痛，30min前阴道出现少量血性分泌物，来院检查。

问题：此孕妇可能发生了什么问题？

一、分娩先兆

孕妇临近预产期时出现的预示分娩即将开始的症状，称分娩先兆。

1. 胎儿下降感　临产前1～2周，胎先露入盆，宫底随之下降。产妇自觉上腹轻松感，呼吸较前轻快。并出现尿频现象。

2. 假临产　表现为宫缩持续时间短且不恒定，间歇时间长且不规律，宫腔内强度不增加，不伴有宫颈管消失和宫颈口扩张，夜间出现、清晨消失，应用强镇静剂后消失。

3. 见红　为临产前24～48h经阴道排出的少量血性分泌物，是宫颈内口附近的胎膜与宫壁分离、毛细血管破裂出血，混合宫颈黏液栓共同排出所致。是分娩即将开始的比较可靠的征象。

二、临产诊断

规律且逐渐增强的子宫收缩（持续 30s 或以上，间歇 5～6min），并伴随进行性的宫颈管消失、宫颈口扩张和胎先露下降。

三、产程分期

总产程是指从规律宫缩开始到胎儿胎盘娩出的全过程。临床上分为 3 个产程。

考点提示

分娩先兆、临产诊断、产程分期。

直通护考

1．从胎儿娩出至胎盘娩出所需的时间不超过

A．15min　B．30min　C．1h　D．2h　E．3h

2．临产开始的标志是

A．尿频　B．胎儿下降感　C．假临产　D．阴道少量血性黏液　E．规律宫缩

3．分娩比较可靠的征兆是

A．规律宫缩　B．不规律宫缩　C．见红　D．宫口开大　E．阴道分泌物增加

答案：1．B；2．E；3．C

（一）第一产程（宫颈扩张期）

从规律宫缩开始到宫口开全。初产妇约需 11～12h，经产妇约需 6～8h。

（二）第二产程（胎儿娩出期）

从宫口开全到胎儿娩出。初产妇约需 1～2h，经产妇仅需数分钟，不超过 1h。

（三）第三产程（胎盘娩出期）

从胎儿娩出到胎盘娩出，约需 5～10min，不超过 30min。

第四节　分娩期妇女的护理

某初产妇，32 岁。足月妊娠，已临产，入院。检查：枕左前位，已入盆，胎心 138 次/min，估计胎儿约 3200g。胎膜未破，宫颈口开大 1cm。

问题：产妇现在处于第几产程，应如何护理？

一、第一产程的临床经过及护理

【临床经过】

（一）规律宫缩

产程开始时，宫缩持续时间约30s且弱，间歇时间约5～6min。随着产程进展，持续时间延长至60s或更长，间歇时间仅1～2min，强度也逐渐增强。

（二）宫口扩张

不断增强的宫缩迫使宫颈管逐渐消失、宫颈口逐渐扩张。宫口扩张分为潜伏期和活跃期，潜伏期指从规律宫缩到宫口扩张3cm，初产妇需约8h。活跃期指从宫口扩张3cm到宫口开全，初产妇需约4h。

（三）胎头下降

不断增强的宫缩也使胎先露不断下降。临床上判断胎先露下降程度的标志为胎头颅骨最低点与坐骨棘平面的关系。胎头颅骨最低点平坐骨棘为“0”；在坐骨棘上1cm，为“－1”；在坐骨棘下1cm，为“＋1”，依此类推（图4－6）。

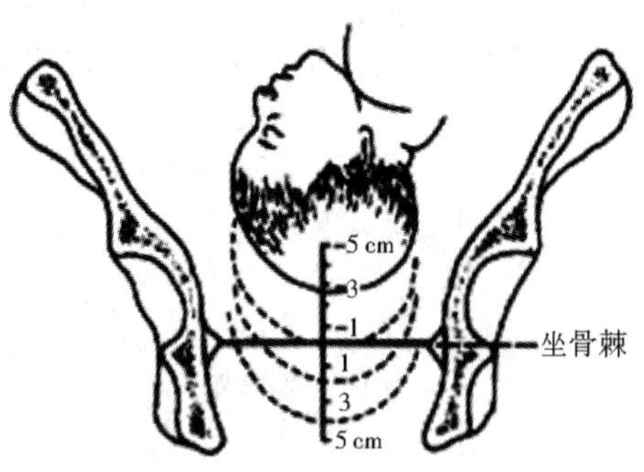

图4－6 胎头下降程度的标志

（四）胎膜破裂（简称破膜）

胎先露衔接后将羊膜腔阻断，分成两部分，前面的称前羊水囊，内约100ml羊水。临产后前羊膜腔内压力随宫缩增高到一定程度时，胎膜自然破裂。多发生在宫口近开全时。

（五）疼痛

分娩痛是分娩过程中的生理现象，由宫缩、子宫下段牵拉、宫颈扩张等多因素造成。疼痛主要集中在下腹及腰骶部。

【护理评估】

（一）健康史

详细询问一般情况、既往史、月经史等。尤其本次妊娠经过和临产后情况。

（二）身体状况

评估宫缩、胎心、胎位、胎儿大小、骨盆大小等。

（三）心理－社会状况

了解产妇对分娩的认知程度，是否有紧张、焦虑甚至恐惧等不良精神因素存在。判断是否有维系产妇情绪稳定的社会支持力量。

（四）辅助检查

胎儿电子监护、胎儿头皮血血气分析等。

【护理问题】

1. 急性疼痛 与宫缩、宫颈扩张等有关。

2. 知识缺乏 与缺乏对分娩的正确认知有关。

3. 潜在并发症 胎儿窘迫、产力异常等。

4. 焦虑 与缺乏顺利分娩的信心、担心胎儿健康有关。

考点提示

第一产程的临床经过和护理。

直通护考

1．初产妇，妊娠39周，住院待产。检查：规律宫缩，枕左前位，胎心146次/min，宫口开大2cm，在产程护理措施中错误的是

A．指导合理进食　　B．休息时取左侧卧位

C．宫缩时嘱正确用腹压　　D．每隔1～2h听1次胎心

E．鼓励2～4h排尿1次

2．正常分娩胎膜自然破裂多在

A．第一产程　　B．假宫缩时

C．规律宫缩开始　　D．宫口近开全

E．第二产程

答案：1．C；2．D

【护理措施】

（一）一般护理

1. 清洁卫生 协助产妇沐浴、更衣，保持外阴清洁，做好备皮护理。

2. 活动与休息 宫缩不强且未破膜时，鼓励产妇在室内适当活动。宫缩间歇指导产妇休息。若胎膜已破，需取头低臀高、左侧卧位休息。

3. 补充水分及热量 鼓励产妇多饮水和摄入高热量易消化食物。

4. 排尿与排便 鼓励产妇2～4h排尿1次；保持大便通畅。初产妇宫颈扩张<4cm，经产妇<2cm时可灌肠，对于胎膜已破、胎位异常或胎头未入盆、胎儿窘迫、有阴道出血史、妊娠期高血压疾病（中度以上）、剖宫产史、宫缩过强估计1h内分娩、妊娠合并心脏病者禁止灌肠。

（二）病情观察

1. 观察生命体征 每4h～6h测1次。在宫缩间歇期测血压。

2. 观察宫缩 将手掌放在产妇腹壁上，监测宫缩持续时间、间歇时间和强度。亦可用胎儿监护仪描记宫缩情况。

3. 观察胎心 于宫缩间歇期听诊。潜伏期每1～2h听1次，活跃期每15～30min

听 1 次。每次听诊 1min，并注意心率、节律及心音强弱。用胎儿电子监护仪监测胎心至少 20min。

4. 观察产程进展 初产妇潜伏期每 2h、活跃期每小时应通过肛查监测宫口扩张和胎先露下降情况。肛查不清时，消毒后行阴道检查。也可绘制产程图（图 4－7）。

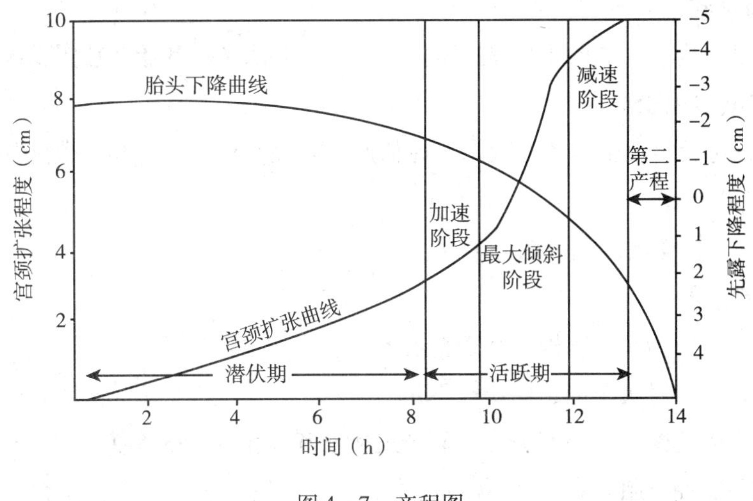

图 4－7　产程图

（三）对症护理

一旦破膜立即听胎心，必要时行阴道检查。观察羊水的性状、颜色和量。记录破膜时间，超过 12h 遵医嘱使用抗生素。

（四）心理护理

提供舒适的分娩环境，保持安静，减少不良刺激。主动与产妇沟通，解除其疑虑；积极给予产妇生理、心理及感情上的支持，使其树立分娩的信心。

二、第二产程的临床经过及护理

【临床经过】

（一）宫缩频且强

宫口开全后，宫缩持续时间约 1min 或以上，间歇仅 1～2min。

（二）产妇屏气用力

胎头降至骨盆出口时，压迫盆底组织，产妇出现排便感，不由自主向下屏气。

（三）胎儿下降及娩出

胎头下降至骨盆出口，宫缩时胎头露出阴道口，间歇期又缩回阴道内，称胎头拨露。经过几次拨露，胎头双顶径越过骨盆出口，宫缩间歇期不再回缩，称胎头着冠（图 4－8）。胎头枕部以耻骨弓为支点，顶、额、面相继娩出，

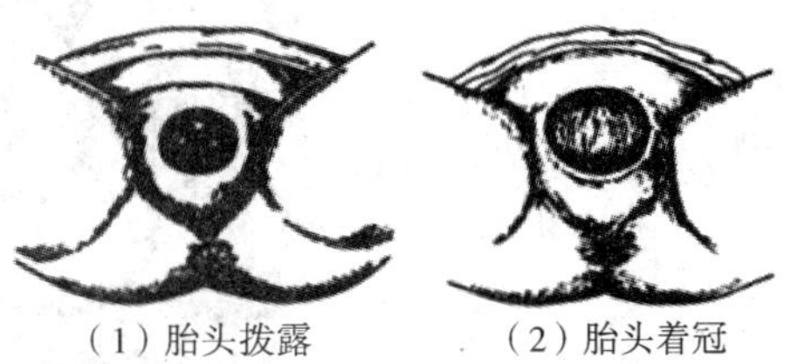

图 4－8　胎头拨露、着冠

随即胎头复位及外旋转，最后胎体娩出。

【护理评估】

（一）健康史

了解产妇第一产程的临床经过。

（二）身体状况

评估宫缩、胎心、羊水及产程进展情况；评估会阴条件和胎头拨露情况。

（三）心理－社会状况

确认产妇对运用腹压的认知状态；评估产妇心理及精神状态和对分娩的信心。

（四）辅助检查

胎儿电子监护监测宫缩和胎心变化。

【护理问题】

1. 焦虑　与对胎儿顺利娩出缺乏信心有关。

2. 知识缺乏　对腹压的运用认知不足。

3. 有受伤的危险　与助产失当、软产道撕伤和新生儿产伤有关。

4. 潜在并发症　胎儿窘迫 与宫缩有关。

【护理措施】

（一）一般护理

初产妇宫口开全，经产妇宫口开大4cm进入分娩室。注意卧床休息，宫缩间歇期及时补充水分和热量。指导产妇宫缩时深吸气屏住，然后如解大便状向下屏气用力，宫缩间歇时放松休息。宫缩再现时，重复同样动作。

（二）病情观察

勤听胎心，每5～10min听1次；严密观察宫缩、产程进展情况。

（三）协助分娩

1. 接生准备　外阴冲洗和消毒范围为上至阴阜上10cm、下至肛门下10cm，双侧至大腿内上1/3。产妇仰卧于产床上，取膀胱截石位，暴露外阴部，在臀下放一便盆，用消毒棉球蘸肥皂液，依次擦洗大小阴唇、阴阜、大腿内上1/3、会阴及肛门周围。然后用干棉球盖住阴道口，用温开水冲洗干净。最后0.1%苯扎溴铵液冲洗或用0.5%聚维酮碘液消毒，顺序同擦洗（图4－9）。完毕后取下棉球、便盆等。

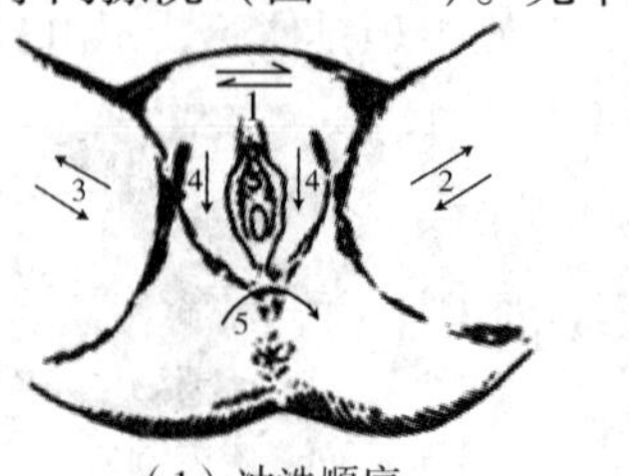

（1）冲洗顺序

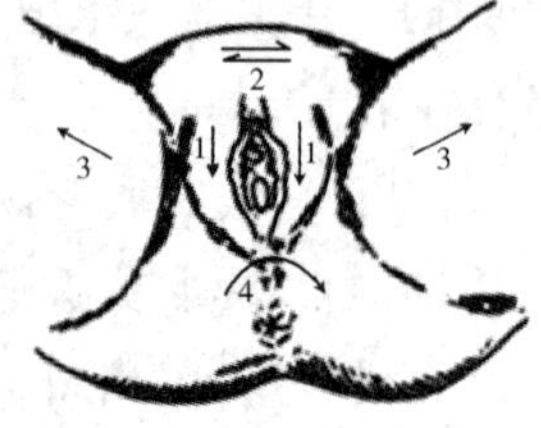

（2）消毒顺序

图4－9　外阴冲洗和消毒顺序

2. 接产者准备 备好接生用品和新生儿抢救物品，按无菌操作常规洗手、戴手套及穿手术衣，打开产包，铺好消毒巾，准备接产。

考点提示

第二产程的护理。

直通护考

正常分娩第二产程处理哪项不妥

A．勤听胎心

B．指导产妇正确使用腹压

C．经产妇宫口开大4cm时立即刷手

D．适时保护会阴

E．协助胎头内旋转

答案：E

3. 接产 产妇取膀胱截石位。接产者站在产妇右侧，当胎头拨露使阴唇后联合紧张时开始保护会阴。右肘支在产床上，右手拇指与其余四指分开，用大鱼际肌顶住会阴，宫缩时向内上方用力。同时左手下压胎头枕部协助胎头俯屈。宫缩间歇时右手稍放松。胎头着冠后，左手协助胎头仰伸，使胎头缓慢娩出。胎头娩出后，右手继续保护会阴，左手拇指自鼻根向下挤出口鼻内的黏液、羊水，然后协助胎头复位、外旋转。左手向下轻压胎颈，使前肩从耻骨弓下娩出，托胎颈向上使后肩从会阴前缘缓慢娩出。此时松开右手，双手协助娩出胎体（图4－10）。

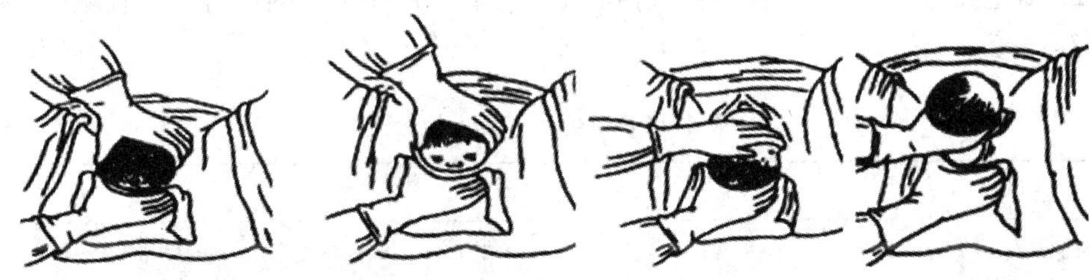

（1）保护会阴、协助胎头俯屈 （2）协助胎头仰伸 （3）协助前肩娩出 （4）协助后肩娩出

图4－10 接产步骤

（四）心理护理

应给予心理、情感支持，积极进行心理疏导，消除产妇的紧张、焦虑。

三、第三产程的临床经过及护理

【临床经过】

（一）子宫收缩

胎儿娩出后，宫底平脐，宫缩暂停数分钟后重现，宫底上升，子宫呈球形。

（二）胎盘娩出

宫腔容积缩小但胎盘不能相应缩小而发生错位剥离，形成胎盘后血肿，并随宫缩而逐渐从宫壁完全剥离（图4－11）。

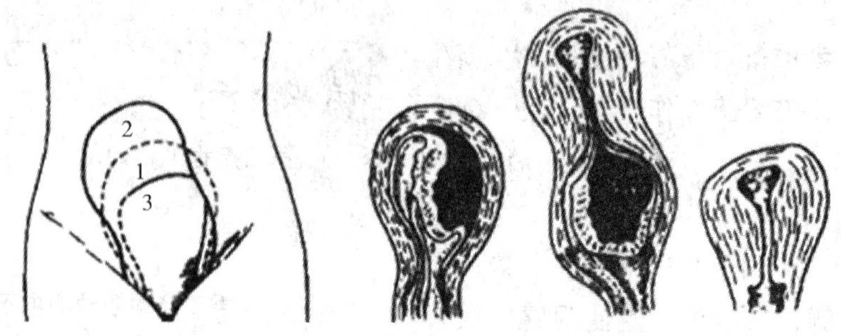

图 4-11　胎盘剥离、娩出

【护理评估】

（一）健康史

了解第一、二、三产程的临床经过。

（二）身体状况

1. 胎盘剥离征象　宫体变硬呈球形，宫底升高达脐上；阴道口外露的脐带自行延长；阴道少量流血；用手掌尺侧按压耻骨联合上方子宫下段，宫底上升而外露脐带不回缩。胎盘娩出方式：胎儿面先娩出或母体面先娩出。

2. 新生儿评估　Apgar 评分：包括心率、呼吸、肌张力、喉反射、皮肤颜色，每项为 2 分（表 4-1）。

表 4-1　新生儿 Apgar 评分法

体征	0 分	1 分	2 分
每分钟心率	0	<100 次/分	≥100 次/分
呼吸	0	浅、慢、不规则	佳
肌张力	松弛	四肢稍屈曲	四肢活动好
喉反射	无反射	有些动作	咳嗽、恶心
皮肤颜色	全身苍白	躯干红润，四肢青紫	全身红润

3. 其他　宫缩和阴道流血量评估、软产道损伤评估。

（三）心理-社会状况

观察产妇对新生儿性别、健康、外貌等的反应，评估产妇对新生儿接受程度。

【护理问题】

1. 潜在并发症　新生儿窒息、产后出血。

2. 有父母不称职的危险　与对新生儿性别不满意、产后出血等有关。

【护理措施】

（一）一般护理

嘱产妇卧床休息，更换衣物，垫消毒会阴垫，保暖，及时补充水分和能量。

（二）病情观察

产后2h内观察产妇的生命体征、阴道出血量、宫缩、膀胱充盈程度和会阴伤口情况等。

（三）对症护理

1. 新生儿护理

（1）清理呼吸道　为首要的护理。新生儿断脐后，用吸痰管清除其口鼻内的黏液、羊水。进行触觉刺激使其啼哭。

（2）Apgar评分　可以判断新生儿有无窒息及窒息程度。新生儿出生后1min内评分满分为10分；8~10分属正常新生儿；4~7分属轻度窒息；0~3分属重度窒息，出生后5min时应再次评分。

（3）处理脐带　用75%乙醇消毒脐带根部及周围皮肤，距脐根0.5cm处用粗丝线结扎第一道，在结扎线外0.5cm处结扎第二道，在第二道结扎线外0.5cm处剪断脐带，用20%高锰酸钾液或2.5%碘酒液或0.5%碘伏液消毒脐带断面。待干后用无菌纱布覆盖并用脐带布包扎。

（4）一般护理　擦干新生儿身上的羊水，检查体表有无异常。在新生儿记录单上盖上新生儿足印和母亲拇指印，系好标明新生儿性别、体重、出生时间、母亲姓名和床号的手腕带和包被。产后30min内与母亲进行皮肤接触并吸吮乳头。

考点提示

第三产程的护理。

直通护考

第三产程的护理错误的是

A．胎儿娩出后应立即挤压子宫，促使胎盘娩出

B．胎盘娩出后详细检查胎盘胎膜是否完整

C．检查阴道、会阴有无裂伤

D．第三产程结束后，产妇在产房观察2h

E．产后2h情况良好，护送产妇到休养室

答案：A

2. 正确助娩胎盘　确认胎盘已完全剥离后，左手握住宫底，右手轻拉脐带使胎盘到达阴道口，双手捧住胎盘，朝一个方向旋转并缓慢向外牵拉，协助胎盘、胎膜完整娩出（图4-12）。在胎盘完全剥离前切忌揉压子宫或牵拉脐带。将胎盘铺平，擦干表面血液，仔细检查胎盘小叶有无缺损、胎膜是否完整、胎盘边缘有无断裂血管等。

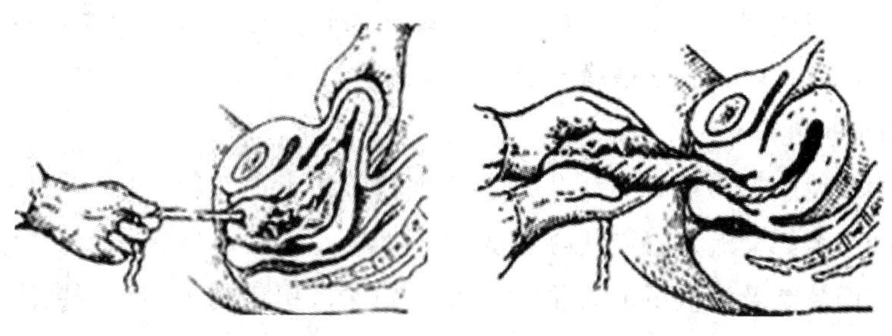

图4-12　协助胎盘、胎膜娩出

3. 检查软产道 胎盘娩出后检查软产道有无裂伤，一旦发现立即缝合。

（四）心理护理

应及时告知产妇分娩情况及新生儿情况，协助母婴接触，促进母子感情。

第五节 分娩镇痛及护理

分娩的剧烈疼痛会引起机体一系列的应激反应，威胁母婴健康。因此，良好的分娩镇痛具有重要的临床意义。

【分娩镇痛的方法】

（一）非药物性镇痛

精神预防性镇痛、呼吸法镇痛、穴位针刺镇痛等。

（二）药物性镇痛

硬膜外阻滞麻醉镇痛是目前国际公认的镇痛效果最可靠、使用最广泛的分娩镇痛法。其他常用药物有吸入性药物、镇静药、镇痛药等。

【护理评估】

（一）健康史

了解产妇的妊娠经过，是否存在影响分娩的因素，是否有药物过敏等。

（二）身体状况

评估产妇的生命体征、精神状态、对疼痛的耐受情况、产程进展、胎儿情况。

（三）心理－社会状况

了解产妇对分娩的认知、信心及社会支持力度。

【护理问题】

1. 知识缺乏 与对分娩及分娩疼痛的认识有关。

2. 焦虑 与分娩疼痛及缺乏信心有关。

【护理措施】

（一）心理护理

对孕妇及家属介绍分娩的过程，解释分娩与分娩痛的关系；提供有关分娩的文字或影像资料或实地参观分娩室，消除因认识缺乏而带来的不安与焦虑；积极解释产妇的各种疑问，消除顾虑、放松情绪，建立对分娩的信心。

（二）对症护理

临产全程陪伴产妇分娩，给予生理、心理和感情上的支持，增加产妇在分娩中的安全感；主动与产妇交流，感受其心理变化，随时评估其对疼痛的反应，及时消除不利于分娩的负面情绪及消极的心理活动，使产妇保持镇定的情绪；帮助产妇运用呼吸技巧、放松技巧、按摩技巧等方法，转移或减轻疼痛。非药物镇痛效果不明显者，也可以遵医嘱使用药物镇痛。

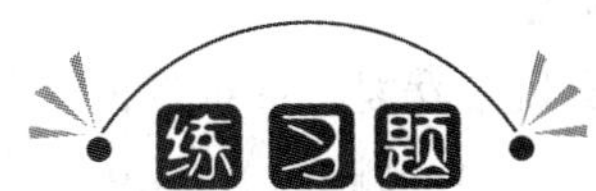

1. 某女士，孕 30 周，第一胎，希望自己生产。护理人员在对其进行健康宣传教育时关于影响分娩因素的讲述，下列哪项正确
   A. 产力、产道、胎儿及产程进展情况
   B. 产力、骨盆、胎位及胎儿大小
   C. 产力、产道、胎儿及精神心理因素
   D. 产力及对疼痛耐受程度
   E. 宫缩、骨盆、胎儿及精神心理因素
2. 分娩时的主要产力是
   A. 腹肌收缩　　B. 肛提肌收缩　　C. 宫缩
   D. 膈肌收缩　　E. 圆韧带收缩
3. 初产妇，28 岁，足月分娩，下列哪项不是胎盘剥离的征象
   A. 宫底上升，子宫收缩呈球形
   B. 阴道少量出血
   C. 外露脐带自行延长
   D. 在耻骨联合上按压子宫下段，外露脐带回缩
   E. 在耻骨联合上按压子宫下段，外露脐带不回缩

（4 ~7 题共用题干）

初产妇，35 岁，孕 39 周，临产入院，规律宫缩 10h，宫口开大 5cm，前囟门位于 7 点半左右。

4. 此产妇的胎方位为
   A. 枕右后　　B. 枕左后　　C. 枕右横
   D. 枕右前　　E. 枕左前
5. 临产后的护理措施中，哪项不妥
   A. 保持待产室安静　　B. 体温（T）、脉搏（P）每 4 ~6h 测一次
   C. 有呕吐者禁食　　D. 可以室内走动
   E. 每 15 ~30min 听胎心 1 次
6. 此时，了解产程进展情况最重要的依据是
   A. 了解宫缩强弱　　B. 先露下降程度　　C. 胎心是否异常
   D. 胎位是否异常　　E. 是否破膜
7. 下列情况需遵医嘱进行干预的是
   A. 胎心 128 次/min　　B. 产程时间为 8h

C. 宫缩持续 30s，间歇 3min　D. 每 4h 小便 1 次

E. 胎膜破裂时羊水呈棕黄色

8. 某产妇 28 岁，1h 前正常分娩一女婴，重 4000g，下列观察内容错误的是

A. 宫高　B. 测 P、R、BP　C. 睡眠形态

D. 阴道出血量　E. 膀胱充盈度

（贾　徽）

第五章 正常产褥期妇女的护理

要点导航

◎ **学习要点**

掌握产褥期的生理变化、护理问题及护理措施、母乳喂养的优点、促进母乳喂养的有效措施。

熟悉产褥期产妇的心理调适、新生儿的护理。

◎ **技能要点**

应用所学知识能够护理产妇及新生儿。在学习知识与技能时，渗透自己的情感，关心体贴产妇及新生儿。

第一节　产褥期妇女的生理及心理变化

从胎盘娩出至产妇全身各器官（除乳腺外）恢复或接近正常非孕状态所需的时间，称产褥期，一般为6周。

一、产褥期妇女的生理变化

（一）生殖系统的变化

1. 子宫

（1）子宫复旧　胎盘娩出后的子宫逐渐恢复至未孕状态的过程称子宫复旧。主要表现为子宫肌纤维缩复和子宫内膜再生。胎盘娩出后，随着肌纤维不断缩复，子宫体积逐渐缩小，产后10日子宫降入盆腔内，至产后6周恢复正常非孕大小。胎盘和胎膜娩出后，剩下的蜕膜变性坏死脱落，随恶露排出。除胎盘附着部位之外的子宫内膜再生修复在产后3周左右，胎盘附着处完全修复约在产后6周。

（2）宫颈　胎盘娩出后宫颈外口呈环状如袖口，产后4周时宫颈恢复至非孕时状态。初产妇宫颈口由产前圆形（未产型）变为产后"一"字横裂形（已产型）。

2. 阴道及外阴　产后3周左右阴道腔逐渐缩小，黏膜皱襞于3周后复现，但不能完全恢复至未孕时状态。产后外阴轻度水肿，2～3日内可自行消退。处女膜在分娩时撕裂形成残缺痕迹称处女膜痕。

3. 盆底组织 盆底肌及筋膜因分娩过度伸展而弹性减弱，产后1周内弹性逐渐恢复。如盆底组织损伤严重或产褥期过早参加体力劳动，可导致阴道壁膨出，甚至发生子宫脱垂。

（二）乳房的变化

乳房的主要变化是泌乳。垂体分泌催乳素，哺乳时婴儿的吸吮刺激可促进乳汁的分泌。产后7日内，分泌的乳汁称初乳，含有丰富的蛋白质，少量的脂肪和乳糖，易消化，并含有大量免疫抗体，是新生儿早期理想的天然食物。产后7~14日分泌的乳汁称过渡乳；产后14日以后分泌的乳汁称成熟乳，呈白色。

（三）其他变化

1. 血液循环系统的变化 产后最初3日血容量增加15%~25%，心脏负担加重，心脏病产妇此时极易发生心力衰竭；血容量于产后2~3周恢复正常；产褥早期血液仍处于高凝状态，减少产后出血量；白细胞总数于产褥早期仍较高，血小板数增多，红细胞沉降率于产后3~4周恢复正常。

2. 消化系统的变化 由于产时体力消耗及失血，产妇常感口渴，食欲缺乏；产后因卧床休息，肠蠕动减弱，易发生便秘和胀气。

3. 泌尿系统的变化 在分娩过程中膀胱受压致使黏膜水肿、充血及肌张力降低，以及会阴伤口疼痛，不习惯卧床排尿等原因，容易发生尿潴留。

4. 内分泌系统的变化 产后雌、孕激素水平急剧下降。不哺乳产妇通常在产后6~10周月经复潮，产后10周左右恢复排卵；哺乳产妇平均在产后4~6个月恢复排卵，月经复潮延迟。产后首次月经来潮前多有排卵，故哺乳期虽无月经来潮却有受孕的可能，须采取避孕措施。

5. 腹壁皮肤的变化 产后腹壁松弛，需6~8周才能恢复其紧张度；腹壁上的妊娠纹由紫红色变成银白色。

二、产褥期妇女的心理变化

产褥期的心理调适一般要经历3个时期。

1. 依赖期 产后1~3天。产妇的很多需要是通过别人的帮助来完成。因此，丈夫及家人的关心和悉心照料，医务人员的指导，可以使产妇顺利渡过此期。

2. 依赖－独立期 产后3~14天。产妇表现出较为独立的行为，积极参与到护理孩子的活动中。但此期产妇容易出现压抑，甚至出现产后抑郁。医务人员应及时指导和帮助产妇，提高其自信心和自尊心，平稳应对压抑状态。

3. 独立期 产后2~4周。家庭成员已形成新的生活方式，产妇及家人各自承担自己的责任。社会支持系统及医务人员应继续提供指导和帮助。

第二节　产褥期妇女的护理

某产妇，26岁，孕1产1，足月顺产4天，乳汁少、乳房胀痛3天。体检：体温38℃，脉搏78次/min，呼吸18次/min，血压110/80mmHg，心肺无异常，乳房明显肿胀，表面皮肤红，触痛明显；腹略隆起，宫底位于脐耻之间，无压痛及反跳痛，外阴伤口愈合良好，恶露无异味。

问题：（1）该女士出现什么护理问题？

（2）需要实施哪些护理措施？

【护理评估】

（一）健康史

了解产妇此次妊娠及分娩的情况、有无妊娠期合并症、分娩方式、是否难产、有无产后出血、既往健康状况等。

（二）身体状况

1. 生命体征　体温可在产后最初24h内略升高，一般不超过38℃；产后3～4天排乳不畅，体温也可升高达37.8℃～39℃，称泌乳热。产后的脉搏略缓慢，约为60～70次/min。产后腹压降低，呼吸深慢，14～16次/min。血压比较平稳，变化不大。

2. 子宫复旧　胎盘娩出后，宫底在脐下一指，子宫圆而硬。产后第1日宫底平脐，以后每日下降1～2cm，至产后10日子宫降入骨盆腔内，此时腹部检查于耻骨联合上方扪不到宫底。

3. 产后宫缩痛　产后宫缩痛是指在产褥早期因子宫收缩引起下腹部阵发性剧烈疼痛，于产后1～2日出现，持续2～3日后自然消失，多见于经产妇。

4. 恶露　产后随蜕膜组织的脱落，含有血液、坏死蜕膜组织及宫颈黏液等经阴道排出，称恶露。正常恶露有血腥味，无臭味，持续4～6周，总量为250～500ml。若子宫复旧不全或宫腔内残留胎盘、胎膜或合并感染时，恶露量增多，持续时间延长并有臭味。

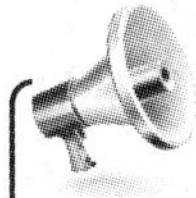

知识链接

恶露的类型

血性恶露色鲜红，量多，含大量血液和少量胎膜及坏死蜕膜组织，持续3～4日；浆液恶露 色淡红，似浆液。有较多的坏死蜕膜组织、宫颈黏液、少量红细胞、白细胞、细菌，持续10天左右；白色恶露质稠，色泽较白，含大量白细胞、坏死蜕膜组织、表皮细胞及细菌等。持续2～3周。

5. 乳房胀痛 由于产后哺乳延迟或没有及时排空乳房，产后2～3日可出现乳房胀痛。初产妇产后3日，经产妇2日开始分泌乳汁。由于缺少哺乳知识和方法可出现乳头皲裂、乳汁分泌不足等情况。

6. 褥汗 产褥早期皮肤排泄功能旺盛，排出大量汗液，以夜间睡眠和初醒时更明显，一般产后1周内自行好转。

（三）心理－社会状况

此期是产妇在生理及心理上变化较大的一个阶段，可能出现精神上的极度放松或产后抑郁。新生儿的健康状况、丈夫及亲属的态度也会影响产妇的心理。

考点提示

1.正常恶露的种类和性状特点。
2.产褥期会阴的护理。

直通护考

产褥期护理，错误的是

A. 勤换会阴垫
B.鼓励产妇4 h排尿1次
C. 出汗多时用温水擦浴
D.产妇应多吃蔬菜和水果
E.为防止便秘，产后2 h下床活动

答案：E

（四）辅助检查

血、尿常规检查，B超检查等。

（五）处理要点

帮助产妇保持心情愉快，指导喂养及护理新生儿的知识及技能，促进母乳喂养，发现异常情况及时处理。

【护理问题】

1. 疼痛及舒适改变 与产后子宫收缩、会阴切开伤口、乳房肿胀、褥汗、多尿有关。

2. 尿潴留或便秘 与产伤、活动减少等有关。

3. 母乳喂养无效 与缺乏喂养知识及正确方法有关。

4. 情境性自我贬低 与缺乏护理孩子的知识和技能有关。

【护理措施】

（一）一般护理

1. 测体温、脉搏、血压及呼吸 每日2次，体温超过38℃，增加测体温次数，并加强观察，查找原因并报告医生。

2. 提供舒适的环境 保持室内通风；产妇每天用温水擦浴，勤换内衣，衣着适宜。

3. 饮食 加强营养，产后1h可进流食或半流食，产后1天给普食。食物应均衡，适当多进蛋白质和汤汁食物，也应进食蔬菜、水果，补充维生素和铁剂。

4. 大、小便 产后4h应让产妇排尿。若排尿困难，可尝试用热水熏洗外阴，鼓励产妇坐起排尿，亦可用暗示及针灸等方法，必要时导尿。产妇因腹壁松弛，肠蠕动减弱，常发生便秘，故应多吃蔬菜、水果和高纤维食品。

（二）观察子宫复旧及恶露情况

（1）产后2h内易发生产后出血，故应在产室严密地观察产妇。观察阴道流血，注意子宫收缩情况、宫底高度、膀胱充盈与否等，并应测量血压、脉搏。

（2）每日应在同一时间手测宫底高度，以了解子宫逐日复旧情况。测量前应嘱产妇排尿，并先按摩子宫使其收缩后，再测耻骨联合上缘至宫底的距离。

（3）每日应观察恶露的量、颜色及气味。若子宫复旧不全，恶露增多、色红且持续时间延长时，应及早给予子宫收缩剂。若合并感染，恶露有腐臭味且有子宫压痛，应给予抗生素控制感染。

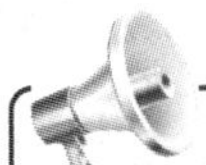

知识链接

你知道“月嫂”吗？

月嫂的工作是照顾产妇和照顾婴儿。她们除了常规地给产妇做饭、给婴儿喂奶、喂水、洗澡、洗尿布、洗衣服外，还要做好产妇的健康护理、新生儿的护理及产褥期常见病的预防，是经过培训的从业人员。

（三）会阴护理

用0.2%苯扎溴铵液擦洗外阴，每日2次，保持会阴部清洁及干燥。会阴部有水肿者，可用50%硫酸镁液湿热敷，产后24h后可用红外线照射外阴部。会阴部有缝线者，应每日检查伤口周围有无红肿、硬结及分泌物。

（四）乳房护理

推荐母乳喂养，指导正确哺乳，产后尽早哺乳，按需哺乳。每次哺乳前母亲应洗手并用温开水擦洗乳头和乳房，哺乳期一般为10个月至1年为宜。

（五）心理护理

鼓励产妇尽快适应母亲角色，保持良好心态，主动说出身体及心理的不适；丈夫及亲属应安慰产妇，不断给予精神上及生活上的支持。

【健康指导】

1. 产后知识宣传教育 鼓励产妇及家属提出产后保健的有关问题，耐心给予解答并纠正错误观点，指导产妇加强产后营养；告知早期下床活动的意义；教会产妇自我护理会阴和观察子宫复旧的方法。

2. 计划生育指导 产褥期内禁忌性交。应于产后42日起采取避孕措施。

3. 产褥期保健操 产后第2天开始做产褥期保健操，至产后6周。

第三节　母乳喂养

母乳喂养是指用母亲的乳汁喂养婴儿的方式。母乳是婴儿的最适宜、最安全的食品。世界卫生组织指出婴儿出生后最初6个月内应纯母乳喂养。

一、母乳喂养的优点

母乳喂养的优点如下。①母乳中含丰富的优质蛋白质、不饱和脂肪酸、糖类，适当比例的钙、磷，有利于婴儿的吸收利用。②母乳中含有多种抗体，能增强新生儿的抗病能力。③母乳直接从乳腺分泌，温度适宜，无污染，喂养方便，经济。④母亲通过哺乳，可促进泌乳和子宫收缩，可避孕和预防产后出血。⑤通过母乳喂养，还能增进母子感情，增加母亲喂奶的信心和促进泌乳。⑥母乳喂养可降低母亲患卵巢肿瘤、乳腺癌的概率。

二、促进母乳喂养成功的措施

（一）母乳喂养指导要点

（1）产妇应充分了解母乳喂养的优点，愿意母乳喂养。

（2）产后30min内开始哺乳，实行母婴同室，鼓励按需哺乳。

（3）每次哺乳前洗净双手并用温开水擦洗乳房及乳头，以保持乳房清洁。

（4）协助产妇采取卧位、坐位等舒适体位，注意乳房不要堵住新生儿鼻孔，吸空一侧乳房后再吸另一侧。

（二）母乳喂养异常情况的护理

1. 乳房胀痛 可用温热毛巾热敷、按摩乳房，或用吸奶器将乳汁吸出。

2. 乳汁不足 可增加哺乳次数，每次均应将乳汁吸尽，多进汤汁类饮食，保持充足睡眠和愉快心情。还可以选用中医中药催乳。

3. 退奶 产妇因病不能哺乳，应尽早退奶，停止哺乳。也可采用其他退奶方法，如：服用溴隐亭、己烯雌酚、生麦芽水煎服、芒硝敷于乳房。

4. 乳头皲裂 轻者可继续哺乳，每次哺乳后应在皲裂处涂敷蓖麻油铋糊剂，于下次哺乳前洗净。皲裂严重者应停止哺乳。

第四节 正常新生儿的护理

妊娠满37周不足42周出生，体重≥2500g，身长≥47cm无任何疾病和畸形的活产婴儿，称为正常新生儿。

【护理评估】

（一）入母婴同室时评估

1. 健康史 了解母体妊娠史，包括既往妊娠情况及结局，此次妊娠孕周、胎次、有无异常或高危因素存在，有无妊娠合并症等；了解产前胎儿发育及监测情况；了解出生时的情况、分娩经过，产程中胎儿情况，出生体重、性别、Apgar评分及出生后检查结果等。

2. 身体评估 出生后24h内进行，注意保暖。评估新生儿的皮肤颜色、体温、心率、呼吸、体重、身高、肌张力、神经反射及全身发育情况等，并记录。

（二）日常评估

1. 评估时间 如新生儿无特殊情况，可一天评估一次，同时做好评估记录，如有异常应该增加评估次数。

2. 评估内容 包括生命体征，皮肤颜色，肌张力及活动情况，喂养及大小便情况，体重、脐带、啼哭及亲子互动，母子沟通的频率、方式及效果等。

【护理问题】

1. 清理呼吸道无效 与吸入羊水、溢奶呕吐等有关。

2. 体温调节无效 与新生儿体温调节功能不完善有关。

3. 有感染的危险 与新生儿抵抗力低下有关。。

4. 营养失调 与喂养无效、母乳摄入不足有关。

【护理措施】

（一）一般护理

1. 提供良好的环境 房间宜向阳，光线充足、空气流通，室温保持在20℃～24℃，相对湿度在55%～65%。

2. 生命体征 定时测新生儿体温；观察呼吸道通畅情况，预防窒息。

（二）病情观察

密切观察新生儿的生长发育情况和生理特征的改变，如体重的增加情况。

（三）对症护理

1. 日常护理

（1）维持正常的体温 新生儿体温调节功能不完善，新生儿出生后应立即进行保暖。保持室内温度适中。

（2）维持有效呼吸 经常检查鼻腔是否通畅，及时清除鼻腔内的分泌物；喂奶后将新生儿抱起，轻拍其背部，待排出吞咽入胃的气体后方可卧床。新生儿取侧卧位或平卧头偏向一侧，避免其溢乳致误吸；保持新生儿于舒适、安全的体位，防止窒息。

（3）喂养 提倡母乳喂养，正常足月新生儿出生后30min内给予吸吮母乳，鼓励按需哺乳，避免发生新生儿低血糖；如果母乳不足或因故不能哺乳者，可用人工喂养和混合喂养。

（4）脐部护理 产后24h内，注意脐带断端有无出血，以后每日检查脐部，直至脐带残端脱落。

（5）沐浴 可以清洁皮肤、促进舒适、促进亲子关系。

（6）眼、耳、口、鼻的护理 有分泌物时，可用温生理盐水棉签轻轻擦去，不可搔挖鼻腔和耳道。

（7）皮肤护理 新生儿娩出后用温软毛巾擦净皮肤羊水、血迹，产后6h内除去胎脂，每日沐浴1次。

（8）臀部护理　应及时更换尿布；大便后用温水清洗臀部防止红臀、溃疡或尿布皮炎。

2. 预防感染

（1）严格探视制度，控制外来人员对产妇和新生儿带来的感染。

（2）房间内应配有洗手设备或放置消毒溶液，以备医护人员或探视者接触新生儿前洗手或消毒双手用。

（3）医护人员必须身体健康，定期体检。

（4）新生儿患脓疱疮、脐部感染等传染性疾病时，采取相应的消毒隔离措施。

（5）建立严格的隔离、消毒及清洁制度，病室应使用湿拭法进行日常清洁，并定期进行全面的清洁消毒。

3. 预防接种　出生后3天接种卡介苗，出生后1天、1个月和6个月各注射乙肝疫苗1次。卡介苗接种，有皮内注射法及皮上划痕法两种。接种时要求接种部位、剂量、操作方法皆准确。

（四）心理护理

新生儿期的心理护理对日后孩子心理发育、良好情绪及培养亲情关系具有重要意义。鼓励与指导父母及家庭成员与新生儿进行感情交流。

【健康指导】

1. 促进母婴感情的建立　提倡母婴同室，早接触、早开乳、按需哺乳，新生儿抚触等增进母子感情。

2. 宣传育儿保健常识　介绍喂养、保暖、皮肤护理、预防接种、添加辅食的原则等知识，鼓励母亲坚持纯母乳喂养4～6个月；教会母亲识别新生儿异常状况。

3. 新生儿筛查　我国目前法定的筛查病种有苯丙酮尿症、先天性甲状腺功能低下及听力障碍等。

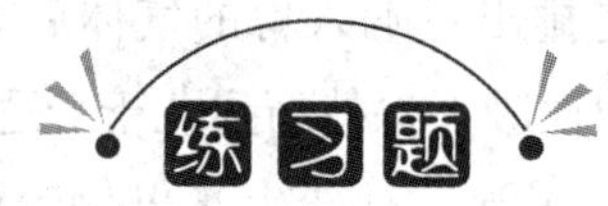

1. 产褥期是指
   A. 从胎儿娩出到生殖器官恢复正常
   B. 从胎盘娩出到生殖器官恢复正常的一段时间
   C. 从第二产程到生殖器官恢复正常的一段时间
   D. 从胎儿娩出到全身（除乳腺）恢复正常的一段时间
   E. 从胎盘娩出到全身（除乳腺）恢复正常的一段时间
2. 下列哪项符合正常产褥子宫复旧的规律

A. 产后4天，宫颈内口关闭

B. 产后4周时，子宫颈完全恢复正常状态

C. 产后30天，子宫体恢复至正常大小

D. 产后1周，子宫于腹部不可扪及

E. 产后子宫底每天下降3cm

3. 分娩第3天，产妇出现乳房胀痛，检查无红肿，护士指导哺乳的重点是

A. 用吸奶器　B. 喝生麦芽汤　C. 少喝汤水

D. 让新生儿多吸吮　E. 按摩乳房

4. 关于正常恶露，正确的是

A. 血性恶露持续约3～4天　B. 浆液性恶露含大量白细胞，坏死蜕膜组织

C. 白色恶露约持续1周　D. 胎盘或胎膜残留时恶露不会增多

E. 恶露含有血液、胎盘、绒毛碎片、坏死蜕膜组织

5. 哺乳结束后，应竖抱新生儿，轻拍其背部的目的是

A. 促进消化和吸收　B. 增强食欲　C. 避免哭闹

D. 促进断乳　E. 防止溢乳

6. 产褥期健康指导方面，下面哪项不正确

A. 正常分娩后6～12h内下床轻微活动

B. 产褥期禁忌性交

C. 产后2周开始做产后健身操

D. 剖宫产产后第3天下床轻微活动

E. 产后42天门诊妇产科行健康检查

7. 指出在哺乳过程中，错误的是

A. 可取坐姿或卧姿　B. 每次哺乳不一定要吸空

C. 乳头皲裂轻者可继续哺乳　D. 乳汁淤积应报告医生

E. 乳胀者哺乳前热敷、按摩乳房

8. 张女士，第一胎，足月顺产，阴道分娩。会阴Ⅰ度裂伤，产后2天，裂伤缝合处水肿明显。会阴护理措施中正确的是

A. 冲洗阴道、会阴　B. 外用消炎药膏

C. 50%硫酸镁溶液湿敷伤口　D. 坐浴，2次/日

E. 取伤口侧卧位

9. 初产妇，阴道分娩后5天，乳汁少，以下鼓励母乳喂养的措施中，错误的是

A. 母婴同室　B. 增加哺乳次数

C. 两次哺乳间给婴儿加少量牛奶　D. 多进营养丰富的汤汁饮食

E. 精神愉快、睡眠充足

（10～11题共用题干）

某经产妇，昨日经阴道顺产一正常男婴，目前诉说乳房胀痛，下腹阵发性轻微疼痛。

查乳房胀痛，无红肿，子宫硬，宫底在腹正中，脐下2指，阴道出血同月经量。

10. 该产妇乳房胀痛首选的护理措施是

A. 用吸奶器吸乳　　B. 生麦芽煎汤喝

C. 少喝汤水　　D. 让新生儿多吸吮

E. 芒硝敷乳房

11. 对该产妇下腹疼痛问题，可以告知她

A. 是产后宫缩痛　　B. 是便秘所致

C. 一般1周后消失　　D. 需要用止痛药

E. 与使用宫缩素无关

12. 某孕妇，24岁，孕1产0，孕39周，胎膜早破5天临产入院，因第二产程延长产钳助娩，产后出血300ml，产后第3天高热，体温39.3℃，宫底平脐，左宫旁压痛明显，恶露血性混浊有臭味，血液检查WBC $23 \times 10^9/L$，中性粒细胞90%，以下哪项处理不妥

A. 入院后臀下放置无菌垫，保持外阴清洁

B. 助产后仔细检查软产道

C. 为了解产程进展，多次行阴道检查

D. 预防产后出血

E. 产后使用广谱抗生素

13. 婴儿出生体重2700g，身长51cm，面色红润，哭声响亮，一般情况良好，现采用母乳喂养。开乳时间是

A. 出生后即可喂母乳　　B. 出生后6h喂母乳

C. 出生后12h喂母乳　　D. 出生后20h喂母乳

E. 出生后24h喂母乳

14. 初产妇，阴道分娩，产后第14天，子宫复旧情况哪项不正常

A. 耻骨联合上方可触及宫底　　B. 白色恶露

C. 宫颈内口关闭　　D. 子宫颈外口呈“一”字横裂形

E. 子宫内膜尚未充分修复

15. 一足月分娩新生儿Apgar评分为9分，出生后第5天，护理评估情况异常的是

A. 体温36.5℃　　B. 心率120次/min

C. 呼吸30次/min　　D. 乳腺肿大

E. 脐部红肿

（陈明秀）

第六章 异常妊娠妇女的护理

要点导航

◎ **学习要点**

掌握异常妊娠的临床表现、治疗原则、护理问题及护理措施。妊娠高血压综合征子痫患者的护理要点、硫酸镁使用时的注意事项。

熟悉异常妊娠的辅助检查及健康指导。

了解异常妊娠的病因。

◎ **技能要点**

应用所学知识娴熟的护理异常妊娠妇女。在学习知识与技能时，渗透自己的情感，关心体贴患者。让学生养成严谨、细致的工作习惯。

第一节 妊娠早期出血性疾病

某女士，32 岁，停经 12 周，下腹阵发性疼痛伴阴道出血 3h 就诊，阴道出血量多于平时月经量，未见组织排出。护理检查：体温（T）37℃，脉搏（P）92 次/min，呼吸（R）20 次/min，血压（BP）100/65 mmHg，神志清楚，脸色苍白。妇科检查：宫口已开，子宫如妊娠 12 周大小，有组织物堵塞宫口。辅助检查：妊娠试验阳性。

问题：（1）该患者首先考虑什么疾病？如果是流产为何种类型？

（2）对该孕妇应采取哪些护理措施？

一、流产

【疾病概述】

流产（abortion）指妊娠不足 28 周，胎儿体重不足 1000g 而终止者。流产又分为自然流产和人工流产，自然流产发生率占全部妊娠的10%～15%，大多为早期流产。本节仅阐述自然流产。

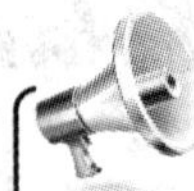

知识链接

流产发生在12周以前者称为早期流产，发生在12周以后至不足28周之间者，称为晚期流产。发生在8周以前的流产，胎盘绒毛发育不成熟，与子宫脱膜联系不牢固，妊娠物可完全排出，出血量不多；妊娠8～12周的流产，因胎盘绒毛发育茂盛，与子宫脱膜联系牢固，妊娠物不易完整排出，出血量多；妊娠12周以后，胎盘已完全形成，流产过程与足月分娩相似，先有腹痛，后排出胎儿、胎盘。

【护理评估】

（一）健康史

早期自然流产的主要原因是遗传基因缺陷所致的胚胎发育异常，孕妇接触有害物质或合并全身性疾病、内分泌疾病、生殖器官疾病等均可直接或间接对胚胎发育造成损害而导致流产。另外，妊娠早期腹部手术，妊娠中期外伤，孕妇过量吸烟、酗酒亦可导致流产。

（二）身体状况

流产的主要症状是停经、下腹痛、阴道流血。各类流产的表现如下其发展过程如图6－1所示。

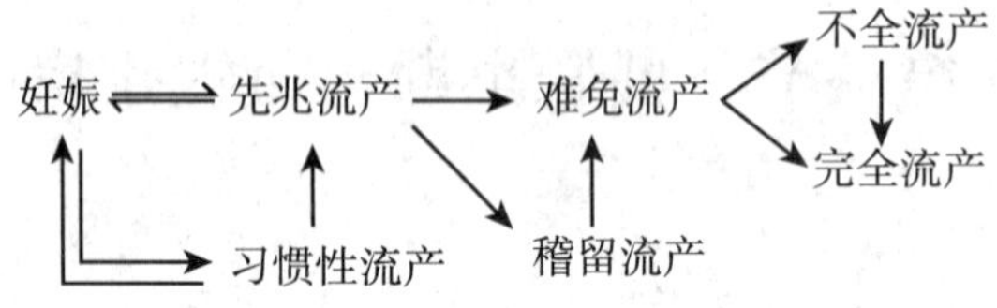

图6－1　各种类型流产的发展过程及相互关系

根据流产发展的不同阶段其临床表现不同分为以下类型。

1. 先兆流产　表现为停经后出现阴道少量流血，量少于平时月经量，无腹痛或轻微下腹痛，可伴腰酸。妇科检查：宫颈口未开，子宫大小与停经周数相符。

2. 难免流产　指流产不可避免。一般由先兆流产发展而来，阴道流血增多，腹痛加剧，呈阵发性，有时可见阴道排液。妇科检查：宫颈口已扩张，有时可见胚胎样组织或胎囊堵塞于宫颈口，子宫大小与停经周数相符或略小于停经周数。

3. 不全流产　指妊娠物部分已排出，部分残留在子宫腔内。因残留组织影响子宫收缩，使阴道流血不止，甚至发生失血性休克。妇科检查：宫颈口扩张，常可见残留妊娠物堵塞于宫颈口，子宫小于停经周数。

4. 完全流产　指妊娠物已全部排出体外。阴道流血逐渐消失，腹痛逐渐停止。妇科检查：宫颈口关闭，子宫接近正常大小。

5. 稽留流产 指胚胎或胎儿已死亡尚未从宫腔内自然排出者。胚胎或胎儿死亡后，早孕反应消失，子宫不再增大反而缩小，妊娠中期后孕妇无胎动感。如死胎稽留过久，坏死组织释放凝血活酶进入母体血循环可引起弥散性血管内凝血（DIC）。妇科检查：宫颈口未开，子宫小于停经周数，不能闻及胎心。

6. 习惯性流产 指连续自然流产 3 次或 3 次以上者。每次流产大多发生在相同妊娠月份，其临床经过与一般流产相同。近年国际上已常用复发性流产替代习惯性流产．

7. 流产合并感染 流产过程中，若阴道流血时间过长、有组织残留于宫腔内，均可能引起宫腔内感染，出现发热、下腹痛、阴道排液等症状，称为流产感染。如不及时治疗，可引起盆腔炎、腹膜炎、败血症及感染性休克。

（三）心理－社会状况

腹痛及反复阴道流血，孕妇担心能否继续妊娠及自身的生命安全，感到焦虑和恐惧。

> **考点提示**
>
> 流产的护理问题、护理措施。
>
> **直通护考**
>
> 某女士，停经56天出现阴道少量流血，伴轻微下腹痛。妇科检查宫颈口未开，子宫如孕56天大小，妊娠试验阳性。该孕妇最可能的诊断是
>
> A.先兆流产　　B.难免流产
> C.不全流产　　D.完全流产
> E.习惯性流产
>
> 答案：A

（四）辅助检查

1. B 型超声检查 可显示胎囊的形态，有无胎动及胎心反射等，确定胚胎或胎儿是否存活，有助于诊断流产及鉴别流产的类型。

2. 实验室检查 采用放射免疫法进行人绒毛膜促性腺激素（HCG）水平测定，有助于流产的诊断。对稽留流产应检查凝血功能。

综合身体状况及辅助检查，各型流产的特征比较见表 6－1 。

表 6－1　各型流产的特征比较

流产类型	阴道流血	下腹疼痛	组织排出	宫颈口	子宫大小	妊娠试验	B 型超声
先兆流产	少	无或轻	无	未开	符合停经周数	阳性	正常胎囊及胎心搏动
难免流产	增多	加剧	无	扩张	符合或略小	阴性或阳性	胎囊塌陷移位
不全流产	少→多	减轻	部分排出	扩张有堵塞物	小于停经周数	阴性	宫内不定型块状物
完全流产	少→无	消失	全部排出	闭合	正常或略大	阴性	宫腔空虚
稽留流产	少量	轻或无	无	未开	小于停经周数	阴性	无胎心

（五）处理要点

根据流产的类型给予相应处理。

1. 先兆流产 应绝对卧床休息，禁止性生活，以减少各种刺激，遵医嘱给予孕激素、镇静药、维生素 E 等保胎药物治疗。

2. 难免流产 应尽快清除宫腔妊娠物，以防出血和感染。

3. 不全流产 尽快行清宫术或钳刮术，以清除宫腔内残留组织。流血过多发生休克时，应进行抗休克治疗。

4. 完全流产 一般不需特殊处理。

5. 稽留流产 应尽早使胎儿胎盘排出，术前检查凝血功能，若凝血功能异常，应纠正凝血功能，好转后对于妊娠12周前的患者行清宫术或钳刮术；妊娠12周后的患者行引产术，术前使用雌激素3日以提高子宫敏感性。

6. 习惯性流产 应查找原因，针对不同病因进行治疗。宫颈内口松弛者，于妊娠12～18周行宫颈内口环扎术，分娩前拆除缝线。

7. 流产感染 若阴道流血不多，先控制感染后行清宫术；若阴道流血多，在使用抗生素和抗休克的同时，用卵圆钳伸入宫腔夹出残留组织，使出血量减少，此时不宜清宫，以免感染扩散，待感染控制后再彻底清宫。

【护理问题】

1. 潜在并发症 出血性休克。

2. 有感染的危险 与机体抵抗力下降、阴道出血时间长、宫腔内有组织残留有关。

3. 焦虑 与担心妊娠能否继续及自身的安危有关。

【护理措施】

（一）一般护理

卧床休息，合理饮食，加强营养，增强机体抵抗力。每日会阴擦洗2次，保持外阴清洁。

（二）病情观察

（1）监测生命体征，观察腹痛及阴道流血量情况，有无妊娠物排出。

（2）监测体温，定期检查血常规，如有异常，及时报告医生。

（三）对症护理

（1）先兆流产保胎者应强调绝对卧床休息的重要性，禁止性生活，护士提供日常生活护理。

（2）阴道流血量多时，应测量血压、脉搏，正确估计出血量。迅速建立静脉通道，做好输液、输血的准备。遵医嘱使用缩宫素促进子宫收缩，减少出血。

（3）流产感染，如出血不多，应遵医嘱使用抗生素，待感染控制后再行刮宫。若出血多，在抗感染同时，用卵圆钳入宫腔夹出大块组织，使出血减少，感染控制后再清除宫腔内残留组织。

（4）如需手术治疗，做好术前准备。术中监测生命体征，术后注意观察阴道流血量及子宫收缩情况，宫腔刮出物常规送病理检查。

（四）心理护理

对先兆流产患者，解释有关治疗及护理措施，增强保胎信心。对失去胎儿的患者，护士应给予同情和理解，鼓励患者表达内心的感受，加强心理支持。

【健康指导】

（1）宫腔手术后，指导其保持外阴清洁，禁止盆浴及性生活 1 个月。如阴道流血淋漓不尽，流血量超过月经量，阴道分泌物有异味，或伴有发热、腹痛，应及时到医院就诊。

（2）指导其下次妊娠时，在早期妊娠期间应避免性生活，禁止重体力劳动，预防流产发生。

（3）有习惯性流产史的孕妇，未孕前应积极接受病因检查及治疗，确诊妊娠后应常规进行保胎处理，保胎时间应超过以往发生流产的妊娠周数。

二、异位妊娠

某女士，25 岁，孕 3 产 1，停经 50 天。今晨起床时突感左下腹部撕裂样疼痛，急来院就诊。检查：体温 36℃，脉搏 110 次/min，呼吸 21 次/min，血压 76/50mmHg，面色苍白，下腹部有明显压痛，以左侧附件区明显。阴道有少量出血，宫颈有举痛。查尿 HCG（+）。

问题：（1）该女士可能患何种疾病？如何护理该女士？

（2）为进一步确诊，护士应首先做好哪项检查的准备？

【疾病概述】

异位妊娠（ectopic pregnancy）是指受精卵在子宫腔以外的部位着床发育者（也称宫外孕）。异位妊娠是妇产科常见急腹症之一，如不及时诊断和抢救，可因腹腔内出血危及生命。根据受精卵着床部位不同分为输卵管妊娠、卵巢妊娠、腹腔妊娠、阔韧带妊娠、宫颈妊娠等（图 6－2），其中以输卵管妊娠最多见，约占异位妊娠的 95%。本节主要讲述输卵管妊娠。

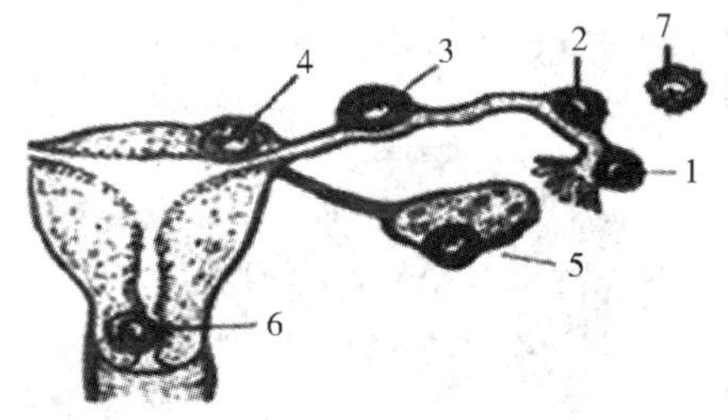

图 6－2　常见异位妊娠的发生部位

1 伞段妊娠；2 壶腹部妊娠；3 峡部妊娠；4 间质妊娠 5 卵巢妊娠；6 宫颈妊娠；7 腹腔妊娠

输卵管妊娠的发病部位以壶腹部最多，约占 78%，其次为峡部，伞端和间质部妊娠较少见。

【护理评估】

（一）健康史

慢性输卵管炎是输卵管妊娠的主要原因，输卵管发育异常或功能异常、受精卵游走、输卵管周围肿瘤压迫、放置宫内节育器、输卵管绝育术后复通术、输卵管成形术等，可增加输卵管妊娠的发生。

（二）身体状况

输卵管妊娠的临床表现与受精卵着床部位、有无流产或破裂、出血量多少及发病时间长短有关。

1. 症状

（1）停经　多数患者有6～8周停经史，输卵管间质部妊娠停经时间较长。

（2）腹痛　是输卵管妊娠就诊的主要症状。输卵管妊娠发生流产或破裂前，由于胚胎增大使输卵管膨胀，表现为一侧下腹部隐痛或酸胀感。输卵管妊娠流产或破裂时，患者突感一侧下腹部撕裂样疼痛，常伴有恶心、呕吐。当血液积聚在子宫直肠陷凹时，肛门有坠胀感；当血液由下腹部流向全腹时，疼痛由下腹向全腹扩散。

（3）阴道流血　胚胎死亡后，多有不规则阴道流血，量少、暗红色，可伴有蜕膜管型或碎片排出。

（4）晕厥或休克　因腹腔内出血及剧烈腹痛，可使患者出现晕厥，严重者出现失血性休克。休克程度与腹腔内出血速度及量成正比，与阴道流血量不成比例。

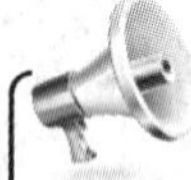

知识链接

输卵管妊娠的结果

①输卵管妊娠流产：发于壶腹部妊娠，在妊娠8～12周。由于囊胚接近伞端，易被排入腹腔（图6－3）。②输卵管妊娠破裂：发生于峡部妊娠，多在妊娠6周左右。绒毛侵蚀输卵管壁时可穿透管壁，胚胎由裂口处排出（图6－4）。③继发腹腔妊娠：输卵管妊娠破裂或流产后，如胚胎存活，形成继发性腹腔妊娠。

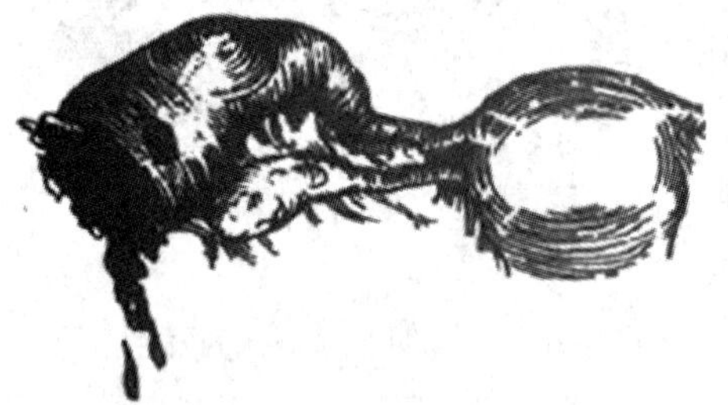

图6－3　输卵管妊娠流产　　图6－4　输卵管妊娠破裂

2. 体征

（1）一般情况　出血较多者可有贫血貌及休克征象。

（2）腹部检查　输卵管妊娠发生流产或破裂后，下腹部多有明显压痛及反跳痛，以患侧为明显；内出血较多时叩诊有移动性浊音。

（3）妇科检查　阴道后穹隆饱满、有触痛，宫颈抬举痛或摇摆痛明显。子宫稍大而软，腹腔积血多时子宫可有漂浮感。子宫一侧或后方可触及边界不清的包块，压痛明显。

（三）心理－社会状况

由于腹腔内大出血及剧烈腹痛，患者及家属担心有生命危险出现恐惧和焦虑。因担心以后的受孕能力表现为自责、悲伤、失落等情绪反应。

（四）辅助检查

1. 阴道后穹隆穿刺 是一种简单可靠的诊断方法。子宫直肠陷凹在盆腔中位置最低，即使腹腔内血量不多，也能经阴道后穹隆穿刺抽出。

2. HCG 测定 异位妊娠患者体内的 HCG 较正常妊娠低，目前采用灵敏度高的放射免疫法定量测定血 β－HCG 有助于异位妊娠的诊断及保守治疗效果的观察。

3. B 超检查 可见宫腔空虚，宫旁有一低回声区，若低回声区见妊娠囊或胎心搏动，可确诊异位妊娠。阴道 B 超检查较腹部 B 超准确性高。

> **考点提示**
>
> 异位妊娠的辅助检查
>
> **直通护考**
>
> 输卵管妊娠最常见的部位是
>
> A.输卵管间质部　B.输卵管峡部
>
> C.输卵管壶腹部　D.腹腔妊娠
>
> E.阔韧带妊娠
>
> 答案：C

4. 腹腔镜检查 是目前诊断和治疗异位妊娠的重要方法，不仅可以明确诊断异位妊娠，还可同时进行治疗。

（五）处理要点

以手术治疗为主，其次是药物治疗。

1. 手术治疗 严重腹腔内出血患者，应在积极纠正休克的同时尽快行患侧输卵管切除术或保守性手术。

2. 药物治疗 适用于尚未破裂或流产的输卵管妊娠早期患者，有生育要求的年轻患者。常用化学药物如甲氨喋呤、米非司酮等治疗或行中药治疗。

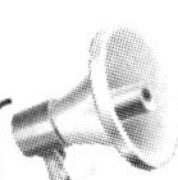

> **知识链接**
>
> **输卵管妊娠非手术治疗的指征**
>
> 1. 有生育要求的年轻患者；
> 2. 早期输卵管妊娠未破裂或流产，无明显内出血；
> 3. 输卵管妊娠包块直径 <3cm；
> 4. 血 β－HCG <3000U/L。

【护理问题】

1. 潜在并发症 失血性休克。

2. 恐惧 与担心生命安危、以后的受孕能力有关。

3. 疼痛 与输卵管内胚胎发育、流产或破裂、腹腔内出血有关。

【护理措施】

（一）一般护理

药物治疗患者，嘱患者绝对卧床休息。给予高营养富含维生素的半流质饮食，保持大便通畅。手术治疗患者按腹部手术做好术前准备。

（二）病情观察

（1）密切监测患者的生命体征、阴道流血及腹痛情况。若出现腹痛突然加重、面色苍白、脉搏加快等应立即报告医生，做好抢救准备。

（2）手术治疗患者，严密观察生命体征，测血压、脉搏、呼吸，并记录。术后继续严密观察生命体征，注意阴道流血、腹腔内出血情况。

（三）对症护理

（1）严重腹腔内出血患者，去枕平卧，吸氧，建立静脉通道，交叉配血，按医嘱输液、输血。在最短时间内做好手术前准备。

（2）做好化学药物治疗患者的护理。

（四）心理护理

护士应关心和理解患者及家属的情绪，介绍治疗方法，并以亲切友好的态度取得患者及家属的信任，耐心安慰、鼓励患者，消除患者的恐惧心理，增强治疗信心。提供心理安慰。

【健康指导】

（1）指导患者应注意休息，加强营养，补充铁剂，纠正贫血，提高抵抗力；保持外阴清洁，禁盆浴及性生活1个月。

（2）有生育要求，应积极消除诱因，在医护人员指导下做好再次妊娠的准备。

第二节　妊娠晚期出血性疾病

某孕妇，33岁，孕2产0，停经30周，早晨起床时发现睡在血泊中急来就诊。检查：无腹痛及阴道流水。血压100/70mmHg，腹软，骶左前位，胎心140次/min。

问题：（1）该患者可能患何种疾病？诊断该患者的疾病应做哪些检查？

（2）该患者的护理措施有哪些？

一、前置胎盘

【疾病概述】

前置胎盘（placenta previa）是妊娠晚期出血的主要原因之一，严重威胁母儿的生命安全。

根据胎盘边缘与子宫颈内口的关系，前置胎盘分为3种类型。①完全性前置胎盘：胎盘组织完全覆盖子宫颈内口，又称中央性前置胎盘胎盘；②部分性前置胎盘：胎盘组织部分覆盖子宫颈内口；③边缘性前置胎盘：胎盘边缘达到宫颈内口，但未覆盖宫

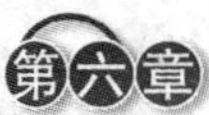

颈内口（图6－5）。

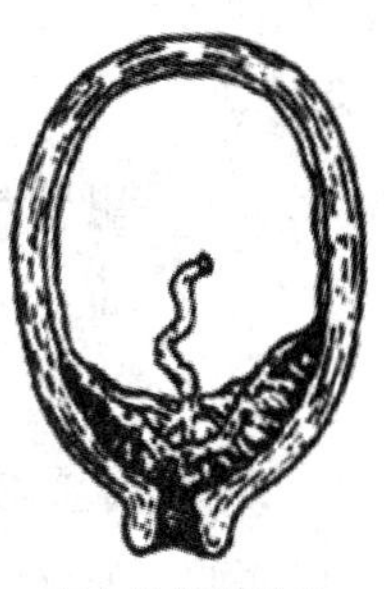
完全性前置胎盘

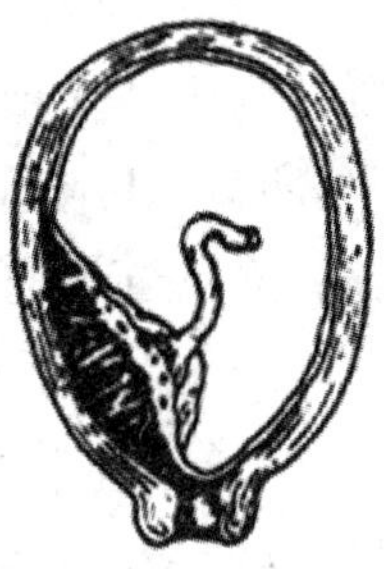
部分性前置胎盘

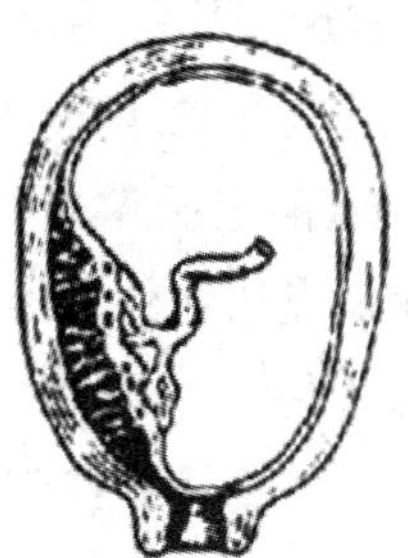
边缘性前置胎盘

图6－5 前置胎盘的类型

【护理评估】

（一）健康史

多见于经产妇，多产、多次刮宫等引起的子宫内膜损伤、子宫内膜炎症，受精卵滋养层发育迟缓，胎盘面积过大等均易引起前置胎盘。详细询问孕产史，了解有无剖宫产、人工流产、子宫内膜炎等引起前置胎盘高危因素的病史。

（二）身体状况

1. 症状 特征性症状为妊娠晚期或临产时，发生无诱因、无痛性、反复阴道出血。由于大量出血或反复出血，患者可出现贫血，出血严重者可出现面色苍白、血压下降、脉搏细速等休克征象。

2. 体征 反复出血可致贫血，贫血程度与阴道失血量成正比。腹部检查：腹软，无压痛，胎位清楚，出血不多者胎心正常。因子宫下段有胎盘附着，出现胎先露高浮甚至胎位异常。

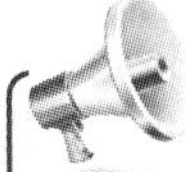
知识链接

前置胎盘阴道无痛性出血的原因

妊娠晚期子宫下段逐渐伸展，附着在子宫下段的胎盘不能相应扩展，引起胎盘部分剥离，血窦破裂出血。出血的早晚、出血量及反复发生次数与前置胎盘类型有关。①完全性前置胎盘出血早，次数频繁，量多；②边缘性前置胎盘出血晚，量较少；③部分性前置胎盘介于二者之间。

（三）心理－社会状况

突发无诱因的阴道出血，因担心胎儿的健康及孕妇的安危，孕妇及家属感到焦虑、恐惧。

（四）辅助检查

1. B超检查 是目前检查前置胎盘最安全、可靠的方法，作为首选。可根据胎盘边缘与子宫颈内口的关系确定前置胎盘的类型。

2. 阴道检查 因可能引起致命性大出血，前置胎盘患者严禁肛查。阴道检查严格掌握指征，检查前必须作好输液、输血及剖宫手术前的一切准备。

3. 产后检查胎盘胎膜 前置部分的胎盘可见陈旧性血块附着，呈黑紫色或暗红色，胎膜破裂口距胎盘边缘的距离小于7cm，可诊断为前置胎盘。

（五）处理要点

处理原则是抑制宫缩、制止出血、纠正贫血和预防感染。根据前置胎盘的类型，出血多少、有无休克，孕周，胎儿是否存活，产道条件等全面考虑，选择恰当的处理方案。

1. 期待疗法 适用于出血量不多，妊娠不足34周，胎儿体重<2000g、胎儿存活者。在确保孕妇安全的前提下，期待胎儿达到或接近足月，从而提高胎儿存活率。

2. 终止妊娠 孕妇发生大量阴道流血甚至休克者，无论胎儿是否成熟，均应终止妊娠。

知识链接

①剖宫产术是目前处理前置胎盘主要急救措施及分娩方式。②阴道分娩适用于边缘性前置胎盘，枕先露，出血不多产程进展快者。

【护理问题】

1. 潜在并发症 胎儿窘迫、早产、贫血、失血性休克。

2. 有感染的危险 与出血导致机体抵抗力下降、胎盘剥离面靠近子宫颈口有关。

3. 焦虑 与担心自身及胎儿的安危有关。

【护理措施】

（一）一般护理

鼓励产妇进食高蛋白、高营养的食物。勤换会阴垫，每天擦洗会阴2次，保持外阴清洁。

（二）病情观察

（1）严密观察阴道出血的时间、量、有无腹痛等。

（2）监测孕妇的体温、脉搏、呼吸、血压；定时听胎心，判断胎儿在宫内是否安全。发现异常及时报告医生。

（三）对症护理

（1）对大出血者，无论胎儿成熟与否，均应终止妊娠。立即建立静脉通路，取中凹位，吸氧、保暖，输液输血，尽快做好剖宫产术前准备。

（2）期待疗法患者，指导产妇卧床休息，左侧卧位，定时间断吸氧，提高胎儿的血氧供应。避免刺激，定时监测生命体征，观察阴道出血量。必要时遵医嘱给宫缩抑制剂、镇静剂、止血药。

考点提示

1.前置胎盘的类型及辅助检查。

2.前置胎盘的护理措施

（3）预防产后出血 胎儿娩出后立即给予缩宫素加强宫缩。

（4）预防感染 做好外阴护理，观察恶露的性状和气味，发现感染征象及时报告医生。遵医嘱应用抗生素预防感染。

（四）心理护理

与孕妇及家属进行有效的沟通，建立良好的护患关系，应提供心理支持，认真倾听并耐心解释相关的治疗、护理，使孕妇及家属获得所需要的信息，鼓励其积极配合治疗和护理，增强治疗信心。

【健康指导】

（1）做好计划生育，避免多产、多次刮宫导致子宫内膜损伤或子宫内膜炎。

（2）加强产前检查，对妊娠期出血，做到及时诊断，正确处理。

（3）对期待疗法孕妇出院后，指导其多休息，回家后自我监测胎动、胎心，定期产前检查，摄入富含蛋白质、铁、维生素的饮食，以纠正贫血，增强抵抗力。注意外阴清洁，防止感染。若再次出血或出现宫缩，随时就诊。

二、胎盘早期剥离

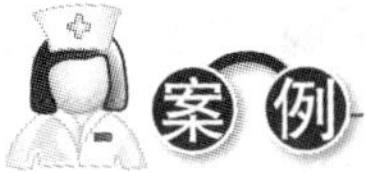

某女士，孕35周，摔倒后，持续性腹痛，无阴道流血。急诊入院。检查：体温36.5℃，脉搏110次/min，血压90/60mmHg，面色苍白，下腹部压痛明显，肌紧张，胎位触不清，胎心音未闻及。

问题：（1）首先考虑该患者为什么疾病？如何处理？

（2）该患者有哪些护理问题？作为主管护士如何护理。

【疾病概述】

胎盘早期剥离（placental abruption）是指妊娠20周后或分娩期，正常位置的胎盘在胎儿娩出前，部分或全部从子宫壁剥离，简称胎盘早剥。起病急，进展快，是妊娠晚期严重危及母儿生命的并发症。

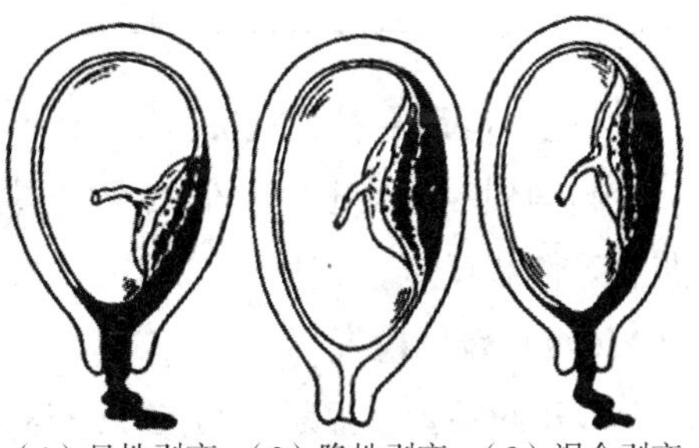

图6－6 胎盘早剥的类型

按出血的方式，胎盘早剥分3种类型（图6－6）。①显性剥离（外出血）：血液沿胎膜与子宫壁之间向子宫颈口外流出，表现为阴道流血。②隐性剥离（内出血）：若胎盘边缘仍附着于子宫壁上，血液积聚于胎盘与子宫壁之间，患者无阴道流血。③混合性出血：当胎盘后积血过多时，血液可冲开胎盘边缘，向宫颈口外流，表现为既有胎盘后血肿又有阴道流血。

【护理评估】

（一）健康史

妊娠期高血压疾病、慢性肾炎等血管病变是引起胎盘早剥的主要原因。羊水过多、双胎妊娠；腹部受到撞击、摔伤，脐带过短，外转胎位术等机械性因素；孕妇长时间仰卧位使子宫静脉压突然升高，均有可能引起胎盘早剥。

（二）身体状况

胎盘早剥患者的主要症状是：妊娠晚期或分娩时，突然发生腹部持续性疼痛，伴有或不伴有阴道流血。根据病情的严重程度，临床可分为3度。

Ⅰ度：胎盘剥离面积小，无腹痛或轻微腹痛。腹部检查：子宫软，子宫大小与妊娠周数或相符，胎位清楚，胎心率正常。

Ⅱ度：胎盘剥离面约占胎盘面积的1/3，主要症状是突然发生持续性腹痛，无阴道流血或少量阴道流血。贫血程度与阴道流血量不成比例。腹部检查：子宫大于妊娠周数或相符，胎盘附着处有压痛，胎位可触及，闻及胎心。

Ⅲ度：胎盘剥离面超过胎盘面积的1/2，腹痛程度较Ⅱ度重，有或无阴道流血，严重时伴恶心、呕吐，甚至发生失血性休克。腹部检查：子宫硬如板状，压痛明显，胎位触诊不清，胎儿多因缺氧而死亡，胎心音消失。

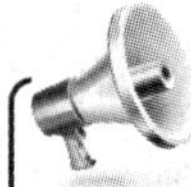

知识链接

胎盘早剥的并发症

严重的胎盘早剥由于胎盘剥离处的胎盘绒毛释放大量组织凝血活酶，进入母体血液循环，引起弥散性血管内凝血（DIC）；隐性胎盘早剥胎盘后血肿产生的高张力使血液渗入子宫肌层，造成肌纤维分离、断裂、变性及坏死，子宫肌收缩力减弱甚至消失，形成子宫胎盘卒中；子宫肌收缩力减弱可引起产后出血；大量出血和DIC可致肾衰竭。

（三）心理－社会状况

因剧烈腹痛及出血，孕妇及家属担心自身及胎儿的安危。常表现出恐惧、焦虑、悲哀等情绪反应。

（四）辅助检查

1. B超检查 显示胎盘与子宫壁之间有液性暗区，胎盘增厚。同时可观察有无胎心和胎动。

2. 实验室检查 了解贫血程度及凝血功能情况。常用检查项目有血常规、血小板计数、出血时间、凝血时间、纤维蛋白原测定等。必要时应检查肾功能。

考点提示

胎盘早剥的诊断、处理及护理措施。

直通护考

孕38周，突感到剧烈腹痛伴有少量阴道流血。体检：血压150/110mmHg，子宫似足月妊娠大小，硬如木板、有压痛。胎心90次/min，胎位不清，最大可能是

A．早产　B．临产　C．前置胎盘

D．胎盘早期剥离　E．不完全性子宫破

答案：D

（五）处理要点

处理原则为纠正休克、及时终止妊娠，防止并发症。

1. 纠正休克　输液、输新鲜血，补充血容量，尽快改善患者的血液循环状况。

2. 及时终止妊娠　根据病情的严重程度、胎儿宫内状况及宫口开大情况等决定分娩方式。

【护理问题】

1. 潜在并发症　失血性休克、子宫胎盘卒中、肾衰竭、胎儿窘迫、弥散性血管内凝血。

2. 恐惧　与担心自身及胎儿安危有关。

3. 预感性悲哀　与胎儿死亡、切除子宫有关。

【护理措施】

（一）一般护理

指导孕妇卧床休息，取左侧卧位，进高蛋白、高维生素、富含铁剂的食物。保持外阴清洁，勤换会阴垫。

（二）病情观察

（1）严密观察孕妇的生命体征及尿量，并记录，发现异常及时报告医生。

（2）注意子宫的高度与妊娠月份是否相符，有无压痛、子宫壁的紧张度，严密观察阴道出血量评估内出血情况。检查胎方位是否清楚，胎心率是否正常。

（三）对症护理

1. 维持正常生命体征　对发生休克患者，立即面罩吸氧，纠正缺氧状态。迅速建立静脉通道，遵医嘱输液、输血、补充血容量，尽快恢复正常血压。

2. 协助终止妊娠　胎盘剥离面积小，出血量不多，孕妇一般情况好，宫口已开全，胎心良好的情况下，做好接产及新生儿抢救的准备。若胎盘剥离面积大，病情危急，宫口未开，短时间内不能经阴道分娩时，应做好剖宫产术前准备。

3. 防治并发症　胎儿娩出后立即应用宫缩剂，按摩子宫促进子宫收缩减少产后出

血，子宫胎盘卒中者，必要时行子宫切除术。纠正凝血功能障碍。防止肾衰竭。

4. 心理护理 介绍相关病情及相应的治疗、护理措施，对患者及家属提出的问题耐心解答，鼓励其积极配合治疗及护理，鼓励增强信心。对胎儿死亡及遭受子宫切除的患者，提供情感支持，建立良好的护患关系，消除患者及家属的顾虑，使其尽快缓解悲伤情绪，接受现实。

【健康指导】

1. 预防措施 加强产前检查，预防和治疗妊娠期高血压疾病、慢性肾炎等诱因，妊娠晚期避免腹部外伤及长时间仰卧，对羊水过多及双胎妊娠分娩时，避免宫腔内压力骤减。人工破膜应在宫缩间歇期，破口宜小以防胎盘早剥发生。

2. 产后指导 注意休息，加强营养，指导母乳喂养。对胎儿死亡者，指导产妇采取退奶措施及合适的避孕措施。嘱咐产后 42 天到产科门诊复查。保持外阴清洁，预防感染。

第三节 妊娠期高血压疾病

某孕妇，35 岁，孕 1 产 0，孕 34 周，6 周前出现双下肢浮肿，休息不消退。近 3 天自觉头晕、头痛、视物模糊而就诊。检查：体温 36.3℃，脉搏 82 次/min，呼吸 18 次/min，血压 160/110mmHg，无宫缩，胎心 152 次/min，双下肢水肿，尿蛋白（++）。

问题：（1）该孕妇可能患何种疾病？如何护理？

（2）该患者首选何种药物治疗？用药的注意事项有哪些？

【疾病概述】

妊娠期高血压疾病（hypertensive disordersin prengnancy）是妊娠期特有的疾病，其主要特征表现为妊娠 20 周后出现高血压、蛋白尿和水肿。严重者出现抽搐、昏迷、心肾衰竭，甚至母婴死亡，是目前孕产妇及围生儿死亡的重要原因之一。

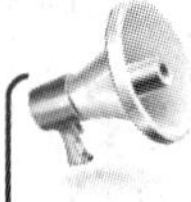

知识链接

妊娠高血压疾病的基本病理变化

基本病理变化是全身小动脉痉挛。小动脉痉挛致周围血管阻力增加，血管通透性增加，体液及蛋白渗漏，出现高血压、水肿、蛋白尿和血液浓缩。重要脏器小动脉痉挛时出现：①头晕、头痛、抽搐、昏迷，甚至脑出血；②心力衰竭；③少尿、水肿、蛋白尿，严重者可出现肾衰竭；④肝细胞缺血、坏死，可危及孕妇生命；⑤胎儿发育迟缓（IUGR）甚至死亡。严重时发生胎盘早期剥离导致 DIC 的发生。

【护理评估】

（一）健康史

确切病因至今尚不清楚，可能的高危因素有：初孕妇，年龄小于 18 岁或大于 40 岁、多胎妊娠、妊娠期高血压疾病史及家族史、慢性肾炎、慢性高血压、糖尿病、营养不良、精神过度紧张、寒冷季节、经济条件差等。询问是否有以上高危因素，出现异常现象的时间及治疗经过。

（二）身体状况

1. 分类及临床表现 根据妊娠期高血压疾病的严重程度及临床表现进行分类（表 6－2）。

表 6－2 妊娠期高血压疾病的分类

分类	临床表现
妊娠期高血压	妊娠期首次出现血压≥140/90mmHg，并于产后 12 周恢复正常；尿蛋白（－）；患者可伴有上腹不适或血小板减少。
子痫前期轻度	孕 20 周后出现血压≥140/90mmHg；尿蛋白≥300mg/24h 或（＋）。可伴有上腹不适、头痛等症状
子痫前期重度	孕 20 周后出现血压≥160/110mmHg，尿蛋白≥2.0g/24h 或（＋＋）；血肌酐＞106μmol/L；血小板＜100×10^9/L；血清 ALT 或 AST 升高；持续性头痛或其他脑神经或视觉障碍；持续性上腹不适
子 痫	子痫前期孕妇出现抽搐不能用其他原因解释
慢性高血压并发子痫前期	高血压孕妇孕 20 周以前无蛋白尿，若出现尿蛋白≥300mg/24h；高血压孕妇孕 20 周后尿蛋白突然增加，血压进一步升高或血小板＜100×10^9/L
妊娠合并慢性高血压	孕前或孕 20 周前 BP≥140/90mmHg，孕 20 周后首次诊断高血压并持续到产后 12 周后

2. 子痫发作表现 眼球固定、瞳孔散大、头扭向一侧、牙关紧闭，继而口角及面部肌肉抽动，数秒后发展为全身及四肢肌强直，紧握双手，双臂屈曲，迅速发生强烈抽动，持续约 1～2min。抽搐时呼吸暂停，面色青紫、意识丧失。轻者抽搐后短期即可苏醒；抽搐频繁持续时间较长者，可陷入深昏迷。在抽搐过程中易发生唇舌咬伤、摔伤，呕吐造成窒息或吸入性肺炎。子痫分产前子痫、产时子痫、产后子痫，以产前子痫多见。

（三）心理－社会状况

部分孕妇及家属对该疾病缺乏认识，表现出不重视，不按时产前检查和及时治疗。部分孕妇因过分担心自身健康及胎儿安危表现恐惧和焦虑不安。

（四）辅助检查

1. 尿液检查 查尿常规、尿蛋白、尿相对密度等，尿蛋白的程度与病情严重程度密切相关。若尿中有红细胞及管型，表明肾脏严重受损。

2. 血液检查 查血常规、血细胞比容、血液黏稠度，了解有无血液浓缩；二氧化碳结合力、血清电解质，判断有无酸中毒或电解质紊乱；凝血酶原时间、纤维蛋白原测定，了解凝血功能有无障碍。

3. 眼底检查　眼底改变是反映病情严重程度的一项重要标志。正常眼底动静脉管径比例为2∶3，若变为1∶2，甚至1∶4时，表明眼底小动脉痉挛，可出现视网膜水肿或有絮状渗出及出血，甚至视网膜剥离而导致一过性失明。

4. 肝肾功能检查　测定肌酐、尿素氮、尿酸，了解肾功能情况。测定谷丙转氨酶、碱性磷酸酶，了解肝功能受损程度。

5. 其他检查　心电图、B超、胎儿电子监护、胎儿成熟度及胎盘功能等检查。

（五）处理要点

1. 妊娠期高血压　在门诊治疗，加强孕期检查。注意休息，左侧卧位，调节饮食，密切观察病情变化，必要时给予镇静剂如地西泮治疗，防止病情加重。

2. 子痫前期及子痫　需住院治疗。治疗原则为解痉、镇静、降压、合理扩容及利尿，适时终止妊娠，防止子痫及并发症的发生。解痉首选药物为硫酸镁。子痫前期经积极治疗24～48h病情无明显好转者应及时终止妊娠。迅速控制子痫患者抽搐，纠正缺氧和酸中毒，防止受伤，抽搐控制后2h终止妊娠。

【护理问题】

1. 体液过多　与低蛋白血症、水钠潴留有关。

2. 有受伤的危险　与子痫患者抽搐昏迷有关。

3. 潜在并发症　胎盘早剥、脑出血、心力衰竭、急性肾衰竭等。

4. 知识缺乏　缺乏妊娠高血压疾病的相关知识。

5. 焦虑　与担心母儿健康有关。

【护理措施】

（一）一般护理

指导孕妇保证充足睡眠，左侧卧位，抬高下肢以促进血液回流，减轻水肿。适当控制钠盐和脂肪的摄入，增加富含蛋白质、维生素、铁、钙和其他微量元素的食品。

（二）病情观察

1. 监测生命体征　定时测血压、体温、脉搏、呼吸。住院患者随时询问孕妇有无头痛、头晕、视物模糊症状。

2. 密切观察子痫表现　观察抽搐发作时间、持续时间、间隔时间，注意有无唇舌咬伤、坠伤、窒息、吸入性肺炎等。

3. 监测分娩征象及胎儿情况　监测胎心率、阴道流血情况，观察有无子宫收缩胎先露下降情况。

（三）用药护理

1. 解痉药物　首选药物是硫酸镁，能有

> **考点提示**
>
> 1.妊娠高血压综合征的治疗要点。
> 2.妊娠高血压综合征的护理。
>
> **直通护考**
>
> 预防子痫发作，错误的护理措施是
> A．嘱患者绝对卧床休息
> B．保持病房光线充足
> C．保持环境安静
> D．各项治疗操作集中进行
> E．监测生命体征及神志
> 答案：B

效缓解血管的痉挛状态，改善胎儿氧代谢，使骨骼肌松弛，预防和控制子痫发作。

硫酸镁使用不当易引起中毒，中毒后首先表现为膝反射消失，还可出现全身肌张力减退及呼吸抑制，严重者心跳可骤停。

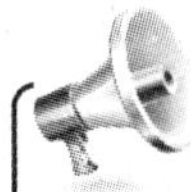

知识链接

用硫酸镁注意事项

①用药前备好解毒用钙剂，如10%葡萄糖酸钙。②用药前及用药过程中应检测以下指标：膝腱反射必须存在；呼吸不少于16次/min；尿量不少于25ml/h、每24h不少于600ml。发现中毒症状应立即停药注射解毒剂。

2. 镇静药物 常用地西泮肌内注射，紧急情况下，可用冬眠1号合剂（哌替啶100mg，氯丙嗪50mg，异丙嗪50mg）静脉推注或静脉滴注。

3. 降压药物 适用于血压过高，可防止脑血管意外及胎盘早剥。

4. 扩容药物 扩容应在解痉的基础上进行，用药时须密切观察血压、脉搏、呼吸和尿量的变化。

5. 利尿药物 仅用于全身水肿、肺水肿、脑水肿、急性心力衰竭的患者。

（四）子痫患者护理

1. 避免刺激 置患者于单人遮光病室，保持环境安静，避免声、光刺激。各项护理操作应相对集中，动作轻柔，避免诱发抽搐。

2. 专人监护 密切监测生命体征及尿量，及时记录液体出入量等。

3. 保持呼吸道通畅，防止受伤 昏迷患者应禁食、禁水，取头低侧卧位，备好气管插管和吸引器，防止窒息或吸入性肺炎。抽搐发作时，床边加床挡以防坠伤。用开口器或缠有纱布的压舌板和舌钳置于上下磨牙间，固定舌头以防唇舌咬伤或舌后坠阻塞呼吸道。

（五）心理护理

耐心倾听孕妇的倾诉，向患者及家属提供病情及相关信息，说明本病的病理变化是可逆的，在产后多能恢复正常，解释所采取治疗及护理措施，树立其战胜疾病的信心，鼓励主动配合治疗。

【健康指导】

1. 预防措施 加强妊娠期保健，定期产前检查，进食富含维生素、蛋白质、铁、钙的食物及新鲜蔬果。使孕妇及家属了解妊娠高血压疾病对母儿的危害，做到从早孕期开始检查，发现异常及时治疗。

2. 出院后指导 进行产褥期卫生宣传教育，嘱出院后定期复查血压，尿蛋白，有异常及时到医院就诊。有生育要求者，嘱血压正常1～2年后再怀孕，并选择适宜的受孕时间，到高危门诊接受产前检查和孕期保健指导。

第四节 早　　产

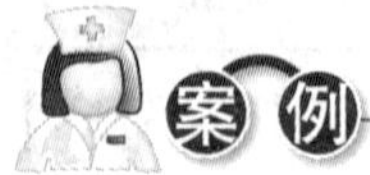

某女士，28 岁，孕 34 周，跌倒后出现了不规则腹痛和少量阴道出血，2h 后腹痛逐渐加剧，阴道流血增多，随之感觉阴道有不能自控较多液体流出。

问题：(1) 该孕妇出现了什么情况？

(2) 需要实施哪些护理？

【疾病概述】

早产（premature delivery）是指妊娠满 28 周至不足 37 周（196～258 日）期间分娩者。此期间娩出的新生儿称早产儿（premature infant），早产儿体重往往不足 2500g，由于各器官发育尚不成熟，约 15% 的早产儿于新生儿期死亡。国内早产占分娩总数的 5%～15% 。早产儿死亡是围生儿死亡的的主要原因，故防治早产对降低围生儿病死率有重要意义。

【护理评估】

(一) 健康史

了解有无导致早产的高危因素，如生殖器官异常、全身性急慢性疾病、过度疲劳、外伤、精神创伤等。了解以往有无流产、早产史。再次核对预产期，详细了解本次妊娠的情况，如前置胎盘、胎盘早剥、羊水过多、多胎妊娠、胎膜早破、胎儿窘迫等。

(二) 身体状况

早产与足月分娩过程相似，主要表现是子宫收缩，起初为不规律宫缩伴少许阴道流血或血性分泌物，随后出现规律宫缩，胎膜早破较足月分娩多。同时伴宫颈管消失和宫颈口扩张，随之胎儿娩出。

(三) 心理－社会状况

由于提前分娩，孕妇及家属没有做好精神及物质准备，孕妇会不自觉地把一些相关的事情与早产联系起来，同时担心新生儿的健康，常有焦虑不安、自责、恐惧、猜疑等情绪。

(四) 处理要点

如胎儿存活，无胎膜早破，无胎儿宫内窘迫，原则上应抑制宫缩，尽可能维持妊娠至妊娠足月。如发生胎膜早破，早产已不可避免时，应

知识链接

先兆早产：妊娠满 28 周至不足 37 周出现至少 10min 一次的规律宫缩，伴宫颈管缩短。

早产临产：妊娠满 28 周至不足 37 周出现规律宫缩（20min≥4 次，持续≥30s），伴宫颈缩短≥75%，宫颈扩张 2cm 以上。

尽力提高早产儿的成活率。

【护理问题】

1. 有新生儿受伤的危险 与早产儿发育不成熟，生活能力低下有关。

2. 焦虑 与担心早产儿的预后有关。

【护理措施】

（一）一般护理

先兆早产患者嘱咐绝对卧床休息，尽量采取左侧卧位，并告知左侧卧位的目的，取得患者及家属的配合。禁止性生活及任何诱发宫缩的的刺激。

（二）病情观察

先兆早产保胎治疗者，严密观察和记录宫缩、阴道流血、胎膜破裂、胎心等情况，出现异常，及时向医生报告。

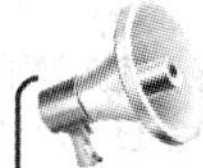

知识链接

对妊娠 34 周前的早产，应用肾上腺皮质激素后 24h 至 7 天内，能促进胎肺成熟，降低早产儿发生呼吸窘迫综合征发病率。可在分娩前 7 天内用地塞米松 6mg 肌内注射，每 12h 一次，共 4 次。紧急时可经静脉或羊膜腔内注入地塞米松 10mg.

（三）对症护理

（1）先兆早产保胎治疗者，遵医嘱及时给予宫缩抑制剂，常用的药物有：①β 受体激动剂利托君、沙丁胺醇；②硫酸镁。注意观察药效及不良反应。

（2）分娩前遵医嘱给地塞米松，以促进胎肺成熟，降低早产儿发生呼吸窘迫综合征发病率。

（3）精神高度紧张者遵医嘱给予地西泮、苯巴比妥等镇静药物。

（4）早产临产的护理 常规给孕妇吸氧，慎用镇静剂；协助医生做好会阴切开及助产的准备，缩短第二产程，预防新生儿颅内出血；做好复苏早产儿的准备；加强早产儿的护理。

考点提示

早产的护理。

直通护考

早产的护理哪项是错误的

A．先兆早产保胎治疗

B．嘱咐患者绝对卧床休息

C．精神高度紧张者遵医嘱给予镇静药物

D．禁止家属探视

E．做好复苏早产儿的准备

答案：D

（四）心理护理

陪伴产妇，多向产妇及家人介绍早产相关知识，提供充分的心理支持，减轻其焦虑情绪，消除内疚自责心理。以良好的心态承担早产儿母亲的角色。

【健康指导】

（1）加强孕期保健预防早产。治疗妊娠合并症和并发症；休息时采取左侧卧位；加强营养，保持身心健康；妊娠晚期禁止参加重体力劳动和性生活，预防和治疗生殖道感染。

（2）指导避孕措施，无子女者至少避孕半年后方可再受孕。

（3）指导孕妇及家属识别早产的征象，出现临产征兆及时就诊。

（4）指导产妇及家属掌握早产儿的护理知识。

第五节　过期妊娠

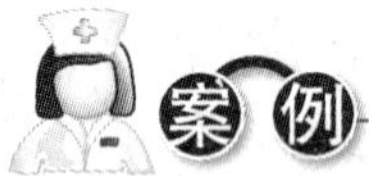

某女士，30 岁，平时月经周期为 28～30 天，停经 42^{+5}周。入院产科检查：枕左前位，跨耻征可疑阳性，胎心 142 次/min，无宫缩，骨盆外测量未发现明显异常。

问题：（1）请问该孕妇出现什么疾患？

（2）若该孕妇诊断为过期妊娠该怎样护理？

【疾病概述】

过期妊娠（postterm pregnancy）是指平时月经周期规则，妊娠达到或超过 42 周尚未分娩者。围生儿病死率为正常足月分娩的 3 倍，随妊娠期延长而增加，因此预防过期妊娠可降低围生儿的病死率。

【护理评估】

（一）健康史

过期妊娠可能与内源性前列腺素和雌激素不足、孕激素过多，胎位异常不能有效压迫子宫下段及宫颈引起反射性子宫收缩，家族遗传等有关。

（二）身体状况

检查宫底高度和腹围，查胎方位、先露衔接情况，听胎心，了解胎儿宫内情况。如子宫与足月妊娠相符，胎先露已衔接，宫颈成熟，羊水逐渐减少，孕妇体重不再增加或稍减轻，应考虑过期妊娠。

（三）心理－社会状况

孕妇及家属因超过预产期尚未出现分娩迹象，出现烦躁、焦急心理，想尽快结束分娩但又担心引产对母儿产生不利影响，产生矛盾心理。

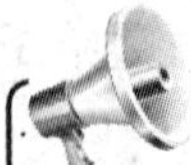

知识链接

过期妊娠诊断

①询问平时月经是否规律，核实末次月经日期。②了解早孕反应、胎动出现的时间，产前检查宫底高度、首次听取胎心音时间③B 超胎头双顶径情况，确定妊娠周数。

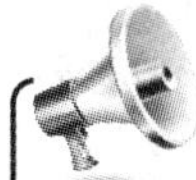

过期妊娠胎儿生长类型

1. 胎盘功能正常 胎儿在宫内继续生长，体重可超过4000g，故可能发生分娩困难，胎儿颅内出血和母体产道损伤的机会增多。

2. 胎盘功能减退 胎儿不再生长，皮下脂肪层簿，皮肤干燥松弛多皱褶，头发和指（趾）甲很长，身体瘦长形似“小老人”。

（四）辅助检查

1. B超检查 通过测胎头双顶径值、羊水量、股骨长度、胎盘成熟度等以协助判断是否过期妊娠。

2. 胎心电子监护仪检测 无应激试验有反应型提示胎儿无缺氧，无反应型者做缩宫素激惹试验，若出现晚期减速，提示胎儿缺氧。

3. 胎盘功能检查 通过胎动计数、孕妇尿雌三醇测定、尿雌激素/肌酐比值测定，了解胎盘功能。

（五）处理要点

应避免过期妊娠的发生，一旦确定为妊娠过期，应尽快终止妊娠，根据胎儿大小、胎位、胎儿宫内情况、产道条件等决定分娩方式。过期妊娠胎儿对缺氧耐受性较差，应做好抢救新生儿的准备工作。

【护理问题】

1. 潜在并发症 胎儿窘迫、异常分娩。

2. 知识缺乏 缺乏过期妊娠危害的相关知识。

【护理措施】

（一）一般护理

嘱孕妇左侧卧位，定期产前检查。叮嘱孕妇超过预产期1周无分娩先兆者到医院检查，做好住院分娩的准备。

（二）病情观察

嘱孕妇自我监测胎动，加强对胎儿监护，勤听胎心音，必要时做胎儿电子监护，出现异常立即向医生报告。

考点提示

过期妊娠的护理。

直通护考

过期妊娠的护理不包括

A．嘱孕妇左侧卧位

B．加强对胎儿监护

C．向孕产妇及家属说明过期妊娠的危害

D．立即行剖宫产术

E．新生儿按高危儿护理

答案：D

（三）对症护理

1. 阴道分娩护理 严密观察产程进展和胎心改变，给氧。引产术者协助医生人工破膜，静脉滴注缩宫素者需专人监护。发现胎心音异常或羊水混浊及时向医生报告。

2. 剖宫产术配合护理 胎儿窘迫、胎盘功能减退、有产科指征、高龄初产妇或引产失败者。遵医嘱做好剖宫产术前准备、术后护理及新生儿窒息抢救的准备工作。

3. 新生儿护理 按高危儿护理。

（四）心理护理

经核实确属过期妊娠者，向孕产妇及家属说明过期妊娠对母儿的危害及终止妊娠的必要性，减轻他们的矛盾心理，使孕妇及家属主动配合医护人员的处理及护理。

【健康指导】

（1）加强产前检查，教会孕妇自我监护胎儿安危的方法，准确核实预产期，避免妊娠过期。

（2）围生儿死亡者，指导避孕措施，半年后再孕。

第六节　羊水量异常

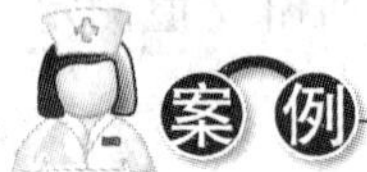

某女，32岁，妊娠25周后，腹部膨隆较快，28周因腹部胀痛，呼吸困难及下肢水肿就诊。检查：宫底于耻骨联合上30cm，胎位触不清，胎心音遥远。

问题：（1）该妇女可能出现什么问题？

（2）羊膜腔穿刺放羊水该如何护理？

一、羊水过多

【疾病概述】

羊水过多（polyhydramnios）是指妊娠期羊水量超过2000ml者。发生率为0.5%～1.6%。羊水在数日内迅速增加者称急性羊水过多；羊水在较长时间内缓慢增加者称慢性羊水过多。

【护理评估】

（一）健康史

羊水过多与孕妇患糖尿病、妊娠高血压疾病、贫血、母儿血型不合有关；还与多胎妊娠，胎儿畸形有关；有30%患者病因不明。

（二）身体状况

1. 急性羊水过多 多发生于妊娠20～24周，由于羊水急剧增加，孕妇自觉子宫明显增大，呼吸困难、心悸气短、腹壁胀痛、行动不便、下肢水肿等症状。腹部检查：腹壁紧张、皮肤发亮，子宫大于正常妊娠月份，胎位不清，胎体有漂浮感，胎心音遥远或听不清。

2. 慢性羊水过多 较多见，多发生于妊娠28～32周。羊水在数周内逐渐增多，压迫症状较轻。腹部检查：子宫大于正常妊娠月份，腹壁紧张，触之有液体波动感，胎体触不清，胎心音遥远。

知识链接

羊水过多的并发症

羊水过多常并发胎位异常，妊娠期高血压疾病、早产。分娩期可引起宫缩乏力、产后出血。破膜时羊水流出过快，易致胎盘早期剥离、脐带脱垂、产后循环衰竭等。

（三）心理－社会状况

孕妇因担心胎儿可能有畸形表现为恐惧、紧张；子宫迅速增大，出现压迫症状及活动受限表现为焦虑不安。

（四）辅助检查

1. B超检查 依据羊水量判断有无羊水过多，同时可发现是否多胎妊娠及有无畸形。

2. 甲胎蛋白（AFP）测定 羊水及母血中AFP值升高提示胎儿可能有神经管畸形。

（五）处理要点

依据胎儿有无畸形及压迫症状的严重程度决定处理方案。

1. 羊水过多合并胎儿畸形 行引产术及时终止妊娠。

2. 羊水过多无胎儿畸形 可继续妊娠。孕妇压迫症状严重者可经腹壁羊膜腔穿刺放羊水减轻压迫症状。

【护理问题】

1. 焦虑 与担心母儿健康有关。

2. 潜在并发症 早产、脐带脱垂、胎盘早剥、产后出血、妊娠期高血压疾病等。

3. 舒适改变 与子宫异常增大引起压迫症状有关。

【护理措施】

（一）一般护理

嘱孕妇卧床休息，压迫症状严重者可取半卧位，改善呼吸情况。低盐饮食，多食蔬菜、水果，保持大便通畅，防止胎膜早破。若胎膜已破，立即嘱产妇平卧，并抬高臀部，防止脐带脱垂。

（二）病情观察

1. 妊娠期观察 加强产前检查，测孕妇体重、腹围、宫高，监测羊水量变化及胎儿发育情况。

2. 分娩期观察 严密观察子宫收缩、胎心变化、羊水性状及产程进展。

3. 产后观察 胎儿娩出后，遵医嘱给予缩宫素，防止产后出血。

（三）对症护理

1. 羊膜腔穿刺放羊水的护理 妊娠未达37周，压迫症状严重胎儿无畸形者，可行羊膜腔穿刺放羊水。①患者排空膀胱，取半卧位或平卧位，B超行穿刺点定位，严格无菌操作，控制羊水流出速度每小时不超过500ml，每次放羊水量不超过1500ml，必要时可间隔1周左右重复放羊水。②放羊水过程中密切观察生命体征。③放羊水后腹部放置沙袋或腹带包扎以防腹压骤降发生休克。

2. 人工破膜的护理 胎儿畸形者，协助医生行人工破膜引产，并做好以下护理。①术前做好输液、输血准备；②术中严格无菌操作，控制羊水流出速度；边放羊水边在腹部放置沙袋或加腹带包扎，以免腹压骤降引起胎盘早剥。术中术后监测孕妇生命体征及胎心情况；③胎儿娩出后立即按摩子宫并用宫缩剂，以预防产后出血。

考点提示

羊膜腔穿刺放羊水的护理。

直通护考

羊膜腔穿刺放羊水护理不包括

A．B超行穿刺点定位

B．放羊水过程中密切观察生命体征

C．放羊水后腹部放置沙袋

D．应在妊娠37周后穿刺

E．控制羊水流出速度，每小时不超过500ml

答案：D

（四）心理护理

向孕妇及家属介绍羊水过多的相关知识，耐心解答其所提出的疑问，使孕妇及家属配合治疗及护理。

【健康指导】

1. 出院指导 孕妇出院后注意休息，加强营养，保持外阴清洁，防止感染。

2. 再孕指导 指导孕妇再次受孕后应进行遗传咨询和产前检查，加强孕期检查和保健。

二、羊水过少

【疾病概述】

羊水过少（oligohydramnios）是指妊娠晚期羊水量少于300ml。

【护理评估】

（一）健康史

羊水过少可能与胎儿泌尿系统畸形，胎盘功能不良所致羊水产生减少或吸收、外漏有关。

（二）身体状况

胎动时孕妇常感腹痛，胎盘功能不良者感胎动减少。临产后宫缩常不协调，宫口扩张缓慢，产程延长。腹部检查：宫高与腹围均小于妊娠月份。破膜后见羊水量少、黏稠、混浊、暗绿色。

（三）辅助检查

B超检查最大羊水暗区垂直深度（AFV）≤2.0cm可诊断羊水过少。破膜后，测量羊水量少于300ml。

（四）处理要点

1. 终止妊娠 胎儿畸形者行引产术。胎儿无畸形但已成熟依据情况选择剖宫产或缩宫素引产。

2. 期待治疗 适用于无明显胎儿畸形但胎儿尚不成熟者，。

【护理问题】

1. 焦虑 与担心母儿健康有关。

2. 潜在并发症 胎儿窘迫、围生儿死亡。

【护理措施】

（一）一般护理及病情观察

1. 妊娠期观察 加强产前检查，每日吸氧1~2次，勤听胎心，了解胎儿宫内安危情况。

2. 产后观察 仔细检查胎儿有无畸形。产妇留产房观察2h。

（二）对症护理

1. 协助医生终止妊娠 剖宫产者做好术前准备，引产者备好用物。

2. 期待治疗的护理 协助医生完成羊膜腔灌注液体，严格无菌操作，术后密切监护胎儿宫内情况。

（三）心理护理

向孕妇及家属介绍羊水过少的相关知识，对胎儿畸形者进行心理疏导，使其配合治疗及护理，增强治疗信心。

【健康指导】

注意休息，加强营养，保持外阴清洁，防止感染的发生。指导孕妇再次受孕后应加强孕期检查和保健。

第七节 多胎妊娠

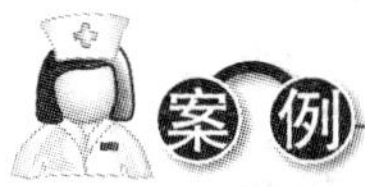

某女士，31岁，停经29周，自觉胎动频繁。产检：宫底在脐与剑突之间，感觉腹部肢体多，胎位触诊不满意，左下腹听诊胎心138次/min，右下腹听诊胎心153次/min。

问题：（1）该孕妇可能有哪些护理问题？

（2）应做好哪些护理措施？

【疾病概述】

一次妊娠同时有2个或2个以上胎儿者，称为多胎妊娠（multiple pregnancy），以双胎妊娠最多见。多胎妊娠的发生与家族史、促排卵药物的应用及辅助生殖技术的开展有关。本节主要介绍双胎妊娠。

【护理评估】

（一）健康史

与孕妇使用促排卵药，辅助生殖技术，家族中有多胎史有关。

（二）身体状况

1. 症状 早孕反应较重，妊娠晚期因子宫增大明显，易出现压迫症状，如呼吸困难、腰背疼痛、下肢水肿及静脉曲张等。

2. 体征 腹部检查见腹围及宫底高度大于妊娠月份，可触及多个胎极体，在腹部的不同部位可听到两个速率相差>10次/min胎心音。

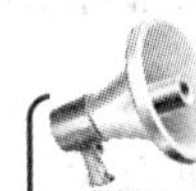

知识链接

双胎妊娠分为双卵双胎和单卵双胎。两个卵细胞同时分别受精形成的双胎妊娠称双卵双胎。双卵双胎约占2/3。由一个卵细胞受精后分裂而成的双胎称单卵双胎，单卵双胎约占1/3，双胎妊娠孕产妇的并发症及围生儿病死率高于单胎妊娠，属于高危妊娠。

（三）心理-社会状况

孕妇及家属既为孕育双胎而兴奋，又为担心母儿的安危而不安。

（四）辅助检查

B超检查 在孕7～8周时可见两个妊娠囊，孕13周后可显示两个胎头和躯干的影像。

【护理问题】

1. 潜在并发症 妊娠高血压疾病、羊水过多、前置胎盘、胎盘早剥、胎膜早破、早产、产后出血。

2. 焦虑及舒适改变 与担心自身及胎儿的安全及子宫大于妊娠月份出现压迫症状有关。

【护理措施】

（一）一般护理

嘱孕妇多卧床休息，左侧卧位，呼吸困难者取半卧位。进食高维生素、高蛋白的食物，增加钙、铁、叶酸的供给。

（二）病情观察

1. 妊娠期观察 增加产前检查次数，及早发现异常并及时治疗。

2. 分娩期观察 定时听诊胎心音，观察宫缩情况、产程进展情况出现胎异常立即报告医生。

3. 产后观察 注意预防产后出血、产后感染等。

（三）对症护理

1. 第一产程 密切观察宫缩、胎心音变化，作好一切抢救准备。

2. 第二产程 第一个胎儿不宜娩出过快，以防发生胎盘早剥；第一个胎儿娩出后立即断脐，以防第二个胎儿失血；协助固定第二个胎儿为纵产式。第二个胎儿前肩娩出后，遵医嘱及时使用缩宫素，预防产后出血。

3. 第三产程 第二个胎儿娩出后，立即在腹部放置沙袋24h，预防产后循环衰竭。

（四）心理护理

提供心理支持，耐心解答他们提出的问题，提供双胎妊娠的相关保健知识，树立孕产妇对妊娠、分娩的信心，以便更好配合治疗及护理。

【健康指导】

（1）加强孕期营养，注意补充钙、铁、叶酸等物质，保证两个胎儿生长发育的需要，增加产前检查次数。

（2）妊娠期注意休息，嘱患者取左侧卧位。妊娠晚期避免增加腹压活动，预防早产，若胎膜早破，指导其取平卧位，并及时送医院。

（3）正确指导母乳喂养方法及相关新生儿护理知识。

第八节 高危妊娠

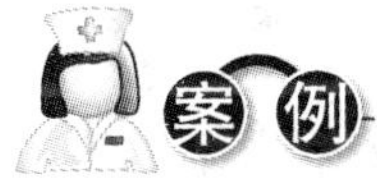

某女，34岁，婚后8年未孕，经治疗后妊娠，现停经32周，定期进行产前检查：腹围、宫高与妊娠月份相符，骶右前位，胎心148次/min，骨盆外测量未发现异常。

问题：（1）该孕妇的高危因素有哪些？

（2）怎样护理该孕妇？

【疾病概述】

妊娠期有某种并发症或致病因素可能危害母儿健康或引起难产的妊娠，称为高危妊娠（high risk pregnancy）。具有高危妊娠因素的孕妇称高危孕妇。加强婚前、孕前保健工作，降低高危妊娠发生率，加强高危妊娠的监护和管理，选择对母儿有利的分娩方式，有计划地适时分娩，可降低高危妊娠对母儿的危害。

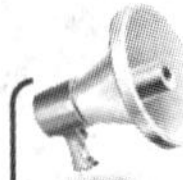

知识链接

高危妊娠的范畴

①孕妇年龄<16岁或≥35岁。②有异常孕产史，如自然流产、异位妊娠、早产、死胎、异常分娩、死产、新生儿有异常等。③此次妊娠有妊娠并发症，如妊娠期高血压疾病、前置胎盘、胎盘早剥、过期妊娠、羊水量异常等。④有妊娠合并症，如心脏病、肾脏病、糖尿病、病毒性肝炎、甲状腺功能亢进等。⑤有可能发生难产者，如产道异常、胎位异常、多胎妊娠、巨大胎儿等。⑥妊娠早期接触大量放射线、化学毒物或服用过对胎儿有影响的药物。⑦高龄初产、婚后多年不孕经治疗后妊娠。⑧胎盘功能不全。⑨盆腔肿瘤或曾有过盆腔手术史。

【护理评估】

（一）健康史

了解孕妇的职业、年龄、婚育史、手术史以及本次妊娠经过。

（二）身体状况

高危妊娠孕妇可能出现以下表现。

1. 全身检查 身高<140cm；体重<40kg或>80kg，孕晚期每周体重增加>500g；血压≥140/90mmHg；有心、肾等重要脏器病变。

2. 腹部检查 胎位异常；胎心率若持续>160次/min或<120次/min；宫高和腹围与孕周不相符；妊娠足月估计胎儿体重<2500g或≥4000g。

3. 骨盆测量 骨盆形态异常。

4. 分娩期情况 有产力异常、胎儿异常等。

（三）心理－社会状况

因担心自身的健康状况及胎儿的安危，表现出焦虑、恐惧。部分孕妇对医生治疗建议不理解而产生矛盾心理。

（四）辅助检查

B超检查、胎儿电子监护、胎儿心电图、羊膜镜检查、胎儿头皮血pH测定、胎盘功能检查。抽取羊水检查胎儿肺、肾、肝、唾液腺及皮肤的成熟度。

（五）处理要点

注意休息，加强营养，改善缺氧，加强监护，适时终止妊娠，保证母儿安全。

【护理问题】

1. 潜在并发症 胎儿生长受限、胎儿窘迫

2. 知识缺乏 缺乏预防、监测高危妊娠的相关知识。

3. 焦虑 与担心自身健康和胎儿安危有关。

【护理措施】

（一）一般护理

1. 加强饮食指导 指导孕妇食用高蛋白饮食，补充足够的维生素、钙、铁，必要时可静脉滴注葡萄糖及氨基酸。

2. 合理安排休息与活动 保证充足睡眠，取左侧卧位。适度活动，运动以散步为宜，不宜过劳。

（二）病情观察

1. 孕妇的监护 对有不良孕产史及妊娠并发症、合并症者，应加强产前检查及病情监护。及时发现异常并报告医生，必要时住院观察。

2. 监测胎儿宫内情况 测量子宫底高度及腹围，听诊胎心。自妊娠30周开始指导孕妇自我监测胎动，于每天早、中、晚嘱孕妇各数1h胎动，若<10次/12h，或较原胎动平均数少50%，提示胎儿缺氧。必要时行B超检查、胎儿电子监护、了解胎儿宫内情况及胎盘情况。

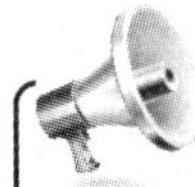

知识链接

高危妊娠产程的处理

第一产程给予氧气吸入，严密观察胎心音，尽量不用镇静、麻醉药物，以免抑制新生儿呼吸，做好新生儿窒息的抢救准备。第二产程配合医生行阴道助产手术，缩短产程。第三产程使用宫缩剂、抗生素，防产后出血和感染。

（三）对症护理

1. 胎盘功能减退者间歇吸氧 3次/日，每次30min。

2. 提高胎儿对缺氧的耐受力 遵医嘱缓慢静脉滴注10%葡萄糖500ml加入维生素C 2.0g。

3. 预防早产 遵医嘱使用宫缩抑制剂。

4. 协助终止妊娠 阴道分娩者，做好用物准备。剖宫产术者，做好术前准备。胎儿未完全成熟而需终止妊娠者，在终止妊娠前使用地塞米松促进胎儿肺成熟，预防新生儿呼吸窘迫综合征发生。

5. 产褥期 对产妇、新生儿，加强监护。

（四）心理护理

为孕妇创设安静、舒适的休息环境。指导并鼓励家属在生活、情感上给予孕产妇更多的理解与关爱。

【健康指导】

（1）向孕妇及家属介绍高危妊娠对母儿的影响，做好婚前及孕前保健，对不宜结婚或不宜生育者做好解释、说服工作。

（2）妊娠期建立健康的生活方式，有规律作息，嘱孕妇增加产前检查次数，主动配合检查和治疗，发现异常及时就诊。

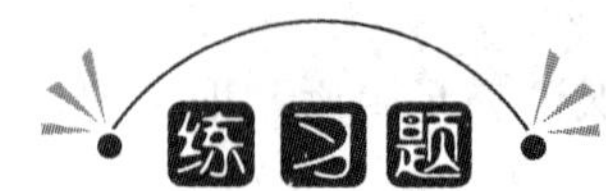

1. 先兆流产与难免流产的主要鉴别点是

A. 早孕反应是否存在　　B. 腹痛的程度　　C. 妊娠免疫实验

D. B 超检查是否见胎心搏动　　E. 宫颈口是否已开大

2. 对于不全流产孕妇，一经确诊，护士需

A. 嘱孕妇休息　　B. 减少刺激

C. 加强心理护理，增强保胎信心　　D. 继续监测胚胎发育情况

E. 及时做好清除宫内残留组织的准备

3. 可确诊输卵管妊娠流产或破裂的辅助检查是

A. 妊娠试验　　B. 腹部检查　　C. 血常规检查

D. X 线检查　　E. 后穹隆穿刺

4. 对前置胎盘患者进行产科检查，下列叙述错误的是

A. 先露高浮　　B. 胎方位清楚　　C. 胎心正常

D. 子宫大小与停经月份一致　　E. 子宫大于停经月份

5. 胎盘早期剥离的主要病理变化是

A. 底蜕膜出血　　B. 胎盘血管痉挛　　C. 包蜕膜出血

D. 真蜕膜出血　　E. 胎盘边缘血窦出血

6. 妊娠高血压疾病的基本病理变化是

A. 全身小动脉痉挛　　B. 脑血管痉挛　　C. 肾小血管痉挛

D. 胎盘血管痉挛　　E. 冠状动脉痉挛

7. 应用硫酸镁治疗，最早出现的中毒反应是

A. 呼吸加快　　B. 膝反射迟钝或消失　　C. 心率减慢

D. 尿量增加　　E. 膝反射亢进

8. 羊水过多是指妊娠的任何时间羊水量超过

A. 1000ml　　B. 1500ml　　C. 2000ml

D. 2500ml　　E. 3000ml

9. 妊娠满 28 周不满 37 周终止者，称为

A. 流产　　B. 早产　　C. 足月产

D. 过期产　　E. 难产

10. 以下各项不属于高危妊娠范畴的是

A. 有剖宫产史　　B. 双胎妊娠　　C. 30 岁初孕妇
D. 过期妊娠　　E. 胎盘功能不全

11. 监测胎儿安危简单有效的方法是
A. 胎动计数　　B. 测胎盘激素的分泌　　C. 羊膜镜检查
D. 胎儿电子监测仪　　E. 胎儿头皮血 pH 测定

12. 某女士，30 岁，停经 50 天，阴道流血 1 天，血量多于月经，鲜红色，伴有下腹部坠痛。妇查子宫增大如孕 50 天大小。宫颈内口可容 1 指，阴道有活动性出血，妊娠试验（+）。此妇女断最大可能性是
A. 宫外孕　　B. 先兆流产　　C. 过期流产
D. 感染性流产　　E. 难免流产

13. 某女士，停经 60 天，阴道出血 2 天，量如月经量，伴下腹部阵发性疼痛，1h 前见有肉样组织排出。检查：子宫增大如孕 45 天大小，宫颈口已扩张，见有胚囊堵塞于子宫颈内口。首先考虑为
A. 宫外孕　　B. 先兆流产　　C. 难免流产
D. 不全流产　　E. 稽留流产

14. 某女士，25 岁，已婚，停经 50 天，晨起排便时突感右下腹部撕裂样疼痛，阴道少量流血。检查：脉搏 110 次/min，血压 70/50mmHg，面色苍白，尿妊娠试验阳性，后穹隆穿刺抽出暗红色不凝固血。应考虑为何种疾病
A. 流产　　B. 先兆流产　　C. 异位妊娠
D. 子宫内膜炎　　E. 功能性子宫出血

15. 某女士，急诊入院，检查：面色苍白，急性失血性病容，血压 60/40mmHg，腹部有明显压痛及反跳痛，叩诊有明显移动性浊音，初步诊断为异位妊娠，准备做剖腹探查，根据患者情况，术前护理哪项不妥
A. 立即给氧并注意保暖　　B. 做好输血准备
C. 迅速建立静脉通道　　D. 立即将患者取半卧位
E. 按腹部手术常规做好准备

16. 某女士，30 岁，妊娠 33 周，无痛性阴道流血 1 天，量如月经量，超声检查为完全性前置胎盘，无宫缩，宫口未开，胎心 150 次/min，血压 100/80mmHg，应立即采取的措施是
A. 卧床休息　　B. 阴道检查　　C. 灌肠引产
D. 人工破膜　　E. 剖宫产

17. 某孕妇，29 岁，孕 32 周，阴道流血 2 天，量略多于月经量，无腹痛。检查：宫底在脐与剑突之间，腹软，无压痛，骶右前位，胎心好，臀高浮。最佳的确诊检查方法为
A. 肛门检查　　B. 阴道检查　　C. B 超检查
D. 四步触诊　　E. 人工破膜

18. 某女士，孕34周，下楼梯时不慎摔倒，腹部受撞击。引起持续性腹痛，无阴道流血，急诊入院。检查：血压90/50mmHg，下腹部压痛明显，子宫大于妊娠月份，硬如板状，压痛，胎位触不清，胎心音消失，应考虑为

A. 先兆流产　　D. 先兆早产　　C. 前置胎盘

D. 胎盘早期剥离　　E. 先兆子宫破裂

19. 某孕妇，26岁，妊娠35周，抽搐数次急诊入院。检查：血压160/110mmHg，全身水肿，尿蛋白5g/24h，应首先考虑为

A. 子痫前期轻度　　B. 子痫前期重　　C. 子痫

D. 妊娠合并肾炎　　E. 妊娠期高血压

20. 某女士，诊断为子痫前期重度，应用硫酸镁治疗过程中，出现膝反射消失，呼吸约13次/min，尿量20ml/h，此时，除停用硫酸镁外，还应给何种药物

A. 5%葡萄糖　　B. 尼可刹米　　C. 肼屈嗪

D. 低分子右旋糖酐　　E. 10%葡萄糖酸钙

21. 某孕妇，孕1产0，孕37周，诊断“子痫前期轻度”，住院治疗，自诉因担心药物影响胎儿发育，不愿意接受药物治疗，但又怕不服药会使病情加重，威胁胎儿的安全，护理时应首先

A. 测量血压2～4次/日　　B. 安静地休息　　C. 心理护理

D. 观察症状　　E. 观察并发症

22. 某孕妇，27岁，妊娠34周，3h前不慎摔伤，随后出现阵发性腹痛，伴阴道少量流血。检查：宫缩持续35s，间歇5min，枕左前位，胎心140次/min，宫口开大2cm。该孕妇应考虑为

A. 先兆流产　　B. 先兆早产　　C. 早产临产

D. 难免流产　　E. 前置胎盘

23. 初孕妇，26岁，孕43周，平时月经规律，诊断为过期妊娠。推算预产期的方法不包括下列哪项

A. 末次月经　　B. 早孕反应出现和消失时间

C. 产检宫底的高度　　D. 首次出现胎动的时间

E. 孕妇体重

24. 初孕妇，33岁，结婚4年未孕，经治疗后怀孕，现停经24周，感腹部增大明显，胎动频繁。腹部检查；宫底脐上三横指，胎位触不清，右上腹听胎心138次/min，左下腹听胎心152次/min，该孕妇首先应考虑为

A. 巨大儿　　B. 羊水过多　　C. 双胎妊娠

D. 胎儿畸形　　E. 羊水过少

（25～27题共用题干）

某孕妇，28岁，已婚，停经55天，阴道少量流血4天，1h前突感左下腹部剧痛，伴肛门坠胀感，晕厥1次，前来就诊。检查：痛苦面容，脸色苍白，血压80/50mmHg，脉搏

108 次/min，下腹部有明显压痛、反跳痛，以左下腹部为明显。妇科检查：阴道见少量血液，宫颈口闭合，宫颈抬举痛明显，后穹隆饱满、有触痛，子宫稍大、软，子宫左侧扪及边界不清、触痛明显的包块。查尿妊娠试验阳性。

25. 此患者最可能的诊断为

A. 不全流产 B. 先兆流产 C. 难免流产

D. 稽留流产 E. 异位妊娠

26. 对该患者进一步确诊最简单可靠的辅助检查方法是

A. 妊娠实验 B. 阴道后穹隆穿刺 C. 血常规检查

D. 阴道镜检查 E. B 超检查

27. 在对该患者的护理中，错误的是

A. 监测生命体征 B. 保暖、给予吸氧

C. 迅速建立静脉通道，备血 D. 患者取仰卧位，便于腹腔液局限

E. 做好腹部手术常规准备

（28～31 题共用题干）

某孕妇，30 岁，已婚，孕 1 产 0，妊娠 36 周，未定期进行产科检查，1 个月前出现双下肢浮肿，以为是孕妇常见现象未引起重视，4 天前感头晕、头痛，1h 前发生抽搐、昏迷。由家人送入院，途中再次发生抽搐 1 次，持续约 1min，随后进入昏迷。入院检查：血压 150/110mmHg，神志不清，呼吸脉搏正常，双下肢浮肿（＋＋），枕左前位，胎心 150 次/min，腹软，无宫缩。

28. 此患者应考虑为

A. 妊娠期高血压 B. 子痫前期轻度 C. 子痫前期重度

D. 子痫 E. 妊娠合并慢性高血压

29. 为明确各器官受累情况，该患者还应进行下列哪项辅助检查

A. 24h 尿蛋白定量、尿相对密度 B. 血细胞比容，凝血功能检查

C. 肝、肾功能检查 D. 眼底检查，心电图、胎儿、胎盘功能检查

E. 以上都是

30. 此患者首选解痉药物是

A. 硫酸镁 B. 肼屈嗪 C. 普萘洛尔

D. 卡托普利 E. 甲基多巴

31. 对该患者的护理措施，错误的是

A. 将患者置于安静的单人病房，光线宜暗

B. 床边加床挡，防止坠床

C. 取平卧位，头偏一侧

D. 护理治疗集中进行

E. 进高热量、高蛋白饮食

（32～33 题共用题干）

某孕妇，29 岁，停经 48 天，阴道少量流血 3 天，伴腰酸，无明显腹痛，未见肉样组织排出。检查：宫颈口未扩张，子宫增大如孕 48 天大小，妊娠实验阳性。B 超检查可见胎心搏动。

32. 此患者最可能的医疗诊断为

A. 先兆流产　　B. 难免流产　　C. 不全流产

D. 完全流产　　E. 习惯性流产

33. 若患者在保胎中，突然阴道大量流血，腹痛加重。妇科检查：宫颈口已开，可见胚胎组织堵塞在宫颈口，应属于流产的哪一种类型

A. 先兆流产　　B. 难免流产　　C. 不全流产

D. 稽留流产　　E. 完全流产

（王彩霞）

妊娠期合并症患者的护理 第七章

要点导航

◎ **学习要点**

掌握妊娠合并症的护理评估、护理措施及处理原则。

熟悉妊娠合并症的处理和监护。

了解妊娠合并症与妊娠的相互影响。

◎ **技能要点**

让学生能够运用所学知识对妊娠合并症孕产妇实施整体性护理，从而降低孕产妇及围生儿的病死率。

第一节　妊娠合并心脏病

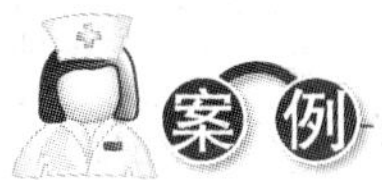

某女士，29 岁，宫内妊娠 38^{+2} 周，气促、乏力，心悸 1 周，不规则腹痛 1h 入院。近 1 周感乏力，轻微活动后心悸、呼吸困难，夜间有时憋醒，不能平卧。体检：脉搏 105 次/min，呼吸 21 次/min，口唇黏膜轻度发绀，双肺底闻及少许湿啰音，心尖部闻及Ⅲ级收缩期杂音。宫高 33cm，腹围 97cm，枕左前位（LOA），胎心 140 次/min，宫缩不规律；肛查：宫口未开，胎膜未破。骨盆外测量正常。B 超估测胎儿体重 3400g。超声心动图示室间隔肌部缺损 0.4cm，右室增大。

问题：该患者出现了什么问题？应如何护理。

【疾病概述】

妊娠合并心脏病（pregnancy complicated with heart disease ）是严重的妊娠合并症，国内发生率为 1.06%，在我国孕产妇死因中居第二位。因妊娠、分娩及产褥期均可加重心脏的负担而诱发心力衰竭，是孕产妇死亡的重要原因之一，目前，在妊娠合并心脏病的孕妇中先天性心脏病居首位，其次是风湿性心脏病。此外，妊娠高血压性心脏病、围生期心肌病、心肌炎、贫血性心脏病也占有一定的比例。心脏病孕产妇死亡的主要原因是心力衰竭和感染。

（一）妊娠、分娩及产褥期对心脏病的影响

1. 妊娠期 随着妊娠的进展，孕妇血容量于妊娠第6～8周开始增加，至妊娠32～34周达高峰，较妊娠前增加30%～45%，随着血容量的增加心率加快，心排血量增加。妊娠晚期子宫增大，膈肌上升，心脏向左上移位，大血管扭曲，这些机械性的变化使心脏的负担进一步加重。

2. 分娩期 分娩期是心脏负担最重的时期。第一产程时由于子宫收缩周围血管阻力和回心血量增加，每收缩1次约有250～500ml血液被挤至体循环，心脏负担增加。第二产程时宫缩更强更频，加之产妇用力屏气，腹肌及骨骼肌收缩，使肺循环压力及腹压增加，使内脏血液大量涌向心脏，所以此期心脏负担最重。第三产程时胎儿娩出，腹压骤减，大量血液向内脏血管涌入，回心血量骤减；另外胎儿胎盘娩出后，胎盘血循环停止，子宫血窦内大量的血液随宫缩进入体循环，使回心血量急剧增加，这两种血流动力学急剧改变，使心脏负担加重，诱发心脏病孕妇出现心力衰竭。

3. 产褥期 产后3日内，除子宫缩复使一部分血液进入体循环外，产妇组织内潴留的液体也开始回到体循环，使血容量再度增加，也容易发生心力衰竭。

因此，妊娠32～34周、分娩期及产褥期的最初3日内是全身血液循环变化最大，心脏负担最重的时期，也是心脏病孕妇最易发生心力衰竭的危险时期，应加强监护。

（二）心脏病对妊娠的影响

心脏病不影响受孕，如心功能正常，大部分孕妇能顺利地度过妊娠期，安全分娩。若较重的心脏病患者妊娠后心功能恶化，易致流产、早产、死胎，胎儿生长受限、胎儿宫内窘迫及新生儿窒息发生率明显增高，围生儿病死率是正常妊娠的2～3倍。

【护理评估】

（一）健康史

（1）评估妊娠前有无心脏病和风湿热的病史；既往心脏病的治疗经过及心功能状态等。

（2）有无呼吸困难、夜间端坐呼吸、咯血、胸闷、胸痛等心功能异常症状。

（3）了解有无妊娠期高血压疾病、重度贫血、上呼吸道感染等诱发心力衰竭的因素。

（二）身体状况

1. 症状评估 心脏病孕妇心功能分级如下。

Ⅰ级：一般体力活动不受限制；

Ⅱ级：一般体力活动稍受限制，活动后心悸、轻度气短，休息时无症状；

Ⅲ级：一般体力活动显著受限制，休息时无不适，轻微日常工作即感不适、心悸、呼吸困难或既往有心力衰竭史者；

Ⅳ级：不能进行任何活动，休息时仍有心悸、呼吸困难等表现。

2. 护理体查 出现Ⅱ级或Ⅲ级以上收缩期杂音；舒张期杂音；严重心律失常；心脏扩大。

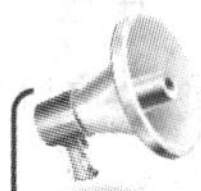
知识链接

心功能Ⅰ～Ⅱ级的妇女可以妊娠，产后可以哺乳；心功能Ⅲ～Ⅳ的妇女不宜妊娠。

早期心衰表现：① 轻微活动后出现胸闷、心悸、气短；② 休息时心率每分钟超过110次，呼吸每分钟超过20次；③ 夜间常因胸闷而坐起呼吸，或到窗口呼吸新鲜空气；④ 肺底部出现少量持续性湿啰音，咳嗽后不消失。

（三）辅助检查

心电图示：心律失常或心肌损害。X线示：显示心脏扩大。超声心动图：显示心肌肥厚、瓣膜运动异常、心内结构畸形等。

（四）心理－社会状况

孕妇常因担心妊娠期间病情加重影响胎儿发育，而感到紧张、恐惧。分娩时宫缩痛及缺氧，使患者烦燥不安。

（五）处理要点

根据心脏病的类型、严重程度及心功能分级确定患者是否能妊娠，对不宜妊娠者应及时终止妊娠，指导其采取避孕措施。可以妊娠者需加强妊娠期检查及监测。妊娠晚期提前选择适宜的分娩方式，心功能较好、胎位正常、宫颈条件良好者可经阴道分娩；而心功能分级Ⅲ～Ⅳ级或有其它并发症者应选择剖宫产。产褥期应注意休息及预防感染。

【护理问题】

1. 知识缺乏 与缺乏妊娠合并心脏病相关知识有关。

2. 焦虑 与担心母儿安危有关。

3. 活动无耐力 与心脏负荷增加有关。

4. 潜在并发症 心力衰竭、感染。

【护理措施】

（一）一般护理

对已妊娠者，加强产前检查，及时了解心脏功能及胎儿情况，发现心衰立即入院治疗。每日保证至少10h睡眠时间，采取左侧卧位或半卧位。进高蛋白、高维生素、低盐、低脂饮食，预防便秘，每周体重增长不超过0.5kg。预防和及时治疗感染、贫血、妊娠期高血压疾病等影响心功能的因素。

（二）病情观察

监测心率、呼吸、出入量及胎动计数，如有发热、心悸、气促、咳嗽、水肿等不适及时报告医生。

（三）对症护理

1. 妊娠期

（1）终止妊娠　心功能Ⅲ～Ⅳ级者不宜妊娠者，孕12周以前行人工流产；妊娠12周后行钳刮术或中期引产；妊娠已达28周以上者，积极防治心衰，应在内科医生配合下严密监护继续妊娠。

（2）心衰防治　注意休息，营养科学合理。如早期心衰者可给予地高辛治疗以减少药物的毒性反应；而妊娠晚期的治疗原则是待心衰控制后再行产科处理。

2. 分娩期

（1）第一产程　提供心理支持，积极与产妇沟通，消除紧张情绪；充分休息，适当镇静；注意控制输液速度，避免增加心脏负担；监测母儿情况及产程进展，做好剖宫产术前准备。

（2）第二产程　应避免孕妇屏气用力，以减轻心脏负担，行会阴侧切阴道助产，缩短第二产程。

（3）第三产程　胎儿娩出后，产妇腹部立即用1kg重的沙袋加压，防止腹压骤降，诱发心衰。沙袋可于产后6h除去。应用缩宫素防止产后出血，但禁用麦角新碱，因其可升高静脉压诱发心衰。必要时输血、输液。

3. 产褥期　产后3日仍是发生心衰的危险期，要求产妇卧床休息；心功能Ⅲ～Ⅳ级者不宜哺乳，及时回乳并指导人工喂养；常规应用抗生素至产后1周。

4. 心理护理　加强心理护理，避免孕妇情绪紧张和过度激动，保持心情愉快。

【健康指导】

（1）心功能达Ⅲ级或以上、有心衰史者不宜妊娠，指导选择有效的避孕方法或绝育。

（2）按产妇心功能情况的不同，帮助制订家庭康复计划，指导婴儿的喂养及护理。教会产妇心功能自我监护方法。

（3）产后宜观察2周才能出院，定期复查。出院后注意休息，避免过渡劳累。预防感染，保持外阴的清洁干燥。

考点提示

1.心功能分级。

2.妊娠合并心脏病的健康指导。

第二节　妊娠合并糖尿病

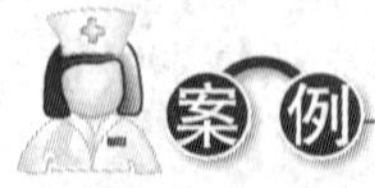

某女士，29岁，停经29周，自觉“多饮、多食、多尿”近1月，于今晨来做产前检查。查体：血压正常，胎心145次/min，尿糖（++），血糖13.7mmol/L，B超提

示：胎儿较妊娠孕周大。

问题：（1）该患者出现了什么问题？应做哪些检查？

（2）如何护理该孕妇？

【疾病概述】

妊娠合并糖尿病（gestational diabetes mellitus，GDM）是一组以血糖升高为特征的全身性代谢病，包括两种情况，一种是妊娠前已有糖尿病，称糖尿病合并妊娠；另一种为妊娠后才发生或首次发现糖尿病，称妊娠期糖尿病。妊娠糖尿病患者以后者为主，占80%以上。近年GDM发病率有增高的的趋势。

（一）妊娠对糖尿病的影响

1. 妊娠期 孕早期因胎儿从母体获取葡萄糖，孕妇对葡萄糖的利用增加及从尿中排糖量增加使空腹血糖较低，易发生低血糖。孕晚期因胎盘分泌各种抗胰岛素样物质增加使部分胰岛素分泌受限的孕妇失代偿，致原有糖尿病加重或出现妊娠期糖尿病。

2. 分娩期 因子宫收缩导致体内消耗大量的糖原，产妇进食减少，易发生酮症酸中毒。

3. 产褥期 由于胎盘娩出，胰岛素的需求量减少，应调整胰岛素的量。

（二）糖尿病对妊娠的影响

1. 对孕妇的影响 高血糖可致胚胎发育异常或死亡。易并发妊娠期高血压疾病、羊水过多、感染、产后出血及手术产发生率高。

2. 对胎儿及新生儿影响 易出现巨大儿，还可导致胎儿生长受限、死胎、早产、畸形；新生儿易出现呼吸窘迫综合征、低血糖，致新生儿病死率增加。

【护理评估】

（一）健康史

了解有无糖尿病家族史、患病史，诊疗情况。既往孕产史，有无异常分娩史，如巨大儿、畸形儿、新生儿低血糖史。

（二）身体状况

1. 症状评估 了解妊娠期间有无多饮、多食、多尿、体重减轻等糖尿病症状。是否出现过面色苍白、出冷汗、头晕、心悸等低血糖反应及恶心、呕吐、视力模糊、呼吸带烂苹果味等酮症酸中毒症状。了解有无高血压、巨大儿、羊水过多、外阴瘙痒、乳腺炎等合并症的情况。

> **知识链接**
>
> 妊娠合并糖尿病的诊断标准：2次或2次以上空腹血糖≥5.8mmol/L者。

2. 护理体查 重点检查眼睛、皮肤、乳房及外阴、阴道、尿道有无感染。

（三）辅助检查

1. 尿糖、尿酮体监测 阳性者进一步做糖筛查及空腹血糖。

2. 空腹血糖 血糖是诊断糖尿病和监测糖尿病病情的重要指标。2 次或 2 次以上 ≥5.8mmol/L，诊断为糖尿病。

3. 糖筛查试验 在妊娠 24 ~28 周进行，将 50g 葡萄糖粉溶于 200ml 温水中，5min 内喝完，1h 后测血糖。阳性者需检查空腹血糖。

4. 葡萄糖耐量试验（OGTT） 要求禁食 12h，口服葡萄糖粉 75g，测空腹血糖及服糖后 1h、2h、3h 4 次血糖，其正常上限为：空腹 5.6mmol/L、1h 10.3mmol/L、2h 8.6mmol/L、3h 6.7mmol/L. 两项或两项以上达到或超过正常值，可诊断为妊娠期糖尿病，仅一项高于正常值，诊断为糖耐量异常。

（四）心理 – 社会状况

多数孕妇在未发现糖尿病前心态良好，诊断后常因饮食的控制、血糖的监测及胰岛素的使用、担心胎儿安危及发生畸形的可能，常有焦虑不安的表现。

（五）处理要点

严格控制血糖，防止营养失调；防止低血糖休克和酮症酸中毒；加强胎儿监护，防止围生儿受伤。

【护理问题】

1. 知识缺乏 缺乏饮食控制及胰岛素治疗的的相关知识。

2. 有感染的危险 与糖尿病孕妇抵抗力下降有关。

3. 有胎儿受伤的危险 与糖尿病引起巨大儿、畸形儿、新生儿呼吸窘迫综合征有关。

4. 潜在并发症 酮症酸中毒等。

【护理措施】

（一）一般护理

加强产前检查，指导孕妇注意卫生。孕产妇易出现感染，护理过程中要加强口腔、皮肤、会阴部、乳房的清洁。

（二）病情观察

（1）重点监测尿糖、尿酮体、血糖及胎儿宫内发育情况，及早发现胎儿畸形及巨大胎儿。

（2）了解有无妊娠高血压疾病、低血糖反应、酮症酸中毒症状的出现。

（3）产后注意观察体温、子宫复旧、恶露及乳房情况，预防产后出血，如有异常及时处理和报告医生。

直通护考

妊娠合并糖尿病孕妇娩出胎儿30min后应给新生儿滴服

A．5%葡萄糖

B．10%葡萄糖

C．25%葡萄糖

D．15%葡萄糖

E．50%葡萄糖

答案：C

（三）对症护理

1. 饮食控制 是糖尿病的主要治疗方法，适当增加蔬菜、豆制品、维生素、钙、铁等的摄入。保证血糖维持在 6.11 ~7.77mmol/L，孕妇无饥饿感为理想。

2. 胰岛素治疗 因口服降糖药可通过胎盘影响胎儿发育，不宜使用。当控制饮食后血糖控制不理想时，主张胰岛素治疗。常采用皮下注射，如果出现酮症酸中毒可在监测条件下静脉用药。使用胰岛素期间务必仔细观察用药反应，避免出现低血糖反应。

3. 分娩期处理 选择剖宫产者术前3h要停用胰岛素，以防新生儿发生低血糖；选择阴道分娩，要注意防止产程过长，应在12h内结束分娩。

4. 产褥期处理 胎盘娩出后，体内抗胰岛素物质急剧减少，大部分患者不再需要胰岛素治疗。大多产妇可在产后1～2周血糖恢复正常。

5. 新生儿处理 按高危新生儿护理，给予保暖和吸氧，及早开奶，定时喂服葡萄糖水。

（四）心理护理

向孕妇及家人介绍妊娠合并糖尿病的相关知识，鼓励其配合治疗，减轻焦虑不安心理。

【健康指导】

（1）介绍有关糖尿病的知识，指导患者积极预防糖尿病的危险因素，改变不健康的生活方式，合理膳食，积极参加运动锻炼，减少肥胖。

（2）运动指导选择一些有氧运动，餐后1h进行，避免过度劳累而致低血糖反应。

（3）指导患者定期进行尿糖和血糖测定。

第三节　妊娠合并贫血

某女士，28岁，孕3产0，孕33^{+2}周，因疲劳、乏力、头晕眼花5天就诊。

体查：面色苍白，贫血貌，心肺（－），宫高31cm，枕左前位，胎心146次/min，下肢无浮肿。实验室检查：血红蛋白56g/L，红细胞计数$2.80\times10^{12}/L$，白细胞计数$5.70\times10^{9}/L$，血小板计数$106\times10^{9}/L$。B超提示胎儿发育无异常。

问题：该患者出现了什么问题？如何护理该患者？

【疾病概述】

妊娠合并贫血（pregnancy complicated with anemia）是妊娠期常见并发症之一。当红细胞计数＜3.5×1012/L，或血红蛋白＜100g/L，或血细胞比容在0.30以下时，可诊断为妊娠合并贫血。其中以缺铁性贫血最常见，其次是叶酸或维生素B_{12}缺乏引起的巨幼红细胞性贫血。

（一）贫血对妊娠的影响

轻度贫血一般影响不大，但中、重度贫血可降低孕妇的抵抗力，对出血的耐受力降低，分娩及剖宫产手术风险增高，严重可危及孕产妇生命，还可导致子宫缺血，影响胎儿的正常发育，胎儿可出现宫内发育迟缓、窘迫、死胎、早产、新生儿窒息等。

（二）妊娠对贫血的影响

妊娠期会出现生理性贫血；因胎儿对铁剂的需求量增加，妊娠期贫血会加重。

【护理评估】

（一）健康史

评估孕前有无月经过多、寄生虫病或消化道疾病等慢性失血史。有无妊娠呕吐或慢性腹泻、双胎、铁质吸收不良、偏食等导致营养不良和缺铁病史。

（二）身体状况

1. 症状评估 了解孕妇有无面色苍白、头晕、眼花、耳鸣、心悸、气短、乏力、等贫血症状；了解有无手趾、脚趾麻木，易出血、感染等特殊症状。

2. 护理体查 可见皮肤黏膜苍白、指甲脆薄、毛发干燥、口腔炎等。

（三）辅助检查

1. 血常规检查 缺铁性贫血为小细胞低色素性贫血；巨幼红细胞性贫血呈大细胞性贫血；再生障碍性贫血以全血细胞减少为特征。

2. 血清铁浓度测定 血清铁 <6. 5μmol/L。

3. 骨髓检查 缺铁性贫血示红细胞系增生，分类见中、晚幼红细胞增多，含铁血黄素及铁颗粒减少或消失；巨幼红细胞性贫血骨髓红细胞系统明显增生；再生障碍性贫血示多部位增生减低，有核细胞少。

（四）社会心理状况

孕妇因担心胎儿及自身健康而焦虑。

（五）处理要点

积极纠正贫血，预防感染，防止胎儿生长受限、胎儿窘迫等并发症发生。

> **直通护考**
>
> 孕妇，27岁，妊娠8周，早孕反应重，皮肤黏膜苍白，无力、头晕、气短。实验室检查：血红蛋白＜100g / L，血细胞比容＜0.03，血清铁6.0μmol / L。该患者最可能的诊断是
>
> A．妊娠合并贫血
>
> B．妊娠合并心脏病
>
> C．妊娠合并糖尿病
>
> D．妊娠合并肝炎
>
> E．妊娠合并高血压
>
> 参考答案：A

【护理问题】

1. 知识缺乏 与缺乏妊娠合并贫血的知识有关。

2. 活动无耐力 与贫血引起的疲倦有关。

3. 有胎儿受伤的危险 与母体贫血，供应胎儿氧及营养物质不足有关。

【护理措施】

（一）一般护理

1. 适当活动与休息 注意休息、加强孕期营

养，补充高铁、高蛋白、高维生素 C 的食物。

2. 预防感染 加强口腔、外阴、尿道的卫生清洁；接生过程严格无菌操作，产后做好会阴护理，按医嘱给予抗生素预防感染。

（二）病情观察

观察治疗后症状改善情况，注意体温变化及胎动、胎心变化，有异常应及时报告医师。

（三）对症护理

1. 补充铁剂 首选硫酸亚铁，同时服维生素或稀盐酸，宜饭后服用。

2. 补充叶酸 巨幼红细胞性贫血者可每日口服叶酸。

3. 输血 如 Hb < 60 g/L，可多次输浓缩红细胞或新鲜全血。

4. 产科处理 如果胎儿情况良好，宜选择经阴道分娩，必要时可行阴道助产以缩短第二产程。产后应用宫缩剂防止产后出血，并给予抗生素预防感染。

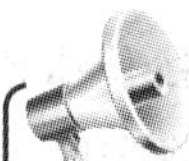

知识链接

小儿、成人缺铁性贫血，孕妇合并缺铁性贫血治疗均选口服硫酸亚铁，服用时间为餐后。

（四）心理护理

告知孕妇积极治疗可防止胎儿损伤，减少思想顾虑，缓解不安情绪。

【健康指导】

（1）孕前应积极治疗失血性疾病，如月经过多等，以增加铁的储备。

（2）注意孕期营养，多吃木耳、紫菜、动物肝脏、豆制品等含铁丰富的食物，12 周起应适当补充铁剂，服铁剂时禁忌饮浓茶。

（3）定期产检，发现贫血及时纠正。

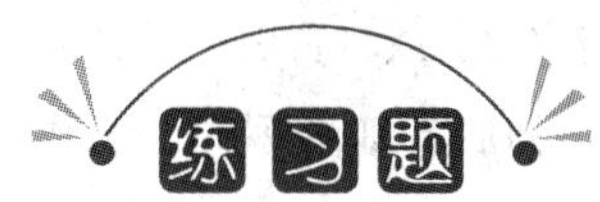

1. 妊娠合并心脏病，其发病率最高的是

   A. 先天性心脏病　　B. 贫血性心脏病

   C. 高血压心脏病　　D. 风湿性心脏病

   E. 围生期心脏病

2. 妊娠对糖尿病的影响，下述哪项正确

   A. 孕早期抗胰岛素分泌显著增多　　B. 孕中晚期抗胰岛素分泌正常

   C. 孕期尿糖不能正确反映病情　　D. 孕期糖尿病不易发生酮症酸中毒

   E. 孕期糖耐量试验无明显变化

3. 孕妇，32 岁，孕 1 产 0，宫内妊娠 34 周。因疲劳乏力、胸闷、头晕眼花而就诊。实验室检查：血红蛋白80g/L，白细胞计数6.5×10^9/L，血小板计数110×10^9/L。首选哪项治疗

A. 输血等准备后终止妊娠
B. 补充铁剂，改善贫血，继续妊娠
C. 人工破膜引产
D. 缩宫素静脉滴注引产
E. 抗生素预防感染

4. 初产妇，29岁，足月妊娠，合并风湿性心脏病，心功能Ⅱ级。检查：枕左前位，胎心率正常，无头盆不称，决定经阴道分娩。其产程处理，下列哪项正确

A. 产妇取平卧位休息
B. 出现心衰征象时吸氧
C. 第二产程鼓励产妇屏气用力
D. 胎肩娩出后腹部放置砂袋并用腹带包扎固定
E. 产后常规注射麦角新碱，预防产后出血

5. 某孕妇，34岁，初次妊娠，孕16周出现心悸、气短，经检查发现心功能属于Ⅱ级。经过增加产前检查次数，严密监测孕期等，目前孕37周，自然临产。该产妇在分娩期应注意的问题中，描述错误的是

A. 常规吸氧
B. 胎盘娩出后，腹部放置沙袋
C. 注意保暖
D. 注意补充营养
E. 可采取产钳助产，减少用力时间

6. 上述产妇的体位最好是

A. 平卧位
B. 右侧卧位
C. 左侧卧位
D. 半卧位
E. 随意卧位

7. 某孕妇，36岁，孕8周，从事家务劳动后感胸闷，气急，心跳，近周来半夜常因胸闷而需起床。查：心率117次/min，呼吸21次/min，心界向左侧扩大，心尖区有Ⅲ级收期缩期杂，性质粗糙，肺底有细湿啰音，下肢浮肿（+）。处理应是

A. 加强产前监护
B. 限制食盐摄入
C. 立即终止妊娠
D. 积极控制心衰，继续妊娠
E. 控制心衰后行人工流产术

8. 初孕妇，31岁，孕20周，有风湿性心脏病史，无心衰史，诉昨日受凉后出现胸闷．气急咳嗽，夜间不能平卧，检查心率122次/min，下肢水肿。处理应是

A. 立即行剖宫产术
B. 控制心衰后静脉滴注缩宫素
C. 积极控制心衰，继续妊娠
D. 控制心衰后行剖宫产术
E. 静脉滴注缩宫素引产

（蔡艳芳）

第八章 异常分娩妇女的护理

要点导航

◎ **学习要点**

掌握产力异常、产道异常及胎儿异常之间的相互关系及护理评估与护理措施。

熟悉产力异常、产道异常及胎儿异常的临床表现及治疗原则。

了解产力异常、产道异常及胎儿异常三种异常分娩对母儿的影响。

◎ **技能要点**

应用所学知识能够配合医生做好异常分娩的护理。

决定分娩的因素有产力、产道、胎儿及产妇的精神心理因素，任何一个或一个以上因素有异常以及各因素之间相互不能适应，而使分娩进展受到阻碍时，称为异常分娩，或称难产。顺产与难产在一定的条件下可以相互转化，若观察和处理得当，难产可以转变为顺产，若处理不当，顺产也可以转变为难产（图 8 - 1）。

因此，要了解导致难产的各种因素，才能及时正确处理，保证母儿的安全。

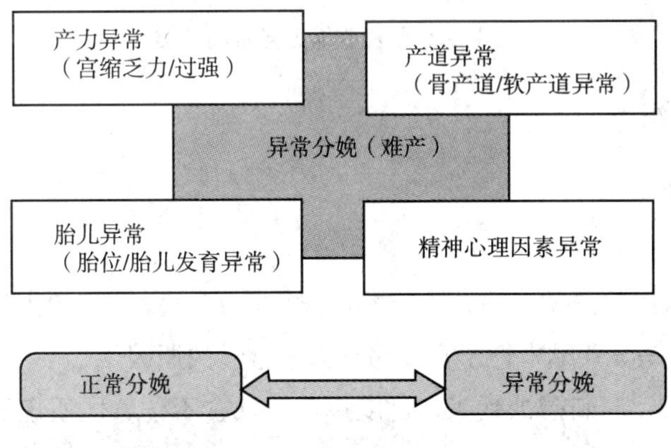

图 8 - 1　分娩各因素之间的关系

第一节　产力异常

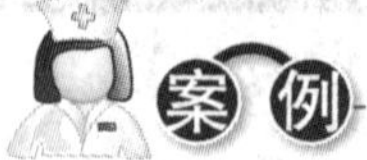

某孕妇，25岁，因停经40周，规律腹痛4h入院。腹部检查：腹部膨隆，宫高33cm，腹围92cm，枕右前位，先露入盆，胎心音142次/min。入院后产程进展缓慢，宫缩30~40s/5~6min，宫缩高峰时宫体隆起不明显，用手指压宫底部肌壁仍可出现凹陷。诊断为协调性宫缩乏力。

问题：该孕妇出现哪些护理问题？应采取哪些护理措施？

【概述】

产力异常常见的是子宫收缩力异常。在分娩过程中，子宫收缩的节律性、对称性、极性不正常或频率、强度发生改变，称为子宫收缩力异常。子宫收缩力异常分为子宫收缩乏力和过强两种，每类又分为协调性和不协调性子宫收缩。若产程一开始就表现为宫缩乏力称为原发性宫缩乏力；若产程开始时宫缩正常，在产程进展到某一阶段收缩转弱，称为继发性宫缩乏力（图8－2）。

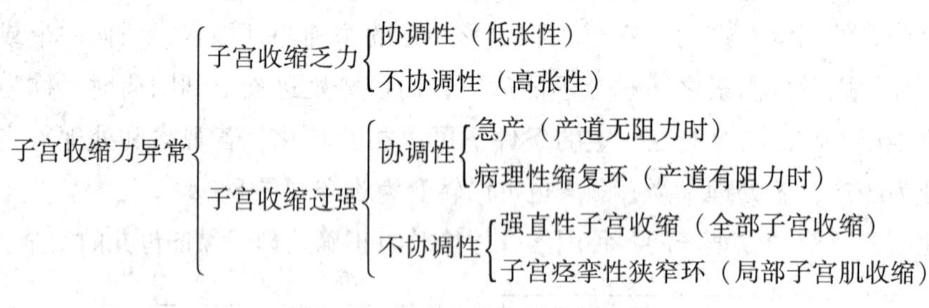

图8－2　子宫收缩力异常的分类

一、子宫收缩乏力

【护理评估】

（一）健康史

1. 头盆不称或胎位异常　胎儿先露不能紧贴子宫下段及宫颈内口，不能反射性引起有效子宫收缩，是导致继发性子宫收缩乏力最常见的原因。

2. 全身性因素　产妇精神紧张、过度疲劳、饮食不佳、体质虚弱、慢性疾病等均影响子宫收缩。

3. 子宫因素　子宫发育不良、子宫畸形、子宫壁过度膨胀、经产妇子宫肌纤维变性、子宫肌瘤等，均能引起子宫收缩乏力。

4. 内分泌失调　临产后，产妇体内雌激素、缩宫素、前列腺素、乙酰胆碱等分泌不足，孕激素下降缓慢、子宫肌敏感性降低，收缩力减弱。

5. 其他 第一产程后期过早使用腹压，或膀胱充盈影响胎先露下降，可导致继发性宫缩乏力。

（二）对母儿影响

1. 对母体的影响 可发生脱水、酸中毒、低钾；盆底受压过久，形成生殖道瘘；子宫收缩乏力致产后出血；增加感染机会。

2. 对胎儿及新生儿影响 易发生胎儿窘迫、新生儿窒息或死亡，使围生儿病死率增高。

（三）身体状况

1. 协调性子宫收缩乏力 其特点是子宫收缩具有正常节律性、对称性和极性，但弱而无力，持续时间短，间歇时间长。当子宫收缩达极期时，用手压宫底部肌壁仍可出现凹陷。先露下降及宫口扩张缓慢，产程延长。产妇出现疲劳，肠胀气、尿潴留等。

2. 不协调性子宫收缩乏力 其特点是子宫收缩失去正常节律性、对称性和极性；宫缩兴奋点来自子宫的一处或多处，节律不协调，宫缩时子宫下段较子宫底部强，间歇时子宫壁不能完全松弛。这种宫缩属无效宫缩。但产妇自觉腹痛剧烈，精神紧张，烦躁不安，肠胀气等。产科检查：下腹压痛、胎位触不清、胎心不规律。可出现胎儿窘迫。

3. 宫颈扩张曲线异常

（1）潜伏期延长 从规律宫缩开始至宫颈口扩张不足3cm为潜伏期，初产妇正常为8～16h，如超过16h为潜伏期延长。

（2）活跃期延长、停滞 从宫口扩张3cm至宫口开全称活跃期，初产妇正常约需4h，最大时限8h，如超过8h称活跃期延长。进入活跃期后，宫口不再扩张达2h以上，称活跃期停滞。

（3）第二产程延长、停滞 初产妇第二产程超过2h，经产妇超过1h，为第二产程延长（图8－3）。

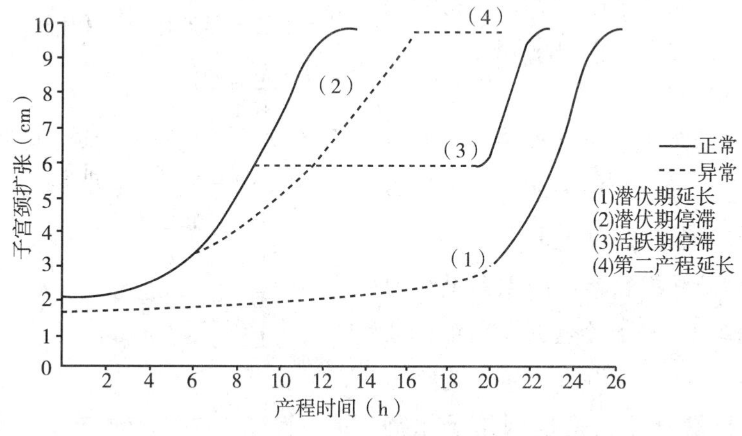

图8－3 异常的宫颈扩张曲线

（4）胎头下降延缓　活跃晚期及第二产程，胎头下降速度初产妇<1.0cm/h，经产妇<2.0cm/h，称为胎头下降延缓。

（5）胎头下降停滞　活跃期晚期胎头停留在原处不下降达1h以上，称为胎头下降停滞。

（6）滞产　总产程超过24h。

（四）心理-社会评估

产妇及家属因临产时间长未能分娩而感到焦虑，同时担心自身和胎儿的安全。

（五）辅助检查

B超了解骨盆、胎位、胎儿大小等情况。

（六）处理要点

1. 协调性子宫收缩乏力　寻找病因，针对病因进行适当处理。

2. 不协调性子宫收缩乏力　调节子宫收缩，恢复其节律性和极性。

【护理问题】

1. 焦虑　与产程延长，担心自身及胎儿安全有关。

2. 疲乏　与产程延长、孕妇体力消耗、水电解质紊乱有关。

3. 潜在并发症　产程延长、胎儿窘迫、产后出血。

【护理措施】

（一）一般护理

指导产妇安静休息，消除顾虑，保存体力。鼓励进食，补充水份、营养，必要时静脉补液，纠正脱水，酸中毒。产妇过度疲劳者，缓慢静脉注射地西泮10mg或肌内注射哌替啶100mg。

（二）病情观察

（1）观察宫缩、胎心率及孕妇生命体征变化。

（2）对使用缩宫素的产妇，要持续评估宫缩、宫口扩张及先露下降情况。

（三）对症护理

1. 加强子宫收缩　协调性子宫收缩乏力应加强子宫收缩。常用方法有：①排空充盈的膀胱、灌肠；②刺激乳头；③人工破膜；④静脉滴注缩宫素，根据宫缩情况调节剂量和滴速，一般不超过40滴/min，以宫缩持续40~60s，间隔2~4min为宜。

2. 纠正异常宫缩　遵医嘱给予镇静剂，如哌替啶100mg，确保产妇充分休息，使子宫收缩恢复为协调性。

考点提示

1.协调性子宫收缩乏力的主要原因和临床表现。

2.异常产程的相关概念。

直通护考

宫缩乏力对母体的影响，与哪项无关

A．影响休息、进食

B．导致肠胀气

C．产程缩短

D．引起产后出血

E．易引起产褥感染

答案：C

3. 做好手术准备 经处理后宫缩未能恢复正常或伴有胎儿窘迫征象，应协助医生做好阴道助产或剖宫产术前准备。

4. 预防产后出血 胎儿前肩娩出立即肌内注射缩宫素10U或麦角新碱0.2mg。破膜12h以上或总产程超过24h、肛查或阴道助产操作过多者、手术产者，给抗生素预防感染。

（四）心理护理

鼓励陪伴分娩。提供有关异常分娩的原因和对母儿的影响，解释目前产程进展及其治疗护理程序。

【健康指导】

加强产前教育，让产妇及家属了解分娩过程，认识到过多使用镇静剂会影响宫缩。临产后指导产妇休息、饮食、鼓励排尿、排便。产后注意宫缩情况，指导母乳喂养。

二、子宫收缩过强

【护理评估】

（一）健康史

了解既往有无急产史、梗阻性难产史。强直性子宫收缩常因分娩发生梗阻，或不适当应用缩宫素引起。子宫痉挛性狭窄环多因精神紧张，过度疲劳，滥用缩宫素或粗暴的阴道操作所致。

（二）评估对母儿影响

1. 对母体影响 宫缩过频过强，产程过快，来不及消毒接产，导致软产道损伤、产褥感染；若有梗阻则可发生子宫破裂危及母儿生命；胎儿娩出后子宫肌纤维缩复差，易引起胎盘滞留或产后出血；手术产机会增多。

2. 对胎儿及新生儿影响 可发生胎儿窘迫、新生儿窒息、甚至死亡；胎头急速娩出，引起颅内出血；来不及消毒，新生儿坠地，感染、骨折、外伤等。

（三）身体评估

1. 协调性子宫收缩过强 子宫收缩的节律性、对称性和极性均正常，仅子宫收缩力过频、过强，如无产道梗阻，易发生急产（总产程不足3h，称急产），经产妇多见。若产道梗阻可使子宫体部肌层越来越厚，子宫下段肌层越来越薄，形成病理性缩复环。产妇往往有痛苦面容，大声叫喊。

2. 不协调性子宫收缩过强

（1）强直性子宫收缩 子宫肌层强直性痉挛性收缩，无宫缩间歇或间歇期短，有时可形成病理性缩复环，导致子宫破裂。因宫缩强烈，产妇烦躁不安、持续腹痛、拒按。胎位触诊不清，胎心音听不清。

（2）子宫痉挛性狭窄环　指子宫局部肌肉呈痉挛性不协调性收缩形成的环状狭窄，多出现在子宫上下段交界处，也可发生在胎体某一狭窄部位，如颈、腰部，导致停滞。产妇持续性腹痛、烦躁不安。

（四）心理-社会评估

评估产妇精神状态及其影响因素，是否对分娩高度焦虑、恐惧；了解是否有过异常分娩史；是否有良好的支持系统等。

（五）处理要点

寻找引起宫缩过强的原因，及时纠正。正确处理急产。经处理后宫缩不能恢复或出现胎儿窘迫征象，应行剖宫产术。

【护理问题】

1. 急性疼痛　与过频过强的宫缩有关。

2. 焦虑　与担心自身及胎儿安危有关。

【护理措施】

（一）一般护理

指导产妇休息，减少活动以节省体力；鼓励产妇进食以补充体力消耗。

（二）病情观察

（1）加强产时监护，注意宫缩，尤其是使用宫缩剂的产妇，应专人护理。

（2）产程中应注胎心变化，及时发现，处理胎心变化。

（三）对症护理

（1）遵医嘱使用宫缩抑制剂，必要时协助医师施行手术。

（2）做好接生和抢救新生儿的准备。

（3）正确处理分娩期。分娩时行会阴侧切术，以防会阴撕裂。如有裂伤应及时缝合，预防产后出血。

（4）新生儿护理。急产来不及消毒者，应重新处理脐带，新生儿肌内注射精制破伤风抗毒素 1500U 和抗生素预防感染，注射维生素 K_1 预防颅内出血。

（四）心理护理

临产后多关心、安慰产妇，允许家属陪伴，给予心里上的支持。告知产妇产程进展情况，减轻焦虑和紧张。

【健康指导】

有急产史者在预产期前 1～2 周不宜外出、远行，有条件应提前住院待产。有分娩先兆者嘱左侧卧位休息，不要过早屏气。提倡母乳喂养，加强产后锻炼，指导产妇学会产后保健操，注意乳房及会阴伤口清洁，预防产褥感染。

第二节 产道异常

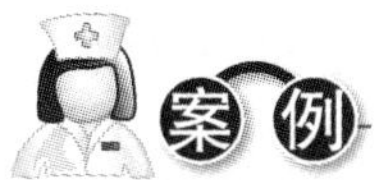

某孕妇身体矮小，匀称，骨盆测量值如下：髂前上棘间径 21cm，髂嵴间径 23cm，骶耻外径 17cm，出口横径 7.5cm。

问题：（1）该孕妇能否正常分娩？

（2）最可能的诊断是什么？

【概述】

产道异常包括骨产道异常和软产道异常。临床上以骨产道异常多见。

骨产道异常是指骨盆的径线过短或形态异常，阻碍胎先露下降，影响产程顺利进展，又称“狭窄骨盆”。常见有 4 种类型。①骨盆入口平面狭窄：常见于扁平骨盆，骨盆入口前后径小，骶耻外径＜18cm。②中骨盆及出口平面狭窄：常见于漏斗骨盆，骨盆入口各径线值正常，两侧骨盆壁向内倾斜，坐骨棘间径＜10cm，坐骨结节间径＜8cm，耻骨弓角度＜90°，出口横径和后矢状径之和＜15cm。③3 个平面均狭窄：常见于均小骨盆，骨盆外形属女型骨盆，但各平面径线均小于正常值 2cm 或以上，见于身材矮小匀称的妇女。④畸形骨盆：骨盆失去对称性，如骨软化症骨盆和偏斜骨盆，较少见。

软产道异常包括外阴异常（外阴坚韧、水肿、瘢痕）、阴道异常（阴道横膈、纵隔；瘢痕性狭窄；囊肿或肿瘤）、宫颈异常（宫颈外口粘连；宫颈坚韧、水肿；宫颈瘢痕；宫颈肿瘤等）。

【护理评估】

（一）健康史

询问有关影响骨盆形态的病史，如佝偻病、脊柱和髋关节结核以及外伤史，若为经产妇，应了解既往有无难产史及其发生原因，新生儿有无产伤等。

（二）身体状况

1. 全身检查 若孕妇在 145cm 以下，应警惕均小骨盆。注意观察孕妇的体态、步态、有无跛足、有无脊柱和髋关节畸形、米氏菱形窝是否对称、有无尖腹及悬垂腹等。

2. 腹部检查

（1）腹部形态 观察腹型，测量子宫高度及腹围，B 超观察胎先露与骨盆关系，测量胎头双顶径，预测胎儿体重，判断能否通过产道。

（2）胎位异常 骨盆入口狭窄可因头盆不称致胎位异常，如臀位、横位。中骨盆狭窄因胎头内旋转受阻致持续性枕横位、枕后位等。

（3）跨耻征检查　估计头盆是否相称。孕妇排空膀胱后仰卧，两腿伸直。检查者将手放在耻骨联合上方，向骨盆腔方向推压胎头。若胎头低于耻骨联合平面表示头盆相称，称跨耻征阴性；若胎头与耻骨联合在同一平面表示头盆可能不称，称跨耻征可疑；若胎头高于耻骨联合平面表示头盆不称，称跨耻征阳性（图8－4）。

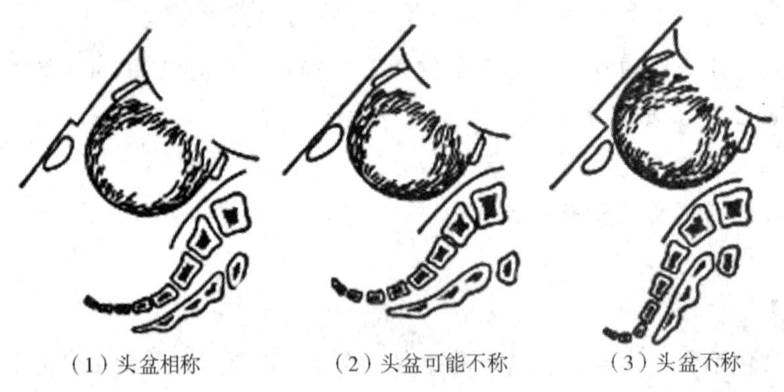

图8－4　检查头盆相称程度

3. 骨盆测量

（1）骨盆外测量　骨盆外测量各径线小于正常值2cm或以上为均小骨盆；骶耻外径＜18cm为扁平骨盆。坐骨结节间径＜8cm，耻骨弓角度＜90°为漏斗形骨盆。

（2）骨盆内测量　骨盆外测量发现异常，应进行骨盆内测量。对角径＜11.5cm，骶岬突出为骨盆入口平面狭窄，属扁平骨盆。若坐骨棘间径＜10cm，坐骨切迹宽度＜2横指，为中骨盆平面狭窄。坐骨结节间径和后矢状径之和＜15cm，为骨盆出口平面狭窄。

（三）心理－社会状况

由于产妇及家属对产道异常了解甚少，常因胎膜早破、宫缩乏力、产程延长及对手术无思想准备，出现紧张、焦虑等情绪反应。

（四）辅助检查

B超检查可预测胎儿大小，判断能否顺利通过产道。

（五）处理要点

明确骨盆狭窄部位及程度，了解胎位、胎心、胎儿大小、宫缩及宫口扩张情况、胎先露下降程度等，结合产妇年龄、产次、既往分娩史等进行综合判断，决定分娩方式。

1. 骨盆入口平面狭窄　有轻度头盆不称者，骶耻外径16.5～17.5cm，骨盆入口前后径8.5～9.5cm，估计胎儿体重＜3000g，胎心率及产力正常，应严密监护下协助试产；明显头盆不称者，骶耻外径≤16cm，骨盆入口前后径≤8cm做好剖宫产术前准备。

2. 中骨盆和出口平面狭窄　做好阴道手术助产或剖宫产手术前准备。

3. 骨盆3个平面均狭窄　若胎位正常、头盆相称、宫缩好，可以试产。

【护理问题】

1. 潜在并发症 子宫破裂、胎儿窘迫。

2. 有感染的危险 与胎膜早破、产程延长、手术操作有关。

3. 有新生儿窒息的危险 与产道异常、产程延长有关。

【护理措施】

（一）一般护理

1. 加强营养 指导产妇进食营养丰富、易消化的食物，可少量多餐。

2. 保持外阴清洁 每日会阴冲洗2次，用消毒会阴垫。

考点提示

1.异常骨盆类型。

2.狭窄骨盆的处理原则。

直通护考

下列可以试产的情况是

A．头位，骨盆出口平面狭窄

B．臀位，骨盆出口平面狭窄

C．臀位，骨盆入口平面狭窄

D．头位，骨盆入口平面狭窄

E．头位，中骨盆平面狭窄

答案：D

（二）病情观察

（1）观察产妇生命体征、一般情况，询问产妇自觉症状。

（2）严密观察胎心、宫缩、宫口扩张及先露下降情况。

（三）对症护理

（1）有明显头盆不称者，按医嘱做好剖宫产的术前准备及胎儿宫内监护。

（2）轻度头盆不称者在严密监护下试产。试产过程中发现产程进展缓慢、宫缩过强、胎儿窘迫等，及时报告医生并协助处理。胎儿娩出后，及时遵医嘱使用宫缩剂、抗生素，预防产后出血和感染。

（3）胎头在产道受压时间过长或手术助产的新生儿，应按高危儿护理。

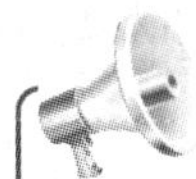

知识链接

试产的方法：①试产从宫口开大3～4cm，胎膜已破开始，未破膜者外阴冲洗消毒后行人工破膜术，同时观察羊水量、性状和胎心情况；②静脉滴注缩宫素；③严密观察2～4h；若胎头仍未入盆，或有胎儿窘迫须行剖宫产者，立即做好手术和抢救新生儿准备。

（四）心理护理

为产妇及家属提供心理支持及心理护理。讲解产道异常的有关知识及其与分娩的关系、对母儿的影响；了解孕妇及家属的要求，使产妇及家属清楚孕妇的状况及处理方法，对医护人员有信任感，缓解恐惧心理。

【健康指导】

（1）做好产前检查，及时发现异常骨盆。

（2）骨盆狭窄易影响胎先露的衔接，发生胎膜早破与脐带脱垂。指导孕妇一旦破膜立即入院观察。

（3）指导出院产妇按时复查，指导母乳喂养方法与避孕措施的选择。

第三节　胎位异常

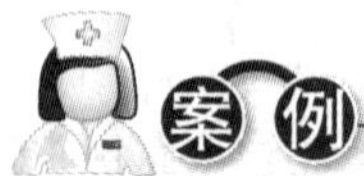

初孕妇，30岁，孕40周，阵发性腹痛10h入院。查：宫缩30s/6～7min，胎位骶左前，胎心168次/min。肛查：宫口开大3cm，破膜，足先露。

问题：（1）该病例的护理问题是什么？

（2）护理措施有哪些？

【概述】

胎位异常（abnormal fetal position）是造成难产的常见原因之一。枕前位为正常胎位，约占90%，其余均为异常胎位。头位异常较多，有持续性枕后位、枕横位、面先露、胎头高直位等。肩先露、复合先露少见。臀先露，即臀位是最常见的异常胎位。因胎头部分较大，且分娩时后出胎头无明显颅骨变形，往往造成胎头娩出困难，加之脐带脱垂较多见，围生儿死亡率是枕先露的3～8倍。临床根据胎儿双下肢所取的姿势将臀位分为以下几种。

1. 单臀先露或腿直臀先露　胎儿双髋关节屈曲，双膝关节直伸，以臀先露，最常见。

2. 完全臀先露或混合臀先露　胎儿双髋关节及双膝关节均屈曲，以臀部和双足为先露。较多见。

3. 不完全臀先露　以一足或双足、一膝或双膝、或一足一膝为先露。膝先露是暂时的，产程开始后转为足先露。较少见。

【护理评估】

（一）健康史

查阅产前检查资料，如身高、骨盆测量值、胎位，估计胎儿大小、有无前置胎盘、盆腔肿瘤等。了解既往分娩情况，有无头盆不称、糖尿病史，是否曾分娩巨大儿、畸形儿等。

（二）身体状况

见表8－1。

表8－1　异常胎位孕妇的身体状况

	持续性枕横位和枕后位	臀位（最常见的异常胎位）
症状	临产后产妇自觉肛门坠胀及排便感	孕妇常感肋下有圆而硬的胎头
腹部检查	宫底触及胎臀，胎背偏向母体后方或侧方，在对侧明显触及胎儿肢体。胎心在脐下一侧偏外方听得最响亮	宫底触及胎头，耻骨联合上方触及胎臀，胎心音在脐左或脐右上方听诊最清楚
阴道检查	枕后位时，盆腔后部空虚。可准确判定产程进展及胎方位	触到软而不规则的胎臀或胎足、胎膝。同时了解宫口扩张程度及有无脐带脱垂
对母儿影响	产程延长、产后出血及感染、生殖道瘘、胎儿窘迫及新生儿窒息	胎膜早破、继发性宫缩乏力及产程延长，产后出血及产褥感染，脐带脱垂、新生儿产伤

（三）心理－社会状况

产前检查确诊为胎位异常或胎儿较大的孕妇需行剖宫产术，多表现为对手术畏惧。必须经试产才能确定分娩方式者，孕妇及家属常因不能预知分娩结果而忧心忡忡。

（四）辅助检查

1. B型超声检查　B超检查可估计头盆是否相称，探测胎头的位置、大小及形态，做出胎位及胎儿发育异常的诊断。

2. 实验室检查　可疑为巨大儿的孕妇，产前应做血糖、尿糖检查；疑为脑积水合并脊柱裂者，孕期可查孕妇血清或羊水中的甲胎蛋白水平。

（五）处理要点

加强产前检查，及时纠正胎位异常；因胎位异常或巨大儿不能经阴道分娩者，应做好剖宫产的术前准备；胎儿畸形，及时终止妊娠。

【护理问题】

1. 焦虑　与担心胎儿及新生儿安危有关。

2. 有母儿受伤的危险　与胎膜早破、脐带脱垂、手术助产有关。

3. 潜在并发症　产后出血、产褥感染。

【护理措施】

（一）一般护理

鼓励待产妇进食，补充营养状况，必要时按医嘱给予补液，维持电解质平衡。指导产妇合理用力，避免体力消耗。

（二）对症护理

1. 产前纠正胎位　胎位异常的孕妇定期进行产前检查。如孕30周后仍为臀位或横位者，应采用胸膝卧位法（图8－5）、激光照射或艾灸至阴穴位矫正胎位，每日2次，每次15min；若矫正失败，提前1周住院待产。

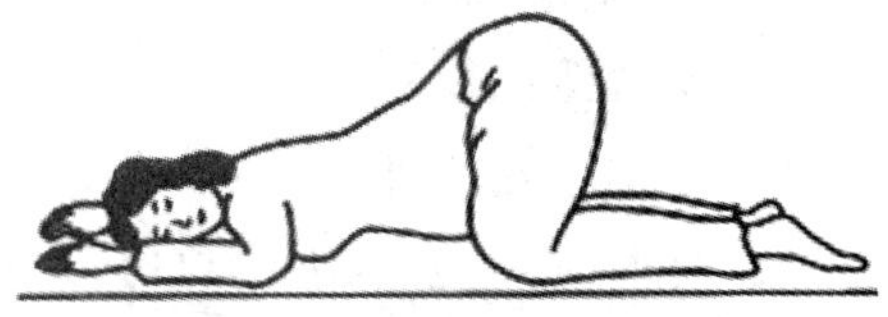

图8－5　胸膝卧位

2. 产程中配合　枕后位者，嘱其不要过早屏气用力，防止宫颈水肿。

3. 做好手术准备　有明显头盆不称，胎位异常或确诊为巨大儿的产妇，按医嘱做好剖宫产的术前准备；对可阴道分娩的胎位异常者，做好阴道助产准备。

4. 防止脐带脱垂和胎儿窘迫　指导胎位异常的待产孕妇少活动，少做肛查，禁止灌肠。一旦胎膜破裂立即听胎心，抬高臀部，注意及时记录羊水量、色，协助医生处理脐带脱垂和胎儿窘迫，做好新生儿窒息的抢救准备。临产后尽量卧床休息，做好助产和新生儿窒息抢的准备；阴道助娩时胎儿脐部娩出至胎头娩出最长不能超过8min。

> **考点提示**
>
> 1.妊娠期纠正臀位的方法。
>
> 2.臀位阴道分娩的处理原则。
>
> **直通护考**
>
> 某初产妇，妊娠38周，纵产式，腹部检查，先露部臀，胎心在脐右上方最清楚，胎方位的诊断是
>
> A．骶左前　　B．骶左横
>
> C．骶左后　　D．骶右前
>
> E．骶右后
>
> 答案：D

（三）心理护理

针对产妇及家属的疑问、焦虑、恐惧，护士应给予充分解释，消除其紧张，并将产妇及胎儿的状况告知本人及家属。为待产妇抚摸腹部。鼓励产妇与医护配合，增强对分娩的自信心，安全度过分娩。

【健康指导】

（1）加强孕期保健，定期产前检查。

（2）产程中指导产妇保持轻松愉快的心情，积极配合医护人员的工作。

（3）给予产后身体恢复和喂养新生儿等健康指导。

（4）为产妇提供出院后的避孕和今后的生育指导。

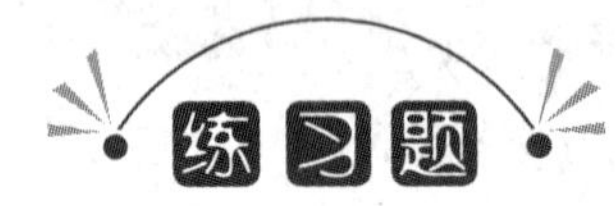

1. 孕妇，30岁，妊娠16周，来院进行产前检查，测身高160cm，体重56kg，骨盆外测量结果如下，请问哪条径线异常

   A. 髂前上棘间径25cm　　B. 髂嵴间径27cm

   C. 骶耻外径18cm　　D. 骶耻内径12.5cm

   E. 坐骨结节间径7.5cm

2. 经产妇，妊娠足月，宫口开大6cm，胎膜已破，阴道检查可触及胎儿肋骨，肩胛骨朝向母体前方，腋窝尖端指向母体左侧，最可能的胎方位是

   A. 肩右前　　B. 肩右后

   C. 肩左前　　D. 肩左后

   E. 以上都不是

3. 妊娠38周，初产妇，纵产式，腹部检查，先露部臀，胎心在脐右上方最清楚，胎方位的诊断是

A. 骶左前　　B. 骶左横
C. 骶左后　　D. 骶右前
E. 骶右后

4. 初产妇，妊娠39周，宫口开全2h频频用力，未见胎头拔露。检查：宫底部为臀，腹部前方可触及胎儿小部分，未触及胎头。肛查胎头已达坐骨棘下2cm，矢状缝与骨盆前后径一致，大囟门在前方，诊断为

A. 持续性枕横位　　B. 持续性枕后位
C. 骨盆入口轻度狭窄　　D. 头盆不称
E. 原发性宫缩无力

5. 初产妇，24岁，妊娠40周，骨盆测量正常，第一产程潜伏期8h，自宫口开大5cm后，2h产程无进展，宫缩30s/6min，胎心率156次/min，应首选哪项处理

A. 立即剖宫产术　　B. 静脉滴注缩宫素
C. 宫缩时让产妇增加腹压　　D. 消毒后作阴道检查
E. 无需处理

6. 初产妇，26岁，足月妊娠临产16h，自然破膜30min，宫缩20～25s/5～6min，宫口开大2cm，用镇静药后产程无进展，应选用下列哪种方法最佳

A. 肌内注射阿托品　　B. 剖宫产
C. 缩宫素静脉滴注　　D. 无需处理
E. 缩宫素合谷穴位封闭

7. 妊娠39周，临产8h。骨盆外测量正常，枕左后位，胎心140次/min，宫缩20～30s/7～8min，宫口开大4cm，胎先露平坐骨棘，已破膜，羊水清，应选择哪项处理措施

A. 剖宫产结束分娩　　B. 静脉滴注缩宫素加强宫缩
C. 抬高床尾　　D. 观察产程，等待自然分娩
E. 待宫口开全行阴道助产

（8～9题共用题干）

某女，24岁，妊娠40周，初产妇，于凌晨2点出现下腹坠痛，阴道流出血性分泌物急诊入院。孕妇自述腹痛难忍，大声喊叫，烦躁不安。但宫缩高峰时强度不够，间歇时宫壁仍不能放松，观察3h产程无进展。

8. 请问该产妇属于

A. 协调性宫缩乏力　　B. 不协调性宫缩乏力
C. 协调性宫缩过强　　D. 不协调性宫缩过强
E. 骨盆异常

9. 目前最主要的护理问题是

A. 疼痛　　B. 焦虑

C. 睡眠形态改变　　D. 有感染危险

E. 有出血的危险

（10～12 题共用题干）

某初产妇，一般情况良好，胎儿足月，枕左前位，胎心 140 次/min，规律宫缩已 17h，宫口开大 3cm，宫缩较初期间歇时间长，约 7～8min 一次，持续 30s，宫缩高峰时子宫不硬，经检查无头盆不称。

10. 该产妇除宫缩乏力外，还应诊断为

A. 活跃期延长　　B. 活跃期缩短

C. 潜伏期延长　　D. 潜伏期缩短

E. 第二产程延长

11. 对该产妇护理中不正确的是

A. 严密观察产程进展　　B. 鼓励产妇进食

C. 定时听胎心　　D. 做好心理护理

E. 指导产妇 6～8h 排尿一次

12. 对该产妇正确的处理应为

A. 立即行剖宫产术　　B. 行胎头吸引术

C. 立即产钳结束分娩　　D. 静脉滴注缩宫素

E. 待其自然分娩

（陈明秀）

分娩期并发症妇女的护理 第九章

要点导航

◎ **学习要点**

掌握胎膜早破和产后出血的概念、原因、护理评估、护理措施。

熟悉子宫破裂和羊水栓塞的护理评估、预防及护理措施。

了解子宫破裂、羊水栓塞的原因。

◎ **技能要点**

学会护理分娩期并发症妇女。养成严谨、细致的工作习惯。

第一节 胎膜早破

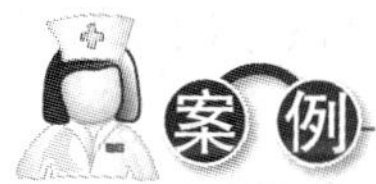

某女士，32岁，平素月经周期规律，现停经35周，1h前在家滑倒后感有较多液体自阴道流出，无腹痛及阴道流血，急诊入院。

问题：该孕妇可能出现了什么护理问题？需要实施哪些护理措施？

【疾病概述】

胎膜在临产前自然破裂，称为胎膜早破（premature rupture of membranes）。是最常见的分娩期并发症之一，其中80%在24h内临产。胎膜早破容易发生早产、脐带脱垂，破膜时间长可引起孕产妇宫内感染率和产褥感染率增加，早产、脐带脱垂是围产儿死亡的常见原因之一。

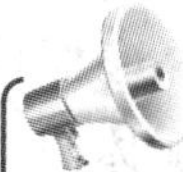

知识链接

脐带在胎膜破裂后脱出于阴道或外阴部，称脐带脱垂。胎膜未破脐带位于胎先露前方或一侧称脐带先露。脐带脱垂是严重威胁胎儿生命的并发症。

【护理评估】

（一）健康史

评估有无导致胎膜早破的因素，如维生素C缺乏、微量元素（锌和铜）缺乏、宫颈内口松弛、生殖道病原微生物上行性感染、羊膜腔内压力增高（多胎妊娠、羊水过多、妊娠后期性生活）、胎膜受力不均（头盆不称、先露衔接不良、胎位异常）、胎膜发育不良、高龄孕妇、多产、吸烟、创伤。

（二）身体状况

1. 症状 孕妇突感有较多液体自阴道流出，不能自控，继而少量间断性流出。当咳嗽、打喷嚏、负重时，流出液体增多。

2. 体征 肛诊时，触不到羊膜囊，如上推胎先露，则有液体流出，液体中混有胎脂。

3. 辅助检查

（1）阴道液酸碱度测定 用石蕊试纸测定阴道液，pH≥7.0。

（2）阴道液涂片检查 阴道液干燥涂片检查有羊齿状结晶。

（3）羊膜镜检查 可直视胎先露部，看不到前羊膜囊。

（三）心理-社会状况

胎膜早破可加重孕妇及家属的精神负担，担心羊水流出过多造成分娩困难，担心孕妇及胎儿安危。

（四）处理要点

1. 住院待产 严密注意胎心音和胎动变化。胎先露未衔接者绝对卧床，取左侧卧位，抬高臀部。避免不必要的肛查和阴道检查。

2. 不同孕周胎膜早破的处理

（1）妊娠28周以下者，视情况决定是否终止妊娠。

（2）妊娠28～35周者，无产兆及感染征象时，应尽量延长孕期，应保持外阴清洁，严密观察羊水性状，定时测体温、脉搏，查血常规，查子宫有无压痛。

（3）妊娠≥36周未临产又无感染征象，应平卧，采取左侧卧位，严密注意胎心音变化。可观察12～18h，如仍未临产则做好引产或剖宫产手术准备。

3. 其他 破膜≥12h者应预防性应用抗生素。严密观察产妇生命体征，白细胞计数，了解感染的征象。给予糖皮质激素促进胎肺成熟。

考点提示

胎膜早破的护理。

直通护考

胎膜早破的护理，下列哪项是错误的

A．立即听胎心并记录破膜时间

B．破膜超过12h尚未临产遵医嘱给予抗生素

C．卧床休息，抬高臀部

D．若头先露不需观察脐带脱垂情况

E．注意羊水的性状和颜色

答案：D

监测胎儿宫内安危。

【护理问题】

1. 有胎儿受伤的危险 与脐带脱垂、早产儿肺发育不成熟有关。

2. 有感染的危险 与胎膜破裂后，下生殖道病原体上行感染有关。

3. 焦虑 与担心自身及胎儿预后有关。

【护理措施】

（一）一般护理

（1）住院待产，嘱孕妇绝对卧床休息，左侧卧位，抬高臀部。

（2）病室定期消毒、通风，保持空气新鲜。

（二）病情观察

（1）破膜时立即听胎心，观察流出的羊水性状和量，检查胎位及先露高低，特别注意有无脐带脱垂（图9－1）和胎儿窘迫，记录破膜时间。

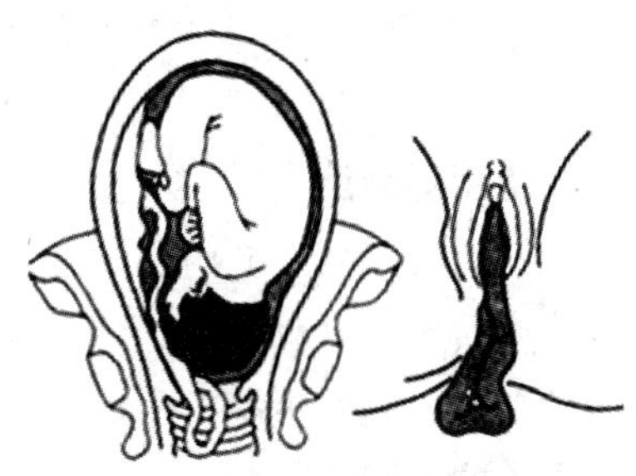

图9－1 脐带脱垂

（2）治疗期间监测宫缩、胎心、羊水等情况，嘱患者自数胎动，出现异常，立即向医生报告。

（3）注意观察体温变化、羊水性状及气味、查血常规。

（三）对症护理

1. 遵医嘱用药 破膜超过12h用抗生素。遵医嘱给地塞米松静脉滴注。

2. 外阴护理 1‰苯扎溴铵溶液擦洗，每日2次。

3. 有终止妊娠指征者 协助助产。

4. 预防脐带脱垂 垫高臀部。

（四）心理护理

陪伴孕妇，多向孕妇及家人介绍胎膜早破的相关知识，给予心理疏导，使产妇配合治疗及护理。

【健康指导】

（1）积极预防和治疗生殖道感染，

（2）妊娠晚期禁止性交、避免负重及腹部受压。

（3）及时治疗宫颈内口松弛，于妊娠14～16周行宫颈环扎术。

（4）补充微量元素。

（5）一旦破膜，应立即平卧，抬高臀部，尽快住院待产。

第二节　产后出血

某产妇，26岁，孕2产1。足月顺产一女婴，3500g，查胎盘胎膜完整。胎儿娩出后3h，阴道出血750ml，暗红色，有血凝块。腹部检查：子宫轮廓不清，摸不到宫底。

问题：（1）该产妇可能出现了什么问题？

（2）是什么原因所致？

（3）需实施哪些护理措施？

【疾病概述】

胎儿娩出后24h内阴道流血量超过500ml者，或产后2h内阴道流血量达400ml，称为产后出血（postpartum hemorrhage）。为分娩期的严重并发症，在我国居产妇死亡原因的首位，其发生率占分娩总数的2%～3%。

【护理评估】

（一）健康史

1. 产后子宫收缩乏力　产妇精神紧张、体弱或有慢性全身性疾病；前置胎盘，胎盘早剥，膀胱、直肠充盈、子宫病变等。

2. 胎盘因素　胎盘滞留（胎儿娩出后30min，胎盘尚未娩出者）、黏连、植入、嵌顿、残留等。

3. 软产道损伤　可因胎儿过大、娩出速度过快和助产手术不当使会阴（图9－2）、阴道、宫颈甚至子宫下段裂伤而致出血。

> **考点提示**
>
> 产后出血的原因。
>
> **直通护考**
>
> 产后出血最常见的原因
>
> A．子宫收缩乏力
>
> B．胎盘因素
>
> C．软产道损伤
>
> D．凝血功能障碍
>
> E．胎儿过大
>
> 答案：A

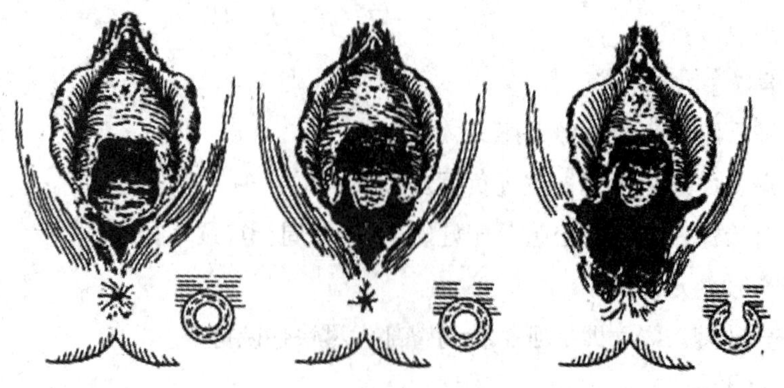

（1）Ⅰ度裂伤　（2）Ⅱ度裂伤　（3）Ⅲ度裂伤

图9－2　会阴裂伤分度

4. 凝血功能障碍 较少见。如血液病、重症肝炎、宫内死胎滞留过久、胎盘早剥、重度妊娠期高血压疾病和羊水栓塞等，引起血凝障碍。

（二）身体状况

1. 临床表现 产妇可出现面色苍白、心慌、出冷汗、头晕、脉细弱及血压下降等失血性休克表现，不同原因的产后出血表现有所不同（表9－1）。

表9－1 不同原因产后出血的表现

出血原因	出血特点
子宫收缩乏力	胎盘娩出后阴道大量流血，间歇性，血色暗红，有血凝块。子宫软，轮廓不清，按摩子宫有积血流出，应用缩宫剂后子宫变硬，阴道流血停止或减少
软产道裂伤	胎儿娩出后立即发生阴道流血，持续性，色鲜红，能自凝
胎盘因素	胎儿娩出后30min内胎盘未娩出有阴道流血，间歇性，血色暗红，有血凝块
凝血功能障碍	胎盘娩出前、后持续阴道流血，血液不凝，且伴有全身多部位出血

2. 辅助检查 血常规、尿常规、血小板计数、凝血酶原时间、纤维蛋白原测定等。

（三）心理－社会状况

产妇一旦发生产后出血，家属及本人会异常惊慌、恐惧，担心产妇生命安危。

（四）处理要点

查找原因，迅速止血，纠正休克，预防感染。

【护理问题】

1. 潜在并发症 失血性休克。

2. 有感染的危险 与失血过多，抵抗力低下，手术操作有关。

【护理措施】

（一）一般护理

（1）保持环境清洁，注意室内通风及消毒。

（2）让产妇取平卧位，保暖、给氧，立即建立静脉通路，按医嘱输液输血、纠正酸中毒，备好急救物品及药品，记录出入量等。

（3）监测体温变化，每日测4次体温；加强外阴部清洁消毒护理。

（二）病情观察

（1）监测产妇生命体征、意识状态、四肢的温度及尿量、宫缩、阴道出血情况，检查宫底高度和硬度、会阴伤口等。

（2）定时送血化验。及时向医生报告病情。

> **考点提示**
>
> 产后出血的护理。
>
> **直通护考**
>
> 为预防产后出血，胎盘娩出后不妥的护理措施是
>
> A．按摩子宫底
>
> B．观察宫底高度和硬度
>
> C．避免膀胱充盈
>
> D．停用缩宫素改输血液
>
> E．检查胎盘胎膜的完整性
>
> 答案：D

（三）治疗配合

1. 协助医生迅速止血

（1）宫缩乏力性出血　加强宫缩。

1）经腹壁按摩子宫或腹壁－阴道双手压迫按摩子宫（图9－3）。

2）遵医嘱注射子宫收缩剂。

3）准备手术：结扎盆腔血管，必要时切除子宫。

4）在无输血及手术条件的情况下，可采用宫腔内填塞纱条（图9－4）来压迫止血，24h取出纱布。

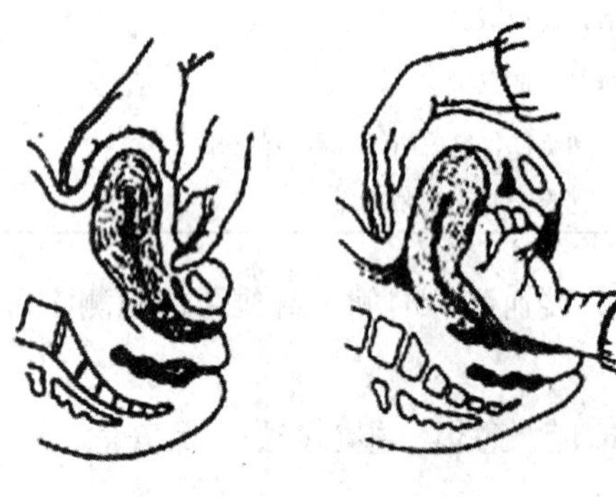

图9－3　按摩子宫

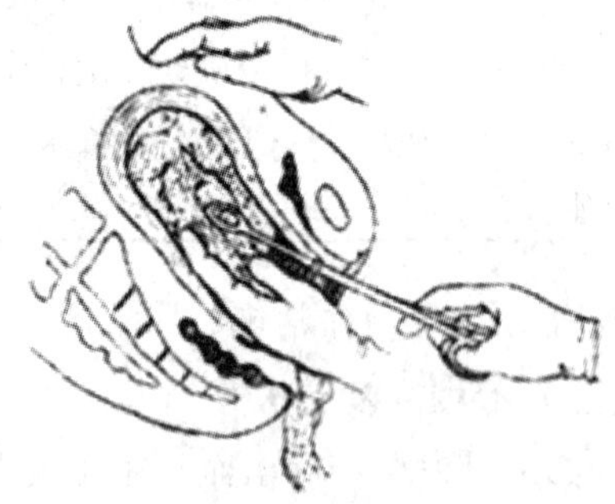

图9－4　宫腔填塞纱条

（2）胎盘滞留性出血　在无菌条件下，采取剥（图9－5）、挤（图9－6）、刮（刮出小的残留的胎盘）、切（植入性胎盘应作子宫次全切除术）措施。

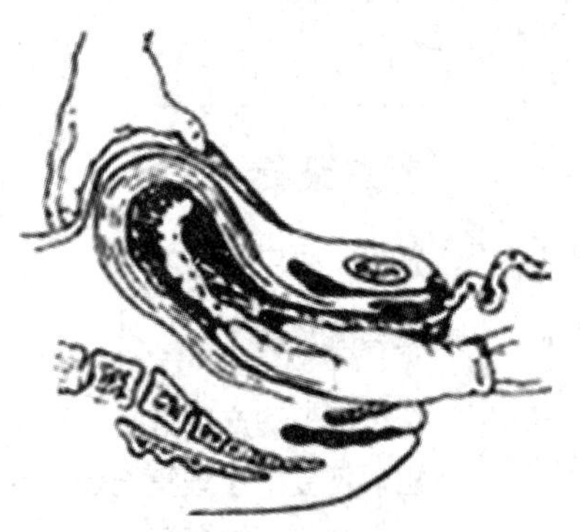

图9－5　徒手剥离胎盘

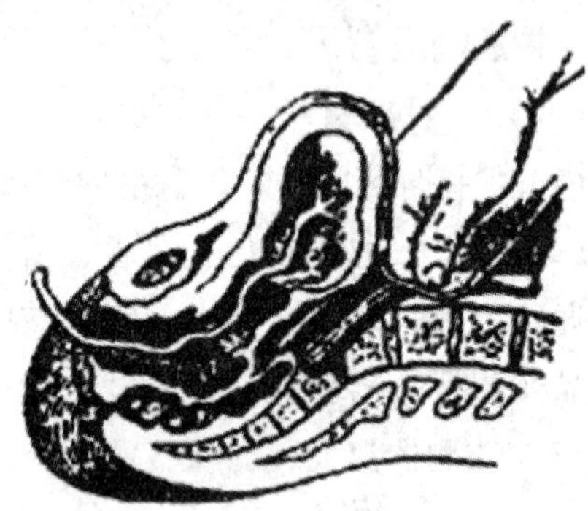

图9－6　腹部挤压排胎盘

（3）软产道撕裂　及时修补缝合止血。

（4）凝血功能障碍　去除病因，纠正休克。

2. 失血性休克的护理

（1）严密观察产妇生命体征、意识状态，及早补充血容量。

（2）让产妇平卧、保暖、给氧，注意宫缩和阴道出血情况。

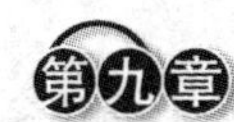

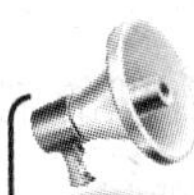

预防产后出血

做好孕期保健。防止产程延长；严格执行无菌技术，胎头胎肩娩出要慢，胎肩娩出后立即肌内注射缩宫素；胎盘未剥离，不可牵拉脐带或挤压子宫；胎盘娩出后仔细检查胎盘胎膜的完整性。胎盘娩出2h内，留产房监护，密切观察产妇子宫收缩、阴道出血、会阴伤口。

（四）心理护理

做好产妇和家属的安慰工作、解释出血的原因及所采取的治疗、护理措施。

【健康指导】

（1）教产妇及家属学会观察子宫复旧情况、恶露的变化和会阴护理的技巧，发现异常，及时就诊。

（2）告知产妇及家属，鼓励产妇进食易消化、营养丰富、富含铁质、蛋白质、维生素的食物，少量多餐；充分休息、适当活动，促进身体早日康复。

第三节　子宫破裂

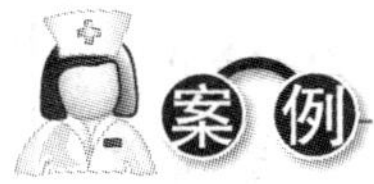

某女，22岁，现停经40周，因在家临产24h无法分娩入院，有较少量液体自阴道流出，胎位枕左前径，产妇感腹痛剧烈，烦躁不安，脐上一横指处出现凹陷环，压痛明显，无胎心，导尿出现血尿。

问题：（1）该孕妇可能出现了什么问题？

（2）需要实施哪些护理措施？

【疾病概述】

子宫体部或子宫下段在妊娠期或分娩期发生破裂称为子宫破裂（rupture of uterus），是直接威胁产妇及胎儿生命的产科最严重并发症。

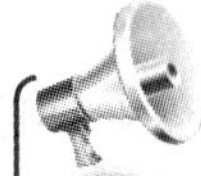

根据破裂原因分类可分为自然破裂和创伤性破裂；根据发生部位分类可分为子宫体部破裂和子宫下段破裂；根据破裂程度分类可分为完全破裂和不完全破裂。

【护理评估】

（一）健康史

了解有无导致子宫破裂的原因。

1. 胎儿先露部下降受阻　凡产道狭窄、胎位异常、胎儿畸形和盆腔肿瘤阻塞产道，均可引起胎儿先露部下降受阻，宫内压力增加，导致子宫破裂。

2. 子宫收缩剂使用不当 在催产、引产中未正确掌握缩宫素的适应证、合理的剂量，引起子宫强烈收缩，宫颈口来不及扩张导致子宫破裂。

3. 子宫本身因素 曾行子宫手术导致子宫瘢痕、子宫发育不良、子宫畸形等原因均可引起子宫破裂。

4. 损伤 不适当或粗暴的阴道助产手术等。

（二）身体状况

1. 先兆子宫破裂 常见于产程延长，先露下降受阻。产妇感腹痛剧烈，烦躁不安，脐平面或以上出现病理性缩复环（图 9－7），子宫下段压痛明显，胎心异常，导尿出现血尿。

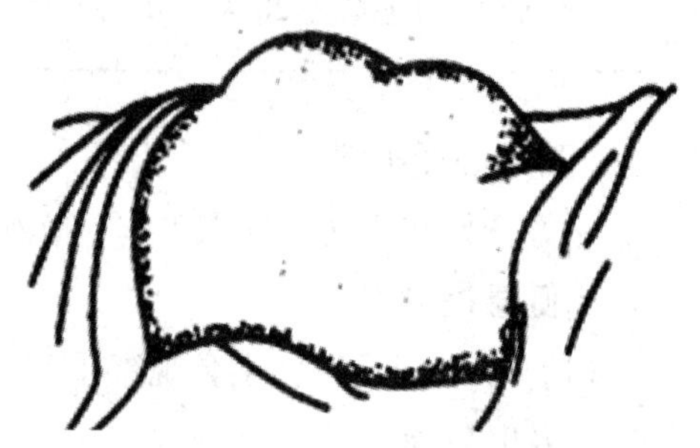

图 9－7 先兆子宫破裂腹部外观

2. 子宫破裂 在妊娠晚期或临产后突然感到腹部剧烈疼痛，伴恶心、呕吐、阴道流血，应考虑子宫破裂可能。

辅助检查如腹腔穿刺、阴道后穹隆穿刺和 B 型超声可协助评估。

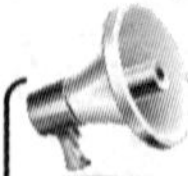

知识链接

子宫破裂分为不完全破裂及子宫破裂：①不完全破裂时胎心多不规则，破裂处有固定压痛，贫血症状明显；②子宫破裂时产妇出现脉搏加快、呼吸急促、血压下降等休克症状，伴随腹膜刺激征，胎心消失，腹壁下可扪及胎体。

（三）心理－社会状况

当发生子宫破裂，产妇了解到胎儿已死亡，而且自己不适合再怀孕时，会有愤怒、悲伤，甚至出现罪恶感。产妇及胎儿的生命受到威胁时，产妇及家属会觉得震惊、不可能、不肯接受或责怪别人。

（四）处理要点

1. 先兆子宫破裂 立即采取抑制子宫收缩的措施，同时立即吸氧、备血尽快行剖宫产手术。

2. 子宫破裂 一旦确诊，在输液、输血、吸氧和抢救休克的同时，无论胎儿是否存活，均尽快手术治疗。手术前后应给大量广谱抗生素预防感染。

【护理问题】

1. 疼痛 与强直性子宫收缩有关。

2. 有感染的危险 与多次检查、操作、大量出血、胎盘剥离创面有关。

3. 预感性悲哀 与子宫破裂后胎儿死亡，大量出血濒死感有关。

【护理措施】

（一）一般护理

卧床休息，子宫破裂者取中凹位或平卧位，保暖。给予吸氧，建立静脉输液通道。病室定期消毒、通风，保持空气新鲜。

（二）病情观察

监测产妇生命体征、宫缩、胎心率及子宫即将破裂的征象，详细记录。

（三）治疗配合

（1）遵医嘱给予抑制宫缩药物，同时做好术前准备。

（2）遵医嘱测血型及交叉配血，尽快输血。

（3）协助医生行剖腹探查修补或子宫切除术。

（四）心理护理

对产妇及其家属的心理反应和需求表示理解，并尽快告诉他们手术进行状况及胎儿和产妇的安全。如胎儿死亡，护理人员应提供机会让产妇表达她的感受。

考点提示

子宫破裂的处理及护理。

直通护考

出现子宫破裂时立即用

A．哌替啶　B．钙剂

C．硫酸镁　D．地塞米松

E．缩宫素

答案：A

【健康指导】

（1）加强产前检查，胎位不正者应尽早矫正。

（2）有子宫瘢痕者，应提前住院待产。

（3）避孕指导，子宫破裂行修补术的患者应避孕2年以上再孕。

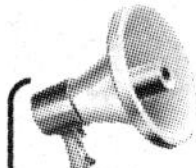

知识链接

预防子宫破裂：健全三级保健网，宣传孕期保健知识。有剖宫产史或子宫切开手术史者，提前住院待产，根据指征及既往史决定分娩方式。密切观察产程。严格掌握缩宫素、前列腺素等子宫收缩剂的使用指征及方法。

第四节　羊水栓塞

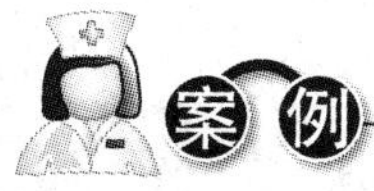

案例

某女，孕40周，孕3产1，临产后家庭接生，接受催产处理约30min后，下腹阵痛加剧、频繁，异常烦躁和不安，晕厥，急诊入院。查体：宫口开全，大量血性羊水流出，自然娩出一名女婴，轻度窒息。产后血压50/30mmHg，呕血不止，心、肺、肾脏等多器官出现功能衰竭，血涂片查出羊水中中有形物，诊断为羊水栓塞。

问题：该患者遭遇羊水栓塞的主要是什么原因？如何预防？

【疾病概述】

羊水栓塞（amniotic fluid embolism，AFE）是指在分娩过程中羊水进入母体血循环引起肺栓塞、休克和弥散性血管内凝血（DIC）、肾衰竭或猝死的严重分娩并发症。发生在足月分娩者其病死率可高达80%以上。羊水栓塞也可以发生在妊娠10～14周钳刮术时。

【护理评估】

（一）健康史

1. 宫缩过强或强直性收缩 宫腔压力大迫使羊水进入开放的静脉。

2. 子宫存在开放性血管 如宫颈裂伤、子宫破裂、剖宫产术时、前置胎盘、胎盘早剥、中期妊娠引产宫颈有裂伤者。

3. 其他 滞产、过期妊娠、多产妇、巨大儿等。

（二）身体状况

羊水栓塞发病急剧而凶险，短时间内即累及全身重要器官。

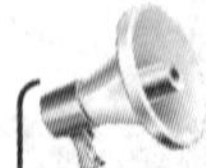

知识链接

①羊水本身为一强凝物质，能促使血液凝固而形成纤维蛋白栓，阻塞肺毛细血管，引起肺动脉高压、急性呼吸及循环衰竭。②羊水是很强的致敏源，进入母血循环可引起母体过敏性休克。③羊水中含有丰富的凝血活酶，进入母血后可引起弥散性血管内凝血；羊水中还含有纤溶激活酶，激活纤溶系统，使血液进入纤溶状态，血液不凝，发生严重的产后出血。

1. 症状与体征

（1）症状 首先表现为破膜后呛咳、气急、烦躁不安等症状，继之则有呼吸困难、发绀、抽搐、昏迷，甚至仅尖叫一声后，呼吸、心跳骤停。

（2）体征 全身皮肤、黏膜有出血点，阴道流血持续不止、不凝，并有休克体征；心率快而弱，肺部听诊有湿啰音；常伴有少尿、无尿及尿毒症体征。大致可分为急性休克期、出血期和肾衰竭3个阶段。

2. 辅助检查

（1）床边X线胸部摄片 可见肺部双侧弥漫性点状或片状浸润性阴影。

（2）心电图或心脏彩超检查 提示右侧房室扩大。

（3）实验室检查 痰液涂片可查到羊水内容物，血涂片抽取下腔静脉血液查出羊水中的有形物质如鳞状上皮、毳毛，DIC各项检查呈阳性。

（三）心理－社会状况

羊水栓塞往往导致产妇死亡、胎儿死亡，家属通常无法接受这样的结果，产生否认、愤怒。

（四）处理要点

羊水栓塞一旦确诊，立即抢救产妇。主要原则为：改善低氧血症，解除肺动脉高压，抗过敏和抗休克，防治 DIC 和肾衰竭，预防感染。

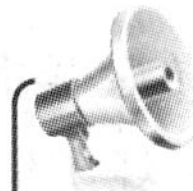

知识链接

羊水栓塞的预防

①人工破膜时不兼行胎膜剥离：破膜后羊水直接与受损的小静脉接触，宫缩强时易使羊水进入母循环。②不能在子宫收缩时行人工破膜。③严格掌握缩宫素引产指征。有胎膜早破时更应慎重。④中期妊娠钳刮术时，切忌在羊水未流尽或刚破膜后立即使用缩宫素促使子宫收缩。⑤掌握剖宫产指征。⑥加强专业人员培训。

【护理问题】

1. 气体交换受损　与肺动脉高压导致肺血管阻力增加、肺水肿有关。

2. 潜在并发症　休克、胎儿窘迫、弥散性血管内凝血等。

直通护考

羊水栓塞的护理及预防。

3. 恐惧　与病情危重、濒死感有关。

【护理措施】

（一）一般护理

（1）立即就地抢救，备好急救物品及药品，注意室内消毒。加强外阴部清洁消毒护理。

（2）让产妇取半卧位，保暖、给氧，避免搬动患者。立即建立静脉通路。

（二）病情观察

（1）专人护理，持续心电监护、严密观察各项监测指标的变化。

（2）严密监测胎心率、产程进展及产妇的生命体征，监测出血量、血凝情况、尿量，记录出入量，如子宫出血不止，应做好子宫切除术术前准备。

（三）治疗配合

1. 立即停止可能导致羊水栓塞的操作　如发病时静脉滴注的缩宫素应立即停止、中期妊娠钳刮过程中发生羊水栓塞先兆症状时应终止手术。

2. 给氧　加压、高浓度面罩式给氧必要时行气管插管或气管切开。

3. 药物治疗　按医嘱快速输入各种抢救药物、输液、输血等。

（1）解除肺血管痉挛及支气管痉挛　①心率慢时可静脉注射阿托品或东莨菪碱；心率变快时用氨茶碱。②盐酸罂粟碱可以松弛平滑肌，扩张肺脑血管及冠状动脉。

（2）抗过敏　立即静脉注射地塞米松。

（3）纠正心衰　可用毛花苷丙。

（4）防治急性肾衰竭　用呋塞米或利尿酸钠以利于消除肺水肿，防治急性肾衰竭。

（5）纠正休克　应用低分子右旋糖酐；对失血者最好补充新鲜血。

（6）控制 DIC　纠正弥散性血管内凝血及继发性纤溶。

4. 积极进行产科处理　原则上应先改善产妇的呼吸循环衰竭，待病情好转后再处理分娩。在第一产程者可考虑行剖宫产结束分娩，在第二产程者可根据情况经阴道助产。

（四）心理护理

如患者神智清醒，应给予鼓励，增强信心；对家属的激动、否认和愤怒情绪表示理解，尽量给予解释，减轻或消除其恐惧心理，取得家属的理解和配合，适当的时候允许家属陪伴患者。

【健康指导】

应定期做产前检查，凡有前置胎盘、胎膜早破、胎盘早期剥离等异常情况，必须去医院待产，由医护人员严密观察产妇及胎儿的变化，及时采取相应措施。对治愈的患者及家属讲解必要的保健知识，加强营养，产后 42 天检查时，应作尿常规及凝血功能检查。

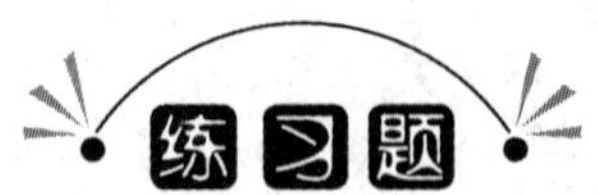

1. 胎儿娩出后胎盘多长时间尚未娩出者，称为胎盘滞留

   A. 15min　B. 20min　C. 30min　D. 1min　E. 2min

2. 下述哪项不支持胎膜早破诊断

   A. 阴道持续性流液　B. 宫缩时肛查触不到前羊膜囊　C. 羊水涂片镜检可见羊齿状结晶　D. 阴道排液酸碱试纸检查呈弱酸性　E. 羊水涂片染色可见毳毛

3. 关于羊水栓塞的治疗，以下错误的是

   A. 使用镇静解痉药物解除支气管痉挛　B. 使用肾上腺皮质激素抗过敏　C. 抗生素预防感染　D. 及时治疗凝血功能障碍　E. 等待自然分娩

4. 下述哪项不是产后出血的病因

A. 胎盘滞留　　B. 产后宫缩乏力
C. 凝血功能障碍　　D. 软产道裂伤
E. 胎儿窘迫

5. 产后出血是指
A. 胎盘娩出后 24h 内出血量达 500ml
B. 胎儿娩出后 24h 内出血量大于 500ml
C. 胎膜娩出后 24h 内出血量大于 500ml
D. 产后 2 周内出血量达 500ml
E. 产褥期出血量达 500ml

6. 产后出血的处理哪项不妥
A. 应迅速而又有条不紊地抢救　　B. 医生到后方可采取止血措施
C. 宫缩乏力引起的出血立即按摩子宫　　D. 压出官腔积血可促进宫缩
E. 注射子宫收缩剂

7. 关于子宫收缩乏力性产后出血首选的处理是
A. 子宫切除　　B. 按摩子宫并注射宫缩剂
C. 双手压迫腹部按摩子宫　　D. 压迫腹主动脉
E. 乙醚刺激

8. 不属于先兆子宫破裂的临床表现为
A. 子宫收缩力强　　B. 子宫病理性缩复环
C. 子宫下段压痛　　D. 胎心率 100 次/min
E. 腹壁下清楚触及胎儿肢体

9. 出现先兆子宫破裂时应立即
A. 吸氧　　B. 补液
C. 剖宫产　　D. 行穿颅术
E. 行产钳术

10. 某患者，第 1 胎，足月顺产，当胎儿娩出后，阴道出血为 500ml，血液呈鲜红色，很快凝成血块，此时胎盘尚未娩出，根据上述情况，考虑出血原因的最大可能是
A. 宫缩乏力　　B. 软产道损伤
C. 胎盘滞留　　D. 胎盘残留
E. 凝血功能障碍

11. 某患者，因胎膜早破入院。妇科检查：头先露，未入盆，其余正常。错误的护理措施是
A. 绝对卧床休息，禁灌肠　　B. 休息时取半卧位
C. 严密观察胎心音　　D. 严密观察流出羊水的性状
E 指导孕妇自测胎动

12. 某产妇，孕 33 周，主诉入睡前突感水样物质从阴道内流出，平卧着被送至医院。

产前检查：臀先露。胎先露高浮，胎心好，无宫缩。急诊医生将检查结果、治疗方案、可能的并发症告知家属，其中最严重的并发症为

A. 早产　　B. 脐带脱垂

C. 胎儿窘迫　　D. 母亲宫内感染

E. 产程延长

13. 某产妇，26 岁，孕 1 产 0，足月妊娠，临产 16h，伴排尿困难，检查：宫底剑突下 2 指，拒按，枕右后位，胎心 68 次/min，宫口开大 4cm，宫缩间歇时，患者亦呼痛不已，并于脐下 2 横指处可见一凹陷，其随宫缩逐渐上升，导尿发现为肉眼血尿，此时应做何种诊断

A. 子宫痉挛性狭窄环　　B. 高张性宫缩乏力

C. 先兆子宫破裂　　D. 低张性宫缩乏力

E. 子宫破裂

14. 某产妇，孕 1 产 0，孕 39 周，顺产，检查胎盘胎膜完整，产后 1h 阴道出血约 600ml，触诊宫体柔软，皮囊感，出血呈间歇性，经腹按摩子宫后，子宫收缩变硬，阴道出血明显减少，出血的最可能原因是

A. 软产道损伤　　B. 子宫收缩乏力

C. 胎盘胎膜残留　　D. 凝血功能障碍

E. 多种因素造成的出血

（15～16 题共用题干）

某产妇，孕 39 周，有规则宫缩 17h。宫口开大 3cm，胎头下降缓慢，胎心音正常。

15. 为预防产后出血。胎儿娩出后

A. 即给予导尿术　　B. 即静脉注射缩宫素

C. 安置中凹位　　D. 严密观察血压

E. 吸氧保暖

16. 为预防产后出血，胎盘娩出前应注意

A. 产妇生命体征　　B. 产妇情绪变化

C. 不过早牵拉脐带　　D. 禁止使用缩宫素

E. 补充能量水分

（17～19 题共用题干）

某产妇，30 岁，妊娠 38 周，臀位，住院待产，床边排尿时突感有羊水持续性地从阴道流出。

17. 该患者正确的诊断是

A. 胎儿窘迫　　B. 胎膜早破

C. 前置胎盘　　D. 胎盘早剥

E. 临产

18. 该患者易发生的是

A. 新生儿窒息　　B. 脐带脱垂
C. 早产　　D. 过期产
E. 宫缩过强

19. 对患者采取的护理措施不恰当的是
A. 嘱孕妇绝对卧床休息，左侧卧位，抬高臀部
B. 及时听取胎心
C. 观察羊水性状
D. 记录破膜时间
E. 协助去B超室检查

（20～21共用题干）

某产妇，28岁，初产，孕期检查头位，胎头浮，骨盆外测量为：髂棘间径23cm，髂嵴间径26cm，骶耻外径17.5cm，出口横径7.5cm。孕39周临产。规律宫缩4h后自然破水。宫缩强，产妇呻吟腹痛，破水8h后检查：血压130/80mmHg，脉搏120次/min，宫缩频，宫缩时子宫呈葫芦状，压痛明显，胎心132次/min，胎儿头位，阴道检查：宫口近开全，胎膜破，胎头S－1。

20. 该产妇考虑是
A. 胎儿窘迫　　B. 胎膜早破
C. 前置胎盘　　D. 胎盘早剥
E. 先兆子宫破裂

21. 应采取的处理应为
A. 吸氧，给镇静剂，观察产程进展　　B. 立即行剖宫产
C. 试行产钳助产　　D. 给稀释缩宫素待胎头拨露
E. 胎头吸引器助产

（王彩霞）

第十章 产后并发症妇女的护理

要点导航

◎ **学习要点**

掌握产褥感染与晚期产后出血的定义、护理评估、护理问题和护理措施。

熟悉产褥感染与晚期产后出血的病因及辅助检查。

◎ **技能要点**

应用所学知识护理产褥感染与晚期产后出血的妇女。

第一节 产褥感染

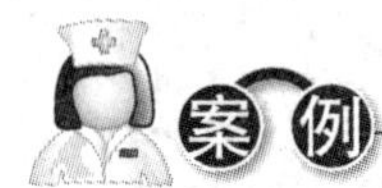

某产妇，23岁，产后10天，出现高热寒战。查体：体温39.5℃，心率110次/min，腹软，恶露正常，下肢肿痛，皮肤紧张、水肿、发白，形成“股白肿”。

问题：（1）该产妇出现了什么护理问题？

（2）需要实施哪些护理措施？

【疾病概述】

产褥感染（puerperal infection）是指分娩时及产褥期生殖道受病原体感染，引起局部和全身的炎性反应。是我国孕产妇死亡的常见原因之一。产褥病率（puerperal morbidity）是指分娩24h以后的10日内，用口表每日测量体温4次，间隔时间4h，有2次达到或超过38℃。造成产褥病率的主要原因是产褥感染，但也包括生殖道以外的其他感染，如泌尿系感染、乳腺炎、上呼吸道感染等。

【护理评估】

（一）健康史

详细询问病史及孕产史，了解孕期、分娩期及产后有无引起感染的原因和诱因。

如营养不良、慢性疾病、妊娠晚期性生活、羊膜腔感染、分娩时有无产程延长、产科手术操作、软产道损伤及产后个人护理卫生等。

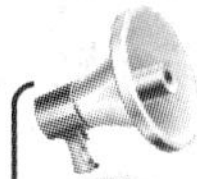

知识链接

产褥感染的病原体：可为一种或为多种病原体的混合感染。以厌氧菌为主。常见的病原体有厌氧性链球菌、大肠杆菌、葡萄球菌等。

产褥感染的来源：一是内源性感染，正常孕妇生殖道或其他部位寄生的病原体，当出现感染诱因可致病；二是外源性感染，由被污染的衣物、各种手术器械、物品等造成感染。

（二）身体状况

1. 观察产妇全身状况、伤口及子宫复旧、恶露等

（1）外阴、阴道、宫颈炎　以会阴切口感染多见，表现为缝线陷入肿胀组织内，针孔流脓。阴道与宫颈感染表现为黏膜充血、溃疡、脓性分泌物增多，局部灼热、疼痛。

（2）子宫内膜炎、子宫肌炎　临床最多见。表现为发热、恶露增多有臭味、下腹疼痛伴白细胞增高。重者出现寒战、高热，头痛、心率快等全身感染症状。

（3）急性盆腔结缔组织炎、急性输卵管炎　表现为高热、寒战、下腹痛、下坠感明显，检查可触及边界不清的肿块，严重者侵及整个盆腔形成“冰冻骨盆”。

考点提示

产褥感染的表现。

直通护考

产褥感染主要症状不包括

A．急性外阴炎 会阴切口红、肿、痛

B．急性子宫内膜炎 恶露多、臭，下腹压痛

C．急性盆腔结缔组织炎，下腹痛，盆腔包块

D．急性尿道炎，尿频，尿痛

E．血栓性静脉炎，下肢皮肤发红、肿痛

答案：D

（4）盆腔腹膜炎及弥漫性腹膜炎　有寒战、高热、恶心、呕吐、腹胀等全身感染中毒症状。下腹部有明显压痛、反跳痛。

（5）血栓性静脉炎　盆腔血栓性静脉炎，产后 1～2 周出现反复发作的寒战、高热。下肢血栓性静脉炎，表现为弛张热，下肢持续性疼痛、皮肤发白、水肿、压痛，称“股白肿”。

（6）脓毒血症及败血症　当感染血栓脱落进入血循环可引起脓毒血症。若细菌大量进入血循环并繁殖形成败血症，表现为持续高热、寒战、全身明显中毒症状，甚至休克可危及生命。

2. 辅助检查

（1）血常规　白细胞计数增高，以中性粒细胞增高明显。

（2）确定病原体　病原体培养同时行药敏试验、分泌物涂片检查。

（3）确定病变部位　根据病情通过全身检查，妇科检查，B型超声等检测手段，能够对感染形成的炎性包块、脓肿及静脉血栓做出诊断。

（三）心理－社会状况

病情进展快，使产妇及家属产生焦虑、烦躁、甚至恐惧心理。担心新生儿得不到应有的照顾，心情沮丧。

（四）处理要点

支持疗法，加强营养，增强免疫力；若有残留组织则清除宫腔残留物；若脓肿形成行切开引流术；应用广谱高效抗生素等综合治疗。对血栓性静脉炎者，在应用大剂量抗生素的同时，加用肝素，也可用活血化瘀中药及溶栓类药物治疗。

考点提示

产褥感染的预防。

直通护考

关于产褥感染的防治，下述哪项不妥

A．加强孕期保健

B．产时尽量少作肛查

C．产前、产时常规用抗生素

D．产褥期保持外阴清洁

E．掌握阴道检查适应证

答案：C

【护理问题】

1. 体温过高　与生殖道创面及全身感染有关。

2. 疼痛与焦虑　与炎症刺激、感染影响恢复及母子分离有关。

【护理措施】

（一）一般护理

保持病房的清洁、安静，保证产妇充足的休息、睡眠；取半卧位，使感染局限；加强营养饮食，增强全身抵抗力。

（二）病情观察

观察产妇全身状况；注意观察伤口、子宫复旧及恶露情况，并作好观察记录。

（三）对症护理

（1）外阴伤口感染者可用红外线照射；有脓性分泌物应提早拆线。

（2）配合医生清除宫腔残留物；若脓肿形成行切开引流术。

（3）按医嘱使用高效广谱抗生素。

（4）电解质失衡，应补充电解质。

（5）对血栓性静脉炎者，在应用大量抗生素同时，使用肝素溶栓治疗。

（四）心理护理

多向产妇及家人介绍预防产褥感染相关知识，解除产妇及其家属疑虑，减轻产妇焦虑情绪。做好心理疏导。

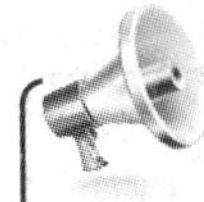

肝素使用

对血栓性静脉炎者，应在 48～72h 使用肝素，即肝素 150U/（kg·d）加 5% 葡萄糖溶液静脉滴注，6～8h 一次，体温下降后改为每日 2 次，维持 4～7 日，并口服双香豆素、潘生丁等。也可用活血化瘀中药及溶栓类药物治疗。

【健康指导】

（1）加强孕期卫生宣传，纠正贫血，增强体质。

（2）及时治疗外阴、阴道炎及宫颈炎，避免胎膜早破、产道损伤。临产前 12 周避免性生活、阴道冲洗及盆浴。

（3）接生时应注意严格无菌操作，减少产时出血及防止产道损伤，保持外阴清洁，注意产褥期卫生，早下床活动，加强锻炼。

第二节　晚期产后出血

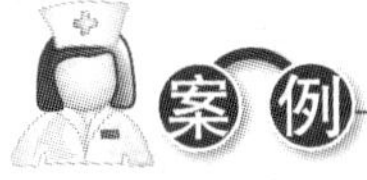

某产妇，30 岁，产后 20 天，阴道反复流血 11 天，恶露呈血性。查体：贫血貌，体温 38.5℃，心率 112 次/min，呼吸 21 次/min，血压 90/60mmHg。阴道有血迹，子宫如孕 60 天大小，质软，有压痛，宫口松弛，宫颈管内有大量血块堵塞，余未见异常。

问题：（1）该产妇出现了什么问题？

（2）需要如何护理该产妇？

【疾病概述】

分娩 24h 后，在产褥期内发生的子宫大量出血，称晚期产后出血。以产后 1～2 周发病最常见。阴道流血可为少量或中量，持续或间断，亦可为急剧大量流血，伴血凝块排出。常因失血过多导致严重贫血、休克或抵抗力低下。

【护理评估】

（一）健康史

了解产妇病史，分娩（或手术）过程尤其是第 3 产程有无胎盘、胎膜残留和软产道撕裂伤。了解产后是否出现发热、阴道流血、腹痛、子宫收缩情况、恶露情况以及个人卫生习惯等。剖宫产术后子宫伤口感染或裂开引起的出血也成为晚期产后出血的常见原因。产后滋养细胞肿瘤，子宫黏膜下肌瘤等均可引起晚期产后出血。

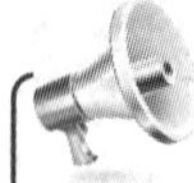

知识链接

剖宫产术后出血的原因

多见于子宫下端横切口剖宫产，主要是切口裂开导致大出血，多与子宫切口位置不当、感染坏死、缝合线脱落而致切口愈合不佳有关。

（二）身体状况

患者表现为反复阴道流血，腹痛、发热；失血过多可因失血性休克危及生命。胎盘、胎膜残留，多发于产后10日左右，表现为血性恶露持续时间延长，反复出血或突然大量流血；子宫内膜炎，炎症可引起胎盘附着面复旧不全及子宫收缩不佳，导致子宫大量出血。胎盘附着面感染，多发生在产后2周左右，表现为突然大量阴道流血，检查发现子宫大而软，阴道及宫口有血块堵塞；对于剖宫产术后引起的出血多见于子宫伤口感染、裂开。

（三）辅助检查

血常规、B超检查、病理检查等。

（四）社会心理状况

产妇及家属因阴道流血，表现为焦虑、烦躁。

（五）处理要点

根据出血的原因对因治疗，若少量出血，应给予足量广谱抗生素、子宫收缩剂、支持治疗。出血量多时给予输液输血。疑有胎盘、胎膜残留或胎盘附着部位复旧不全者，控制感染后做清宫术。剖宫产后子宫切口感染出血，治疗无效时需做子宫次全切除术。

【护理问题】

阴道大量出血导致组织灌注量不足。过多失血危及生命出现恐惧。手术操作及失血致机体抵抗力降低有关导致感染。

【护理措施】

（一）一般护理

保持病房的安静、保证产妇充足的休息与睡眠；加强营养，增强全身抵抗力；每日2次外阴擦洗以预防感染。产后30min内让婴儿吸吮乳房，可刺激子宫收缩，减少阴道流血。

（二）病情观察

严密观察产妇恶露量颜色气味及子宫复旧情况，监测生命体征及神志变化，及早发现出血性休克的早期征兆，并作好记录。

（三）对症护理

配合医生抢救失血性休克，患者取平卧位，注意保暖；建立静脉通路，加快输液输血速度；及时、有效地止血，做好各种检查及相关的术前准备。遵医嘱给予有效抗生素。

（四）心理护理

护士应耐心向产妇及家属讲解晚期产后出血的有关知识及抢救治疗计划，解除产妇及家属疑虑，增加其安全感。

【健康指导】

（1）鼓励产妇进营养丰富饮食，加强机体抵抗力。

（2）指导产妇观察恶露，如有异常及时就诊

（3）做好产褥期保健，注意伤口护理，保持会阴清洁，避免产褥感染。

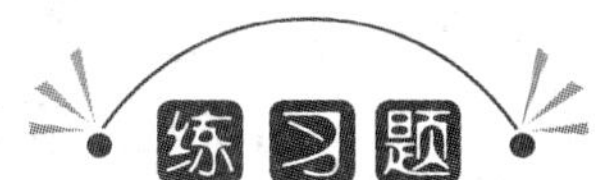

1. 某产妇，产后 6 天发热 40℃，恶露多而混浊，有臭味，子宫复旧不佳，有压痛。下述哪项护理不妥

   A. 半卧位　　B. 床边隔离

   C 物理降温　　D. 抗感染治疗

   E. 坐浴 1～2 次/天

2. 某产妇，因会阴切口疼痛，红肿硬结，有较多的脓性分泌物，不能坐起有效哺乳而焦虑、哭泣。该病诊断为

   A. 急性外阴炎　　B. 急性子宫内膜炎

   C. 急性子宫肌炎　　D. 急性盆腔炎

   E. 急性腹膜炎

3. 某产妇，29 岁。产后 2 周，下肢水肿，皮肤紧张、发白，疼痛，形成“股白肿”。关于本病的护理措施，正确的是

   A. 不必处理　　B. 可用局部冷敷

   C. 半坐卧位　　D. 抬高患肢

   E. 用止血药物

4. 某产妇，30 岁，孕 39 周，行产钳助产，产后 5 天，出现下腹疼痛，体温 39℃，伴有寒战，恶露多，有臭味，子宫体软，子宫底脐上 2 指。在产褥感染处理中错误的是

   A. 选用有效的抗生素　　B. 纠正全身一般情况

   C. 半卧位以利引流　　D. 禁用肾上腺皮质激素，避免感染扩散

   E. 胎盘残留者，应控制感染后清宫

5. 某产妇足月自然产后 3 天，出现下腹疼痛，体温正常，恶露多，有臭味，子宫底脐上 1 指，子宫体软。本例应考虑为

A. 子宫内膜炎

B. 子宫肌炎

C. 盆腔结缔组织炎

D. 急性输卵管炎

E. 腹膜炎

6. 24 岁，孕 1 产 0，孕 39 周，胎膜早破 5 天临产入院，因第二产程延长产钳助娩，产后出血 300ml，产后第 3 天高热，体温 39.3℃，宫底平脐，左宫旁压痛明显，恶露血性混浊有味，血 WBC 23×10^9/L，中性粒细胞 90%。以下哪项处理不妥

A. 入院后臀下放置无菌垫，保持外阴清洁

B. 助产后仔细检查软产道

C. 分娩时为了解产程进展，多次行阴道检查

D. 预防产后出血

E. 产后使用广谱抗生素

（王彩霞）

胎儿及新生儿异常的护理　第十一章

要点导航

◎ **学习要点**

掌握胎儿窘迫及新生儿窒息的概念、护理评估、护理问题和护理措施。

熟悉新生儿窒息的复苏及复苏后护理。

了解胎儿窘迫和新生儿窒息常见原因。

◎ **技能要点**

能娴熟地护理异常胎儿及新生儿。护理操作中能与患者及家属沟通。

第一节　胎儿宫内窘迫

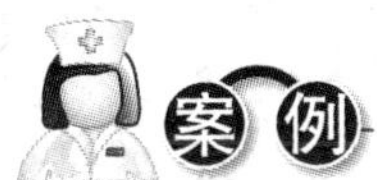

某产妇，25 岁，停经 41 周，规律宫缩 6h。查体：体温 36.7℃，血压 130/80mmHg，脉搏 82 次/ min，呼吸 20 次/ min，宫缩 45s/3 ~4 min，胎心 110 次/ min，阴道检查：宫颈消失，宫口开大 2 cm，先露头 S -2，骨产道未见异常。

问题：(1) 请问该胎儿心率是否正常？原因可能是什么？

(2) 需要实施哪些护理？

【疾病概述】

胎儿窘迫（fetal distress）是指胎儿在子宫内因急性或慢性缺氧危及胎儿健康和生命的综合症状，发病率为 2.7% ~38.5% 。

胎儿窘迫分急性和慢性，急性胎儿窘迫主要发生在分娩期，慢性胎儿窘迫常发生在妊娠晚期，可延续至分娩期并加重。

【护理评估】

（一）健康史

母体血液含氧量不足、母体和胎儿之间血氧运输及交换障碍、胎儿自身因素异常，均可导致胎儿窘迫

1. 急性胎儿窘迫 是因母体和胎儿之间血氧运输及交换障碍或脐带血循环障碍所致。常见因素如下。

（1）脐带异常，脐带打结、脐带脱垂、脐带绕颈、脐带过长或过短等。

（2）妊娠合并症，妊娠并发症如前置胎盘、胎盘早剥。

（3）母体严重血循环障碍致胎盘灌注急剧减少，如休克等。

（4）药物应用不当，如缩宫素应用不当造成宫缩过强或不协调宫缩；麻醉药及镇静剂过量，抑制呼吸。

2. 慢性胎儿窘迫

（1）母体因素致母血含氧量不足，如孕妇患有严重心、肺功能不全。

（2）子宫胎盘血管硬化、狭窄、梗死，使绒毛间隙血液灌注不足，如重度妊娠期高血压疾病、慢性肾炎等。

（3）胎儿因素 严重的先天性心血管疾病和颅内出血 、胎儿畸形、母儿血型不合等。

> **考点提示**
>
> 胎儿宫内窘迫的原因。
>
> **直通护考**
>
> 孕妇，28岁，患妊娠高血压综合征，孕36周。临产2h后，出现胎儿窘迫，护士向其及家属解释其原因为
>
> A.早产　B.胎盘老化
>
> C. 脐带受压　D.先兆子痫
>
> E. 母体血氧含量不足
>
> 答案：E

（二）身体状况

1. 急性胎儿窘迫（多见于分娩期）

（1）胎心率改变 初期胎心加快（＞180 次/min）是最早出现的症状，晚期胎心减慢（＜120 次/ min）提示胎儿宫内危险。

（2）胎动改变 频繁→减弱→消失。

（3）胎粪污染羊水（分 3 度） Ⅰ度：羊水呈淡绿色；Ⅱ度：羊水呈深绿色，混浊；Ⅲ度：羊水呈棕黄色，呈糊状。

2. 慢性胎儿窘迫（多见于妊娠晚期） 多由胎盘功能不全或胎儿因素所致，最早表现是胎动减少（胎动计数：＜ 10 次/12h），宫高、腹围小于正常，羊水混浊。

（三）辅助检查

1. 胎儿电子监护 出现晚期减速或变异减速。

2. 胎儿头皮血血气分析 pH＜7. 2，提示胎儿酸中毒。

3. 胎盘功能减退 见第三章第五节妊娠期监护。

（四）心理－社会状况

因胎儿宫内缺氧，孕产妇及家人担心胎儿安全，产生紧张、焦虑，对需要手术结

束分娩产生犹豫及无助感。

（五）处理要点

1. 急性胎儿窘迫

（1）一般处理　取左侧卧位，面罩吸氧，纠正脱水和酸中毒。

（2）对因处理　缩宫素静脉点滴过程中发生胎儿窘迫，应立即停用或减慢滴速缓解宫缩。

（3）及时结束分娩　宫口开全，胎头双顶径已达坐骨棘以下，吸氧的同时应尽快阴道助产；宫口未开全或胎头双顶径在坐骨棘之上，经处理缺氧症状不能改善应立即剖宫产。

2. 慢性胎儿窘迫　根据孕周、胎儿成熟度及窘迫程度决定处理方案。

（1）一般处理　指导孕妇采取左侧卧位，间断吸氧，积极治疗各种合并症和并发症，密切监护病情变化。

（2）终止妊娠　治疗无效，接近足月，胎儿可存活，行剖宫产术。

（3）期待疗法　胎儿未足月，尽量保守治疗以延长孕周。争取胎儿成熟后终止妊娠。

【护理问题】

1. 气体交换受损　与子宫、胎盘、脐带、胎儿供血供氧不足有关。

2. 焦虑　与担心胎儿安全有关。

3. 预感性悲哀　与胎儿可能死亡有关。

【护理措施】

（一）一般护理

孕妇左侧卧位，急性胎儿窘迫给予面罩吸100%纯氧，10L/min；慢性胎儿窘迫间断吸氧，30min/次，间隔5min。

（二）病情观察

严密监测胎心变化，每15min听1次胎心或进行胎心监护，注意胎心变化形态。如宫口开全、胎先露部已达坐骨棘平面以下3cm，应尽快助产娩出胎儿。

（三）对症护理

1. 协助医生结束分娩　经以上处理未见好转者，应迅速结束分娩，做好阴道助产手术及剖宫产手术准备。做好抢救新生儿窒息的准备。

2. 给药护理　缩宫素静脉点滴过程中发生胎儿窘迫，应立即减慢滴速或停用。

（四）心理护理

向孕产妇及家人提供相关信息，有助于减轻其焦虑并积极配合处理。对胎儿死亡的夫妇，护士或家人多陪伴他们。

【健康指导】

指导孕妇休息时宜采取左侧卧位，以改善胎盘血供；教会孕妇从30周开始进行胎动计数，发现异常及时就诊；高危妊娠应加强产前检查次数，有异常征象及时向医师汇报并及时处理。

第二节　新生儿窒息

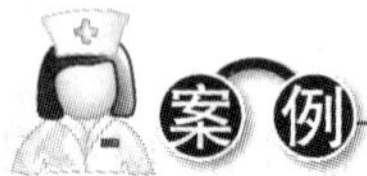

某产妇，第一胎足月顺产，新生儿出生后1min检查，四肢青紫，心率72次/min，呼吸微弱，弹足底有皱眉动作，四肢屈曲。

问题：应对新生儿采取什么样的抢救措施？

【疾病概述】

新生儿窒息是指胎儿娩出后1min仅有心跳而无呼吸或未建立规律呼吸的缺氧状态。严重窒息是我国新生儿致残和死亡的重要原因之一。

【护理评估】

（一）健康史

凡能影响母体和胎儿循环及气体交换的任何因素都可引起窒息。

1. 母体因素　母亲全身疾病如糖尿病；产科疾病如妊娠高血压综合征；母亲吸毒等。各种手术产，如高位产钳；产程中药物使用不当（如麻醉、镇痛剂、催产药）。

2. 胎儿因素　早产儿、小于胎龄儿、多胎、巨大儿；呼吸道畸形；羊水或胎粪吸入气道；宫内感染所致神经系统受损等。脐带受压、打结、绕颈；胎盘钙化，功能下降。

（二）身体状况

根据新生儿出生后Apgar评分情况，有助于判断窒息程度、复苏效果、预后。评分结果：0~3分重度窒息，4~7分轻度窒息，8~10分正常；如果5min评分仍<3分，新生儿死亡率及日后发生脑部后遗症明显增加。

1. 轻度窒息（青紫窒息）　Apgar评分4~7分。新生儿面部与全身皮肤呈青紫色；呼吸表浅或不规律；心跳规则有力，心率减慢（80~120次/min）；对外界刺激有反应；喉反射存在；肌张力好；四肢稍屈。

2. 重度窒息（苍白窒息）　Apgar评分0~3分。新生儿皮肤苍白；口唇暗紫；无呼吸或仅有

考点提示

1. 新生儿阿普加(Apgar)评分内容及其结果。

2. 新生儿窒息复苏步骤。

直通护考

新生儿出生后1min检查，四肢青紫，心率72次/min，呼吸微弱，弹足底有皱眉动作，四肢屈曲。其1min Apgar评分应为

A. 2分　B. 3分　C. 4分

D. 5分　E. 6分

答案：D

喘息样微弱呼吸；心跳不规则；心率 <80 次/min，且弱；对外界刺激无反应；喉反射消失；肌张力松弛。

（三）辅助检查

1. 血气分析　胎儿头皮血血气分析可提示酸中毒。

2. 宫内缺氧胎儿　用羊膜镜监测羊水的性状，生后检测动脉血气、血糖、电解质、血尿素氮和肌酐等生化指标。

（四）心理－社会状况

产妇担心新生儿的安危而出现焦虑、恐惧、悲伤的心理。

（五）处理要点

（1）以预防为主，一旦发生及时抢救，动作迅速准确、轻柔，避免发生损伤。

（2）估计胎儿娩出后有窒息危险者，应做好复苏准备。

（3）一旦出现新生儿窒息应立即进行复苏。

【护理问题】

（一）新生儿

1. 气体交换受损　与呼吸道内有羊水、黏液有关。

2. 体温过低　与缺氧、体温调节能力差及周围环境温度低有关。

3. 有受伤的危险　与脑缺氧、抢救操作等有关。

（二）母亲

1. 预感性悲哀　与预感失去孩子或可能留有后遗症有关。

2. 焦虑　与担心新生儿生命安危有关。

【护理措施】

（一）一般护理

1. 保暖　胎儿娩出后，用温热干毛巾快速揩干头部及全身减少散热，立即置于预热的开放式远红外线辐射抢救台上保暖，新生儿适宜温度 27～31℃。

2. 吸氧　用面罩或鼻内插管给氧。

（二）病情观察

严密观察面色、呼吸、心率、体温及神经系统变化，做好重症护理记录。根据新生儿 Apgar 评分决定需采取的措施。

（三）对症护理

1. 配合医生按 ABCDE 程序进行复苏

（1）清理呼吸道（air way，A）　胎头娩出后，立即用手挤压清除口、鼻腔中的黏液和羊水，必要时在喉镜直视下气管内插管清理呼吸道，动作轻柔，避免损伤。

（2）建立自主呼吸（breathing，B）　确认呼吸道通畅后拍打或弹足底，也可摩擦患儿背部等触觉刺激，促使呼吸出现。如无自主呼吸、心率小于 100 次/min，应立即用复苏器加压给氧（图 11－1），面罩应密闭口、鼻；通气频率为 30～40 次/min；或口对口人工呼吸，30次/min，通气有效可见胸廓起伏。

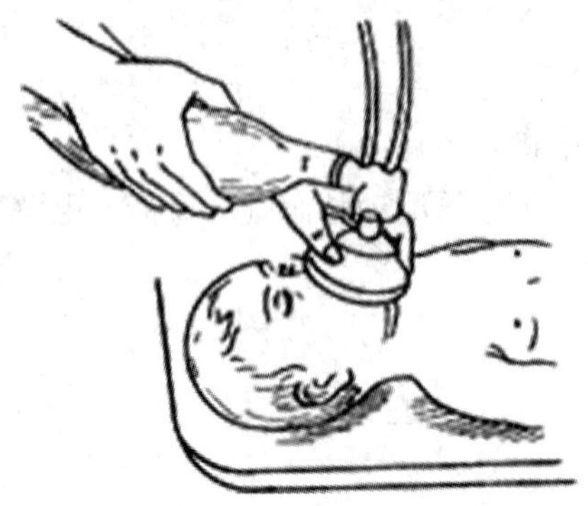

图11－1　用复苏器加压给氧

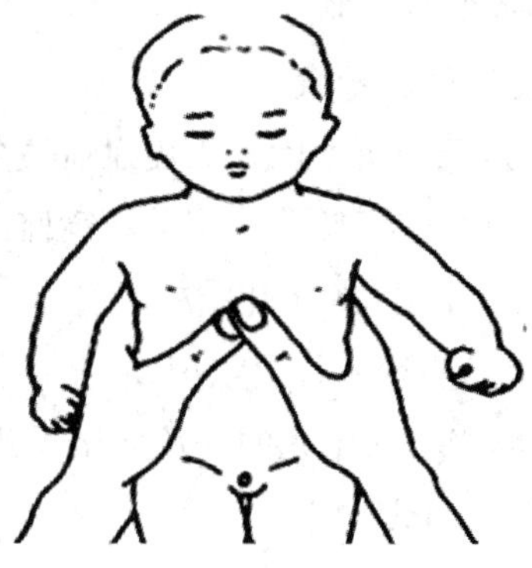

图11－2　胸外心脏按压

（3）维持正常血液循环（circulation，C）　若气管插管正压通气30s后，心率<60次/min或心跳停止者，在保证通气的情况下应同时进行胸外心脏按压（图11－2）。胸外按压心脏方法：拇指法或双指法，操作者双拇指并排或食中指按压患儿胸骨体中下1/3处，其他手指围绕胸廓或左手托在后背；频率：100～120次/min（即每按压3次，正压通气1次），按压深度为1～2cm。按压有效可摸到颈动脉和股动脉搏动。

（4）药物治疗（drug，D）　建立有效静脉通道，保证药物及时进入体内；胸外按压心脏不能恢复正常循环时，可给予静脉、气管内注入1∶1000肾上腺素；根据医嘱，及时正确用纠酸、扩容剂等。

（5）评价（evaluation，E）　复苏过程中，及时评价患儿情况并准确记录。呼吸、心率、皮肤颜色是窒息复苏评估的三大指标。

2. 复苏后护理　复苏后仍有再度窒息可能，需加强护理。

（1）保暖　贯穿于整个治疗护理过程中，可将患儿置于远红外保暖床，病情稳定后置暖箱中保暖或热水袋保暖，维持患儿肛温36.5℃～37℃。

（2）保持呼吸道通畅　静卧，延期哺乳，各种护理和治疗操作须轻柔。

（3）严密观察面色、呼吸、心率、体温及神经系统变化，做好重症护理记录。

（4）遵医嘱给予抗生素预防感染　给予维生素C、维生素K_1预防颅内出血；可给辅酶A、细胞色素C、三磷腺苷营养脑细胞。

（四）心理护理

提供情感支持，耐心细致地解答病情，取得患者及家属的理解，减轻恐惧心理，得到家属的配合。抢救无效新生儿死亡时，选择产妇情绪稳定后告知；刺激子宫收缩，预防产后出血。

【健康指导】

指导产妇学会观察新生儿的面色、呼吸、哭声、大小便的变化，发现异常及时就诊；指导母乳喂养；对于重度窒息复苏时间较长的新生儿，应注重观察精神状态及远期表现，提防智障发生。

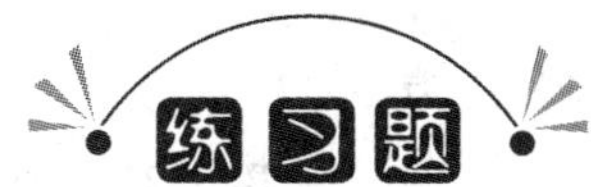

1. 胎儿窘迫的临床表现不包括

A. 胎心改变　　B. 胎动异常

C. 羊水呈淡绿色　　D. 羊水污染

E. 产力异常

2. 慢性胎儿窘迫最常见的原因是

A. 胎盘早剥　　B. 脐带受压

C. 胎盘功能不良　　D. 宫缩过强或持续时间过长

E. 羊水过多

3. 急性胎儿窘迫最敏感的监测指标是

A. 胎心率改变　　B. 胎动改变

C. 胎儿头皮血氧分压的改变　　D. 羊水粪染

E. 胎儿头皮血 pH 下降

4. 胎儿窘迫的处理，下列哪项错误

A. 立即吸氧　　B. 纠正酸中毒

C. 静脉注射 50% 葡萄糖、维生素 C　　D. 迅速人工破膜

E. 经处理后症状无改善，短时间不能分娩者，可行剖宫产

5. 初孕妇，孕 40 周，胎动减少 1 天。产科检查：枕左前位，先露已衔接，胎心 130 次/min，测尿雌三醇 8.5mg/24h。本例患者应考虑为

A. 脐带受压　　B. 胎头受压

C. 过期妊娠　　D. 胎儿先天畸形

E. 胎盘功能减退

6. 判断胎儿在宫内安危的最简便方法是

A. NST 试验　　B. OCT 试验

C. 测定孕妇血清胎盘生乳素值　　D. 测定孕妇血清游离雌三醇值

E. 胎动计数

7. 发现胎儿窘迫时，下列哪项措施是错误的

A. 立即吸氧，左侧卧位　　B. 碳酸氢钠静脉滴注

C. 寻找病因，及时纠正　　D. 静脉注射 50% 葡萄糖、维生素 C

E. 静脉滴注缩宫素加速产程进展

8. 胎儿急性缺氧早期胎动特点是

A. 频繁　　B. 减弱

C. 消失
D. 不变
E. 时多时少

9. 新生儿窒息吸氧时，氧气流量应为
A. <1L/min
B. <2L/min
C. >2L/min
D. >5L/min
E. >10L/min

10. 下列属于新生儿重度窒息临床表现的是
A. 全身皮肤苍白，口周青紫
B. 心率常在80～120次/min
C. 呼吸表浅
D. Apgar评分为4分
E. 对外界刺激有反应，喉反射存在

11. 下列关于新生儿窒息复苏的程序，正确的是
A. 建立呼吸—清理呼吸道—药物治疗—维持正常循环—评价
B. 建立呼吸—清理呼吸道—维持正常循环—药物治疗—评价
C. 清理呼吸道—建立呼吸—维持正常循环—药物治疗—评价
D. 清理呼吸道—建立呼吸—药物治疗—维持正常循环—评价
E. 维持正常循环—清理呼吸道—建立呼吸—药物治疗—评价

12. 28岁，初产妇，妊娠41周，规律宫缩18h，已破膜，宫口开大3cm，胎心116次/min，胎心监护有多个晚期减速出现。正确处理是
A. 吸氧，严密观察产程进展
B. 急查尿雌激素/肌酐比值
C. 立即行剖宫产术
D. 静脉滴注缩宫素，加速产程进展
E. 静脉注射25%葡萄糖液内加维生素C

13. 初产妇，孕38周临产，妊娠合并先天性心脏病，心功能Ⅱ级，产钳助产结束分娩。新生儿Apgar评分3分，经复苏后继续监护。对该新生儿复苏后的护理措施，错误的是
A. 侧卧位
B. 及时哺乳，增强营养
C. 静脉输液维持营养
D. 继续给氧
E. 观察呼吸、心率、面色

14. 25岁，初产妇。规律宫缩出现14h后宫口开全。已破膜，羊水淡绿色，清亮。现宫口开全1h，胎头拨露，胎心监护显示早期减速。应采取的处理措施是
A. 产钳助产
B. 静脉滴注缩宫素
C. 立即剖宫产
D. 等待自然分娩
E. 立即静脉滴注50%葡萄糖液

（付志绪）

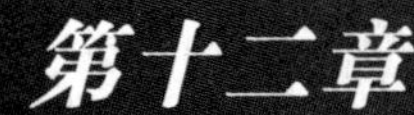

妇科护理配合　第十二章

要点导航

◎ **学习要点**

掌握妇科检查的护理配合。

熟悉妇科疾病的常见临床表现及护理、妇科检查的操作方法。

了解妇科护理病史内容。

◎ **技能要点**

熟练进行妇科检查的护理配合；学会尊重患者和保护其隐私，培养良好的医德医风。

一、妇科护理病史内容

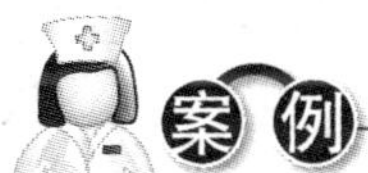

案例

某女，36 岁，因“下腹疼痛 3 天”就诊。

问题：(1) 应如何进行病史采集？

(2) 需指导患者进行哪种妇科检查？

1. 一般项目　姓名、性别、年龄、婚姻状况、籍贯、职业、民族、住址、入院日期、入院方式、记录日期、陈述者。

2. 主诉　是使患者就诊的主要症状及其持续时间。力求简明扼要。妇科疾病常见的症状有外阴瘙痒、阴道流血、白带异常、闭经、下腹痛、下腹包块及不孕等。

3. 现病史　是主要组成部分，指从发病到就诊时疾病的发生、演变和诊疗过程。一般以主诉症状为核心，按时间顺序依次书写，包括发病时间、主诉症状特点、诊疗经过及结果；有无伴随症状及其发生时间、特点和演变过程；饮食、睡眠、大小便、体重等情况。

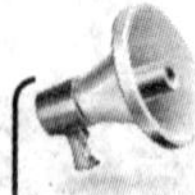

知识链接

病史采集注意事项

病史采集时可以通过观察、询问和交谈的方法而获得，但因妇科疾病涉及到患者的隐私，会使患者感到害羞，故采集病史时要做到态度和蔼、语言亲切、耐心细致，注意患者的生理、心理特点，并告知患者为其保密，从而可以更加全面地收集患者的病史资料。

4. 月经史 初潮年龄、月经周期、经期、经量，经前和经期有无不适，有无血块、痛经及疼痛部位、性质、程度和持续时间，注明末次月经日期（LMP）或绝经年龄。如13岁初潮，周期28～30日，经期3～5日，50岁绝经，可简写为 $13\frac{3\sim5}{28\sim30}50$。

5. 婚育史 结婚年龄，配偶年龄及健康状况等。生育史包括足月产、早产及流产次数及现存子女数，用阿拉伯数字依次书写。如足月产1次，无早产，流产2次，现存子女1人，简写为1－0－2－1。记录妊娠、分娩经过及新生儿情况。

> **考点提示**
>
> 生育史书写顺序。
>
> **直通护考**
>
> 某女士流产两次，足月产一次，现有一女，无早产史，其生育史可简写为
>
> A．1-0-2-1　B．1-1-0-2
>
> C．2-0-1-1　D．1-2-0-1
>
> E．0-1-2-1
>
> 答案：A

6. 既往史 患者以往的健康和疾病情况。

7. 个人史 个人生活和居住情况，有无烟、酒等不良嗜好。

8. 家族史 父母、兄弟姐妹及子女健康状况。有无遗传病及传染病史。

二、妇科一般检查的方法及护理配合

（一）全身检查

测量身高、体重、体温、脉搏、呼吸、血压；检查患者的精神状态、神志、面容、全身发育及毛发分布情况、皮肤、表浅淋巴结、头颈部器官、乳房、心、肺、脊柱、四肢。

（二）腹部检查

视诊观察腹部有无隆起、腹壁有无瘢痕、妊娠纹等。触诊检查有无压痛、反跳痛和肌紧张，肝、脾、肾有无增大和压痛。叩诊注意浊音和鼓音的分布情况，有无移动性浊音。必要时听诊肠鸣音。

考点提示

妇科检查的方法、目的和护理配合。

直通护考

1．未婚妇女的妇科检查方法可用

A．双合诊　　B．阴道窥器检查　　C．直肠-腹部诊

D．阴道镜检查　　E．三合诊

2．妇科检查注意事项，哪项不妥

A．检查前排尿　　B．做好心理护理　　C．台垫应每人更换

D．阴道出血照常检查　　E．未婚者用肛腹诊

答案：1.C；2.D

（三）盆腔检查（妇科检查）

1. 护理配合

（1）尊重、体贴患者，态度和蔼、语言亲切、动作轻柔、检查仔细。做好解释工作，解除患者的羞涩心理。注意防护和保暖，保护患者隐私。

（2）物品准备　照明灯、手套、阴道窥器、长镊子、持物钳、棉拭子、石蜡油或肥皂水、臀垫、消毒容器等。

（3）患者准备　排空膀胱，脱去一条裤腿，取膀胱截石位（图 12－1）。检查者面向患者，立于患者两腿之间。

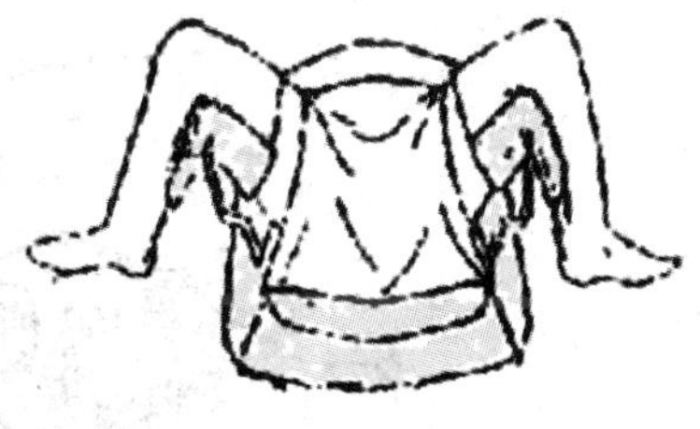

图 12－1　膀胱截石位

（4）注意事项　①所用物品应消毒，臀垫、手套和阴道窥器一人一换。使用过的物品一次性处理或及时消毒处理。②经期禁做盆腔检查。异常流血必须检查时，应协助消毒，备无菌手套及器械。③未婚妇女禁做双合诊和阴道窥器检查，可行直肠－腹部诊。④男医生检查时，需有女护士在场。以避免不必要的误会。⑤腹壁肥厚、高度紧张不合作者采用深呼吸、交谈等松弛法，仍不满意者可做 B 超或麻醉下进行检查。

2. 检查方法

（1）外阴部检查　观察外阴发育及阴毛分布情况。用手拇指、示指分开小阴唇，暴露阴道前庭，观察尿道口和阴道口，注意有无赘生物、前庭大腺是否增大及处女膜情况。嘱患者屏气向下用力，观察有无阴道壁膨出或子宫脱垂等。

（2）阴道窥器检查　检查者左手示指、拇指分开小阴唇，暴露阴道口，右手持涂润滑剂的阴道窥器，斜行沿阴道侧后壁缓慢插入阴道，边推进边转正并逐渐张开，暴露宫颈和阴道（图 12－2）。观察阴道壁及分泌物有无异常；观察宫颈有无糜烂、腺囊肿、息肉等。取出前先旋松侧部螺丝，待两叶合拢后方可取出。

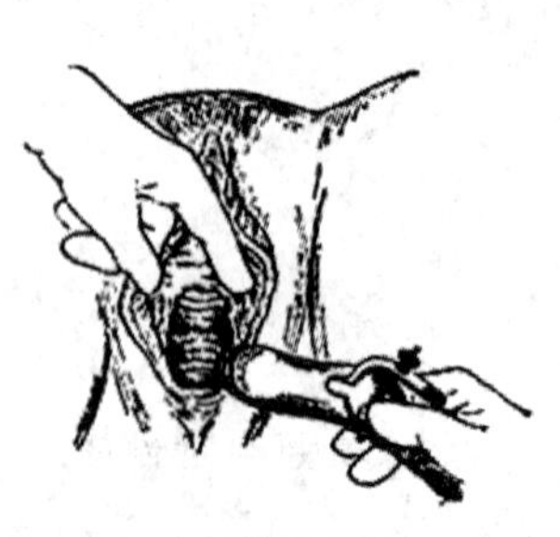
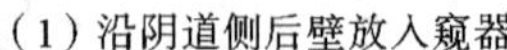

（1）沿阴道侧后壁放入窥器

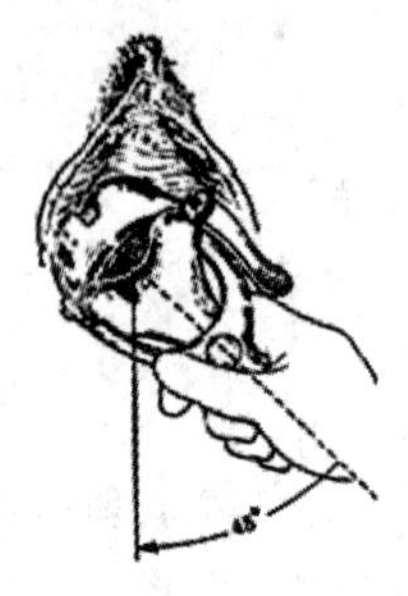
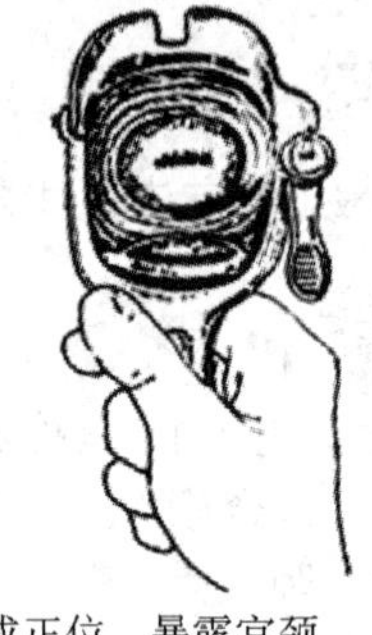

（2）逐渐转成正位，暴露宫颈

图 12－2 阴道窥器检查

（3）双合诊 为最重要的方法。检查者左手在腹部配合检查，右手戴手套，示、中指蘸润滑剂，沿阴道后壁插入，检查阴道的通畅度、深度，有无畸形、瘢痕及肿块等；再扪触宫颈大小、硬度及有无接触性出血；将阴道内两指放在宫颈后方并将其向上前方抬举，左手掌心朝下、手指平放在腹部平脐处向下后按压，并逐渐移向耻骨联合，通过双手的相互协调，扪清子宫位置、大小、质地、活动度及有无压痛；然后将阴道内两指移至一侧穹隆部，左手从同侧下腹壁髂嵴水平开始，从上往下按压，两手相互对合，触摸附件区有无肿块、增厚或压痛（图 12－3）。正常子宫为前倾略前屈位，偶可扪及卵巢，不能扪及输卵管。

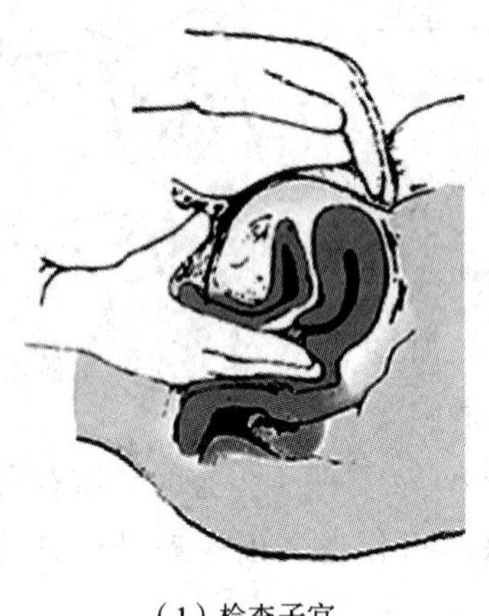

（1）检查子宫

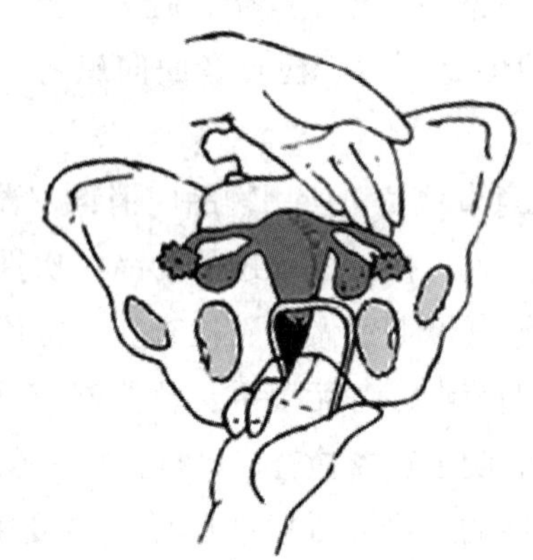

（2）检查双侧附件

图 12－3 双合诊

（4）三合诊 检查者一手示指放入阴道，中指插入直肠，另手在腹部配合检查。具体步骤与双合诊相同（图 12－4）。可扪清后倾或后屈子宫的大小、子宫后壁、直肠子宫陷凹、宫骶韧带和盆腔后部的病变。

（5）直肠－腹部诊 检查者一手示指伸入直肠，另手在腹部配合检查（图 12－5）。适用于未婚者、异常阴道流血、阴道闭锁或因其他原因不宜行双合诊检查者。

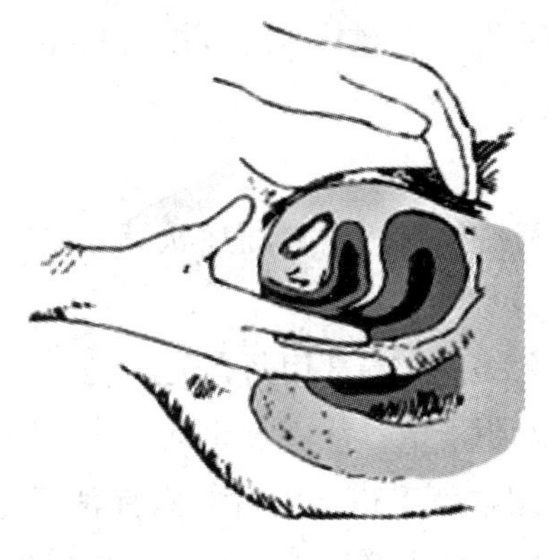

图 12-4 三合诊图

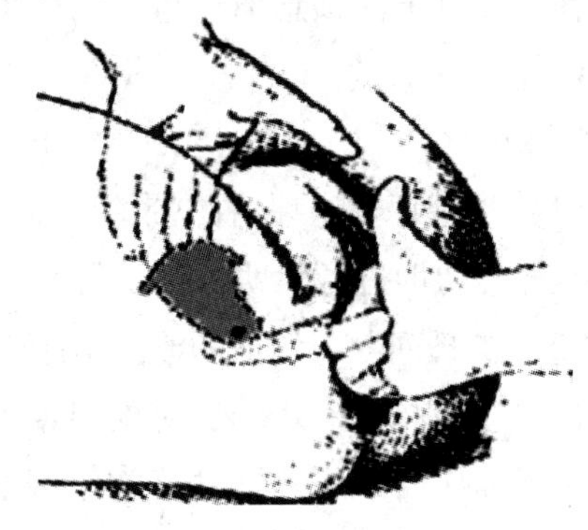

图 12-5 直肠-腹部诊

3. 记录 盆腔检查结果按解剖部位的先后顺序记录：外阴、阴道、宫颈、宫体、附件（双侧分别记录）。

三、妇科疾病的临床表现及护理

（一）阴道流血

1. 临床表现 经量增多考虑子宫肌瘤、月经失调等。周期不规则的流血考虑无排卵性功能失调性子宫出血。无规则长期持续性流血首先考虑生殖系统恶性肿瘤。停经后流血，育龄期考虑妊娠相关疾病；绝经过渡期者首先考虑无排卵性功血，但应排除恶性肿瘤。接触性出血考虑宫颈病变。

2. 护理

（1）护理评估 评估患者的年龄、流血出现及持续时间、量和颜色，与月经的关系、有无伴随症状等。了解末次月经日期。评估心理社会状况。协助进行辅助检查如血常规、凝血功能或超声检查等。

（2）护理问题 潜在并发症为失血性贫血或休克，与阴道流血有关。

（3）护理措施 流血期间尽量卧床休息，保证睡眠。保持外阴清洁。使用消毒会阴垫，观察流血的量、颜色和气味。贫血者增加含铁食物的摄入，必要时补铁、维生素 C 及蛋白质。发生休克时，协助患者取中凹卧位，吸氧、保暖，监测生命体征，迅速建立静脉通道，做好输血准备。做好相关手术的术前准备、术中配合和术后护理。遵医嘱正确应用抗生素和止血药。

（二）异常白带、外阴瘙痒

考点提示

阴道流血和异常白带的护理要点。

1. 临床表现 正常白带呈白色稀糊状或蛋清样，无腥臭味，量少，称生理性白带，多于经前期、排卵期、月经后或妊娠期略增多。如白带量显著增多、性状发生改变则为病理性白带：白带呈黄色、稀薄、泡沫状、有臭味伴外阴瘙痒，多为滴虫性阴道炎。白带呈凝乳状或豆腐渣样伴外阴奇痒，多为外阴阴道假丝酵母菌病。白带呈血水样，除见于宫颈息肉、重度宫颈糜烂、子宫黏膜下肌瘤外，应警惕宫颈癌、子宫内膜癌等。

2. 护理

（1）护理评估　评估白带的颜色、量、气味及持续时间、伴随症状等。评估心理社会状况。协助进行辅助检查如阴道分泌物悬滴法检查。

（2）护理问题　舒适的改变 与白带增多、外阴瘙痒和局部用药有关。

（3）护理措施　培养良好的卫生习惯，保持外阴清洁，注意性生活卫生。嘱患者遵医嘱正确用药，用药前洗净双手及会阴，将专用盆、毛巾、内裤等煮沸消毒（5～10min）。用药期间避免饮酒及食用辛辣刺激性食物；禁用刺激性药物、肥皂擦洗或搔抓；避免到游泳池、浴池等公共场所。穿透气性好的棉织品内裤。治疗期间禁止性生活，必要时同时治疗性伴侣。

（三）下腹痛

1. 临床表现　急性下腹痛多为卵巢肿瘤蒂扭转或破裂、急性盆腔炎等。慢性下腹痛多为慢性炎症或肿瘤压迫所致。反复隐痛后突然出现撕裂样剧痛者考虑输卵管妊娠破裂或流产。顽固性疼痛难以忍受者考虑晚期癌可能。下腹持续性钝痛多为炎症或腹腔内积液所致。经期腹痛多为原发性痛经或子宫内膜异位症。

2. 护理

（1）护理评估　评估下腹痛的起病急缓、部位、性质、程度、时间，有无放射痛，与月经的关系，是否伴随其他症状，既往有无发作等。评估心理社会状况。协助进行辅助检查如血常规、超声检查等。

（2）护理问题　疼痛，与炎症、出血等刺激有关。

（3）护理措施　加强心理护理。监测腹痛的部位、性质等。遵医嘱正确用药。做好相关手术的术前准备、术中配合和术后护理。

（四）下腹部肿块

1. 临床表现　最常见的是子宫肌瘤与卵巢肿瘤，其次为附件炎性包块、子宫畸形、肠道肿块等。囊性肿块多为良性病变，如卵巢囊肿、输卵管卵巢囊肿等。实性肿块除妊娠子宫、子宫肌瘤、卵巢纤维瘤为良性外，多首先考虑恶性肿瘤。

2. 护理

（1）护理评估　评估肿块的发现时间、部位、大小、软硬度、活动度、边界是否清楚、有无压痛等。评估心理社会状况。进行辅助检查如 B 超检查。

（2）护理问题　焦虑或恐惧，与发现盆腔包块、担心恶性病变有关。

（3）护理措施　遵医嘱正确用药。做好相关手术的术前准备、术中配合和术后护理。

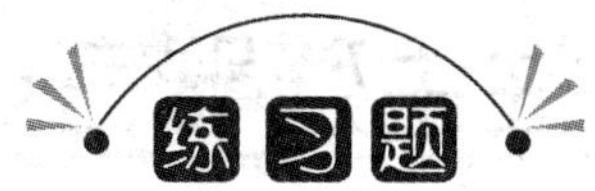

1. 某女士，35 岁。足月产两次，现有一女，无早产史，流产一次。其生育史应简写为

A. 2－0－1－1　B. 1－2－0－1　C. 0－2－1－1

D. 2－1－0－1　E. 1－0－2－1

2. 某女士，35 岁。月经初潮为 14 岁，月经周期为 28 天，经期为 5 天，末次月经为 2012－6－20。其月经史可简写为

A. $14\frac{5}{28}$ 2012－6－20　B. $28\frac{5}{14}$ 2012－6－20　C. $5\frac{14}{28}$ 2012－6－20

D. $5\frac{28}{14}$ 2012－6－20　E. $14\frac{28}{5}$ 2012－6－20

3. 某女士，25 岁，因下腹痛就诊，医生准备对其行妇科检查。有关妇科检查的准备和注意事项。下述哪项不妥

A. 检查时应认真、仔细　B. 预防交叉感染

C. 检查前导尿　D. 男医生检查时必须有女护士在场

E. 未婚少女可行外阴视诊和肛腹诊

4. 某女士，35 岁。月经周期为 $13\frac{3\sim5}{29}$ 2012－5－30。其初潮年龄是

A. 3～5 岁　B. 13 岁　C. 25 岁

D. 30 岁　E. 29 岁

5. 某女士，35 岁，已婚已育。每年行一次盆腔检查，其中最重要的方法是

A. 外阴部视诊　B. 肛腹诊　C. 双合诊

D. 三合诊　E. 阴道窥器检查

6. 某企业为女职工进行妇科体检，护士准备的检查用物中不需要的是

A. 无菌手套　B. 阴道窥器　C. 骨盆测量器

D. 臀垫　E. 生理盐水

7. 某女，18 岁，无性生活史。自诉 2 日前在下腹部摸到一肿块，怀疑为“卵巢肿瘤”。应进行下列哪项检查

A. 腹部触诊　B. 腹部叩诊　C. 直肠－腹部诊

D. 双合诊　E. 三合诊

8. 某女士，40 岁。因下腹痛就诊，妇科检查时护士应嘱其取何种体位

A. 膝胸卧位　B. 膀胱截石位　C. 头低足高位

D. 俯卧位　E. 仰卧位

（王雪芹）

第十三章 女性生殖器官炎症患者的护理

要点导航

◎ **学习要点**

掌握阴道炎、慢性宫颈炎、盆腔炎传播途径、临床表现、治疗原则及护理措施。

熟悉慢性宫颈炎病理类型。阴道炎、慢性宫颈炎、急性盆腔炎的病因、护理问题及健康指导。

了解女性生殖系统的自然防御功能。

◎ **技能要点**

应用所学知识娴熟的护理生殖器官炎症妇女。

第一节 概 述

一、女性生殖器官的自然防御功能

（1）两侧大阴唇自然合拢，遮掩阴道口、尿道口。阴道前后壁紧贴，可防止外界微生物的侵入。阴道上皮在卵巢分泌的雌激素作用下，增生变厚，阴道上皮细胞含有丰富的糖原，在阴道杆菌的作用下分解为乳酸，维持阴道正常的酸性环境（$pH \leq 4.5$，多在3.8～4.4），抑制其他病原体生长，称为阴道自净作用。

（2）宫颈阴道部被覆有复层鳞状上皮，具有较强的抗感染能力。宫颈内口平时紧闭，分泌大量黏液形成胶冻状黏液栓，堵塞子宫颈管，病原体不易侵入。育龄妇女子宫内膜周期性剥脱可及时消除宫内感染。

尽管女性生殖器官在解剖、生理、生化、免疫方面有较强的防御功能，但是妇女在特殊生理时期如月经期、妊娠期、分娩期及产褥期，自然防御功能受到破坏或机体免疫力下降，且阴道与尿道、肛门相邻，均可导致炎症发生。

二、病原体

常见病原体有细菌，多为化脓菌如葡萄球菌、链球菌、大肠埃希菌、厌氧菌、变形杆菌、淋病奈瑟菌及结合分枝杆菌等。还有原虫、真菌、病毒、螺旋体衣原体等。

三、传染途径

1. 沿生殖道黏膜上行蔓延 病原体由外阴侵入阴道，沿黏膜上行至腹腔，是非妊娠期、非产褥期盆腔炎主要感染途径。

2. 经淋巴系统蔓延 病原体由生殖器创伤处的淋巴管侵入盆腔结缔组织及内生殖器其他部分，是产褥感染、流产后感染及放置宫内节育器后的主要感染途径。

3. 经血液循环播散 结核杆菌经过血液循环感染生殖器官。

4. 直接蔓延 内生殖器邻近腹腔器官的炎症，直接蔓延到内生殖器官及盆腔。

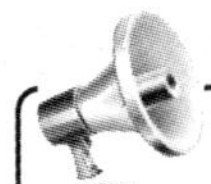
知识链接

炎症的发展与转归

1. 痊愈：患者抵抗力强、病原体致病力弱或治疗及时、抗生素使用恰当，病原体完全被消灭，炎症很快被控制，炎症渗出物完全被吸收，为痊愈。

2. 慢性：炎症治疗不彻底、不及时或病原体对抗生素不敏感，身体防御功能和病原体的作用处于相持状态，使得炎症长期存在。

3. 蔓延：患者抵抗力低下、病原体作用强时，炎症可经淋巴和血行扩散或蔓延到邻近器官，严重时可形成败血症，危及生命。由于抗生素的快速发展，此种现象已不多见。

第二节 外阴部炎症

糖尿病患者，58 岁，主诉：外阴瘙痒 10 年。10 年前在当地医院诊断为外阴炎，经口服、外用药物明显好转。近 5 年因糖尿病使病情加重，遂来院就诊。检查：慢性病容，双侧大小阴唇及其外周皮肤明显充血肿胀，局部呈点片状湿疹样变，大部分皮肤增厚，有抓痕，粗糙呈苔藓样改变。

问题：如果你是该患者的主管护士，该如何进行护理？

【疾病概述】

外阴炎主要指外阴部的皮肤与黏膜的炎症。外阴部与尿道、肛门邻近，经常受到月经血、阴道分泌物、尿液、粪便的刺激，若不注意皮肤清洁易引起细菌繁殖导致外阴炎；其次糖尿病患者的糖尿刺激、粪瘘患者的粪便刺激、尿瘘患者的尿液长期浸渍等，也易引起外阴炎。此外内衣过紧或穿紧身化纤内裤、经期使用卫生巾导致透气性差，药物灼伤，局部经常潮湿也可诱发非特异性外阴炎。

【护理评估】

（一）健康史

了解发病原因及可能的诱因，有无因白带增多，尿液、粪便等分泌物刺激引起的外阴部不适，询问诊疗经过及疗效。

（二）身体状况

1. 症状 外阴瘙痒、疼痛、烧灼感，于性生活、活动、排尿及排便时加重。

2. 体征 局部检查外阴皮肤充血、肿胀、糜烂，可见抓痕，严重者有溃疡或湿疹。炎症长期不消退，可导致皮肤粗糙增厚、皲裂。

（三）心理－社会评估

外阴瘙痒引起患者精神不振，烦躁不安，影响正常工作、学习和生活。

（四）辅助检查

从阴道分泌物中查找病原体及检查尿糖、血糖，粪便检查除外蛲虫病。

（五）处理要点

（1）消除病因，积极治疗阴道炎、糖尿病，若有尿瘘、粪瘘应及时行修补术。

（2）注意个人卫生，穿纯棉内裤，保持外阴清洁干燥。

（3）局部可用0.1%聚维酮碘液或1∶5000高锰酸钾液坐浴，每日2次，每次20min左右，有溃疡患者坐浴后涂抹抗生素软膏。

（4）急性期还可选用微波或红外线局部物理治疗。

【护理问题】

1. 舒适的改变 与外阴瘙痒、灼痛刺激及阴道分泌物增多有关。

2. 焦虑 与疾病影响正常性生活及治疗效果不佳有关。

3. 皮肤完整性受损 与病原体的侵蚀、炎症分泌物刺激有关。

【护理措施】

（一）一般护理

（1）针对患者进行外阴清洁及疾病预防知识的指导，保持外阴清洁、干燥，尤其在经期、孕期、产褥期，消除刺激的来源。

（2）患病期间减少辛辣食物的摄入。

（3）避免局部使用刺激性的药物或清洗液。

（二）对症护理

1. 教会患者坐浴方法及注意事项

（1）局部使用1∶5000的高锰酸钾液坐浴，水温在40℃左右，每次20min左右，每日2次。有溃疡患者坐浴后涂抹抗生素软膏。

（2）坐浴时应将会阴部浸没于浸泡液中。

（3）月经期间禁止坐浴。

2. 指导患者做好外阴部的护理 减少局部摩擦和混合感染的发生。

（三）心理护理

向患者说明外阴炎的原因很多，需要加以寻找，从而得到有效治疗。

【健康指导】

（1）引起外阴炎症的原因及预防护理的相关知识，不穿化纤紧身内裤，着纯棉内裤。不要搔抓皮肤，避免破溃或合并细菌感染。严重时卧床休息，避免局部摩擦。

（2）纠正不正确的饮食及生活习惯，不饮酒，限制辛辣饮食的摄入。

（3）指导教育尿瘘、粪瘘患者注意个人卫生，便后及时清洗会阴，更换内裤。

（4）糖尿病患者自我检测血糖，并注意个人卫生保持外阴清洁、干燥。

第三节 阴道炎症

一、滴虫阴道炎

患者，30岁，因阴道分泌物多，伴外阴瘙痒两周就诊。妇科检查：可见外阴潮红有抓痕，阴道壁充血有散在出血点，分泌物量多呈灰黄色泡沫状，有特殊臭味。

问题：该患者所患何种疾病？如何护理？

【疾病概述】

滴虫阴道炎（trichomonal vaginitis）是由阴道毛滴虫（图13－1）引起的常见阴道炎。阴道毛滴虫属厌氧寄生原虫，呈梨形，体积约为多核白细胞的2～3倍。滴虫适宜在温度25℃～40℃、pH为5.2～6.6的潮湿环境中生长；在普通肥皂水中也能生存45～120min。月经前后、妊娠期、产后、经阴道手术，阴道pH接近中性，故隐藏在腺体及阴道皱襞中的滴虫常得以繁殖，引起炎症发作。

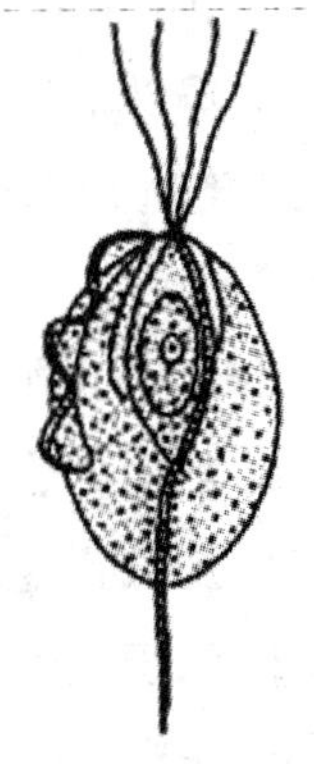

图13－1 阴道毛滴虫

【护理评估】

（一）健康史

询问患者出现白带增多、外阴瘙痒的时间，搜集诱发滴虫性阴道相关诱发因素，发作与月经周期的关系，治疗经过及疗效，了解个人卫生习惯，分析可能引发感染的途径。

（二）身体状况

1. 症状 主要症状是阴道分泌物增多伴外阴瘙痒，间或有灼热、疼痛、性交痛等。典型分泌物呈稀薄泡沫状、脓性、有臭味。

2. 体征 检查时可见阴道黏膜充血，严重时有散在的出血点，宫颈有出血斑点，称“草莓样”宫颈。可见后穹隆有大量泡沫样白带，呈灰黄色、黄白色稀薄状或黄绿色脓性分泌物。

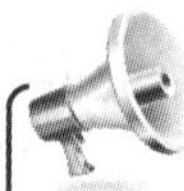

知识链接

滴虫阴道炎的传播途径：①经性交直接传播。②间接传播。经公共浴池、浴巾、浴盆、衣物、游泳池、坐式便器、污染的器械及敷料等传播。

（三）心理－社会状况

患者常因疾病反复发作而烦恼，出现无助感。

（四）辅助检查

1. 悬滴法 取温生理盐水1滴放于玻片上，自后穹隆处取少许分泌物混于生理盐水中，立即用低倍光镜检查，可见到呈波状运动的滴虫及增多的白细胞被推移。

2. 培养法 悬滴法多次未找到滴虫的可疑者。

直通护考

患者，30岁，自觉外阴痒，白带呈泡沫样，应首先考虑

A.慢性阴道炎

B.细菌性阴道炎

B.外阴阴道念珠菌病

D.滴虫性阴道炎

E.非特异性外阴瘙痒

答案：D

（五）处理要点

处理原则为切断传染途径，杀灭阴道滴虫，恢复阴道正常 pH 值，保持阴道自净功能，防止复发。

1. 全身用药 主要治疗药物为甲硝唑及替硝唑。口服甲硝唑400mg，每日2次，连服7日。

2. 局部治疗 可用0.1%乳酸或0.5%醋酸溶液，每晚1次阴道灌洗，后放置甲硝唑阴道泡腾片200mg于阴道穹隆深部，每晚1次，7次为1疗程，全身及局部联合用药效果更佳。

【护理问题】

1. 舒适的改变 与外阴阴道瘙痒、疼痛、灼热感及分泌物增多有关。

2. 皮肤完整性受损 与阴道炎症有关。

3. 知识缺乏 与缺乏预防、治疗滴虫阴道炎的知识有关。

4. 焦虑 与治疗效果不佳、反复发作有关。

5. 睡眠型态改变 与局部不适有关。

【护理措施】

（一）一般护理

1. 指导患者自我护理 教会患者自我护理的方法，避免交叉感染。避免搔抓外阴，避免不洁性生活，保持外阴清洁。

2. 饮食指导 避免进食辛辣等刺激性的食物。

（二）病情观察

（1）甲硝唑口服后偶见胃肠道反应，可于饭后服药，反应严重应报告医师并立即停药。

（2）正确指导患者全身及局部用药。

（三）对症护理

（1）告知患者取分泌物前24～48h避免性生活、阴道灌洗或局部用药。

（2）用药期间禁止饮酒。孕20周前禁用甲硝唑。服药期间不宜哺乳。

（3）指导阴道用药的患者在放药前，用酸性溶液灌洗阴道后再采取下蹲位将药片送入阴道后穹隆部。月经期暂停阴道冲洗及阴道放药。

（四）心理护理

（1）讲解滴虫阴道炎发病的原因，诱因及防御措施，让患者增强自我防护意识。

（2）消除患者焦虑、麻痹心理，重视自我监测及夫妻同治的重要性，按时到院接受随访检查，鼓励坚持治疗，达到早日彻底治愈。

【健康指导】

（1）指导随访检查 向患者解释随访观察的重要性，滴虫阴道炎常在月经后复发，故临床症状消失滴虫检测阴性后，仍应于下次月经后继续治疗1疗程，以巩固疗效。并于每次月经干净后复查白带，连续3次均为阴性方为治愈。

（2）培养良好卫生习惯 保持外阴清洁，局部用药前、后应洗净双手，消毒器具，以减少感染机会。

（3）用药期间禁止性生活，性伴侣同时治疗。

（4）治愈前避免到游泳池、浴池等公共场所。

（5）告知患者复查白带前24～48h禁止阴道用药和同房，以免影响检查结果。

二、外阴阴道假丝酵母菌病

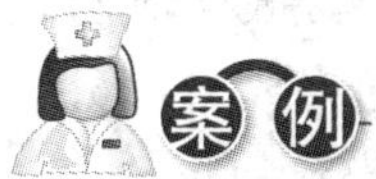

患者，26岁，孕20周，因外阴严重瘙痒2周就诊。妇科检查：外阴潮红有抓痕，阴道壁覆有灰白色膜状物，擦拭后可见散在出血点，分泌物量不多呈豆腐渣样。

问题：该患者为何种疾病？如何进行护理？

【疾病概述】

外阴阴道假丝酵母菌病（vulvovaginal candidiasis，VVC）是假丝酵母菌引起的常见外阴阴道炎症，又称外阴阴道念珠菌病。有假丝酵母菌感染的阴道 pH 通常小于 4.5。发病诱因有：妊娠、糖尿病、应用广谱抗生素、大量雌激素治疗、大量应用免疫抑制剂、穿紧身化纤内裤及肥胖等。

外阴阴道假丝酵母菌的传染途径为：①主要是内源性传染，假丝酵母菌作为条件致病菌除寄生于人的阴道、口腔、肠道，这三个部位的假丝酵母菌可互相自身传染。当局部环境条件适合时发病；②经性交直接传播；③接触污染的衣物间接传染。

【护理评估】

（一）健康史

了解患者有无糖尿病，或长期使用抗生素、雌激素病史。是否妊娠期。了解白带性状。

（二）身体状况

1. 症状 外阴阴道奇痒、灼痛、性交痛以及尿痛，阴道分泌物增多。

2. 体征 外阴红斑、水肿，常伴有抓痕，严重者见皮肤皲裂、表皮脱落。阴道黏膜红肿，小阴唇内侧及阴道黏膜有白色块状物覆盖，擦除后露出红肿糜烂或溃疡的黏膜面。

（三）心理 - 社会状况

（1）外阴阴道瘙痒使患者痛苦不堪，为缓解症状抓痒不止造成自我形象紊乱。

（2）需停用抗生素或雌激素药物的患者应权衡利弊，合理对待。

（四）辅助检查

1. 悬滴法 同滴虫阴道炎。

2. 革兰染色法 为首选的检查法，阳性率为 80%。

3. 培养法 用于难治性外阴阴道假丝酵母菌病或复发性外阴阴道假丝酵母菌病患者的检查。

（五）处理要点

1. 消除病因 积极治疗糖尿病，及时停用广谱抗生素、雌激素及皮质类固醇激素。

2. 局部用药 用 2% ~4% 碳酸氢钠溶液冲洗阴道后，选用咪康唑栓剂 200mg 或克霉唑栓剂 150mg 或制霉菌素栓剂 10 万 U 置于阴道深部。

3. 全身用药 氟康唑 150mg，顿服。或伊曲康唑 200mg，每日 1 次，连用 3 ~5 日。

考点提示

外阴阴道假丝酵母菌病的治疗。

直通护考

患者，28岁，医疗诊断为外阴阴道假丝酵母病。护士指导患者治疗方法时错误的是

A. 广谱抗生素

B. 性伴侣需要同时治疗

C. 局部用2%～4%碳酸氢钠液冲洗阴道后阴道上药

D. 全身用药效果好

E. 2%～4%碳酸氢钠液冲洗阴道

答案：A

4. 性伴侣的治疗 对于难治性外阴阴道假丝酵母菌病、复发性外阴阴道假丝酵母菌病患者给予该项治疗。

【护理问题】

1. 皮肤完整性受损 与外阴阴道炎症有关。

2. 舒适的改变 与外阴阴道瘙痒、灼痛及白带增多有关。

3. 知识缺乏 与缺乏外阴阴道假丝酵母菌预防和治疗的知识有关。

4. 焦虑 与治疗效果不佳，反复发作，孕妇担心对胎儿影响有关。

【护理措施】

（一）一般护理

（1）温开水清洗外阴，避免使用刺激性洗液。

（2）保持外阴清洁干燥，非月经期不使用卫生护垫，勤换内裤，避免性生活。

（3）饮食指导 患病期间避免进食辛辣等刺激性的食物。

（4）指导患者注意局部用药前、后手的卫生，减少感染的机会。

（二）病情观察

外阴阴道假丝酵母菌常并发滴虫感染，故需同时检查排除滴虫感染，以提高治疗效果。

（三）对症护理

（1）指导阴道用药的患者在放药前，用2%～4%碳酸氢钠溶液灌洗阴道后再采取下蹲位将药片送入阴道后穹窿部。月经期暂停阴道冲洗及阴道放药。

（2）孕妇患者要积极治疗，避免新生儿感染。

（3）对有症状性伴侣同时行假丝酵母菌的检查和治疗，预防女性重复感染。

（4）注意糖尿病患者的血糖变化，消除病因减少刺激。

（四）心理护理

向患者讲解疾病原因，消除顾虑积极就医。鼓励患者坚持用药，不要随意中断。

【健康指导】

（1）向患者讲解引起外阴阴道丝酵母菌的致病因素及疾病治疗护理的相关知识。

（2）做好卫生宣教，养成良好的卫生习惯，用过的内裤、盆及毛巾均应用开水烫洗。

（3）指导患者避免长期使用或滥用抗生素。强调坚持用药，按时复查。

（4）切忌搔抓。

（5）告知患者随访要求，外阴阴道丝酵母菌容易在月经前复发，经过治疗后应在月经前复查阴道分泌物。

三、老年性阴道炎

患者，60岁，近期自觉外阴瘙痒，白带增多为黄色水样。有尿频、尿急症状。妇科检查：外阴、阴道充血、水肿，阴道呈老年性改变，黏膜皱襞减少，上皮变薄，余无异常发现。

问题：该患者患何种疾病？如何进行护理？

【疾病概述】

老年性阴道炎（senile vaginitis）常见于自然绝经及卵巢去势后妇女。因卵巢功能衰退，雌激素水平降低，阴道上皮萎缩，黏膜变薄，上皮细胞内糖原减少，阴道自净作用减弱，阴道抵抗力降低，其他病原菌过度繁殖或容易入侵引起炎症。

【护理评估】

（一）健康史

了解患者年龄是否围绝经期、有无手术切除卵巢或盆腔治疗史。询问患者白带性状及伴随症状。

（二）身体状况

1. 症状 主要症状为阴道分泌物增多伴外阴瘙痒、灼热及尿频、尿痛及尿失禁等。分泌物稀薄，呈淡黄色，伴严重感染时呈脓性白带，有臭味。可伴有性交痛。

2. 体征 可见阴道呈萎缩性改变，黏膜皱襞消失，上皮菲薄。阴道黏膜充血，表面可散在小出血点或状出血斑，严重时可见浅表溃疡。

（三）心理－社会评估

老年妇女出现白带增多症状，由于阴道疼痛、分泌物增多甚至出血致患者烦躁。

（四）辅助检查

1. 阴道分泌物检查 显微镜下见大量基底层细胞及白细胞。

2. 局部活组织检查 对阴道壁肉芽组织及溃疡者与阴道癌鉴别。

（五）处理要点

处理原则为抑制细菌生长，补充雌激素，增强阴道抵抗力。

1. 抑制细菌生长 用1%乳酸溶液或0.5%醋酸溶液阴道灌洗。

2. 增加阴道抵抗力 针对病因，补充雌激素是老年性阴道炎的主要治疗方法。

（1）局部给药 己烯雌酚0.125～0.25mg，每晚放入阴道一次，连用14日。

（2）全身给药 口服尼尔雌醇，首次4mg，以后每2～4周1次，每次2mg，维持2～3月。

【护理问题】

1. 舒适的改变　与阴道瘙痒、灼痛及白带增多有关

2. 皮肤完整性受损　与外阴阴道炎症有关。

3. 有感染的危险　与局部分泌物增多、破溃有关。

4. 焦虑　与治疗效果不佳，反复发作有关。

【护理措施】

（一）一般护理

（1）注意个人卫生，穿棉织内裤，减少刺激，保持会阴清洁干燥。

（2）加强锻炼，增强机体抵抗力。

（3）不用过热或刺激性的清洗液清洗外阴。

（二）对症护理

（1）治疗期间勤换内裤，避免性生活。

直通护考

患者女性，58岁，因血性白带，外阴瘙痒，灼热感及尿频、尿痛、尿失禁等就诊，医生诊断为：老年性阴道炎、护士指导坐浴正确的是

A．冷水坐浴

B．碱性水坐浴

C．烫水坐浴

D．酸性温水坐浴

E．盐水坐浴

答案：D

（2）指导患者注意局部用药前、后手的卫生，减少感染的机会。

（3）指导阴道用药的患者在放药前，用酸性溶液灌洗阴道后再采取下蹲位将药片送入阴道后穹隆部。

（4）由于老年人阴道放药有困难，应将放药的方法告知家属或护士按医嘱给药。

【健康指导】

（1）对围绝经期、老年妇女进行健康教育，使其掌握预防老年性阴道炎的相关知识。

（2）指导患者便后擦拭应遵从从前到后的顺序，防止粪便污染外阴。

（3）指导患者注意性生活卫生，必要时可用润滑剂以减少对阴道的损伤。

（4）告知患者复查白带前24～48h禁止阴道用药和同房，以免影响检查结果。

第四节　慢性子宫颈炎

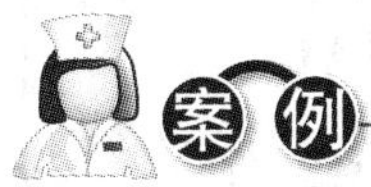

患者，38岁，主诉：白带增多半年余，偶有血性白带。近2月来有同房后出血，月经平素规律。18岁结婚，孕5产4。妇查：外阴阴道正常，宫颈重度颗粒型糜烂，触之易出血，宫体前位，大小质地正常，活动可，双附件未触及。

问题：该患者患何种疾病？如何护理？

【疾病概述】

宫颈炎是常见的女性下生殖道炎症。包括宫颈阴道部炎症及宫颈管黏膜炎症。宫颈容易受性交、分娩及宫腔操作的损伤，且宫颈管单层柱状上皮抗感染能力较差，易发生感染。临床多见的宫颈炎是宫颈黏膜炎症，由于宫颈黏膜皱襞多，一旦发生感染，很难将病原体完全清除，久而导致慢性宫颈炎。若宫颈炎症得不到及时彻底治疗，可引起上生殖道炎症。

慢性子宫颈炎（chronic cervicitis）多见分娩，流产或手术损伤宫颈后，病原菌侵入而引起感染，或由急性宫颈炎未治疗或治疗不彻底转变而来。慢性子宫颈炎的病原体主要是葡萄球菌、链球菌、大肠埃希菌及厌氧菌；其次为性传播疾病的病原体，如淋病奈瑟菌、沙眼衣原体。根据病例形态，结合临床可有以下几种类型。

（一）宫颈糜烂

最常见，宫颈外口处的宫颈阴道部外观呈细颗粒状的红色区，称为宫颈糜烂。主要是宫颈外口处鳞状上皮因炎症刺激而脱落，由颈管柱状上皮覆盖所致。

（二）宫颈肥大

由于慢性炎症的长期刺激，宫颈组织充血、水肿、腺体及间质增生，使宫颈不同程度的肥大，但表面光滑，宫颈硬度增加。

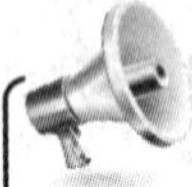

知识链接

临床根据宫颈糜烂的深度分 3 型

（1）单纯性糜烂：炎症初期，鳞状上皮脱落后仅为单层柱状上皮覆盖，表面平坦。

（2）颗粒型糜烂：炎症继续发展，柱状上皮过度增生并伴有间质增生，糜烂面凹凸不平呈颗粒状。

（3）乳突型糜烂：柱状上皮和间质显著增生，糜烂面高低不平现象更加明显呈乳突状。

按糜烂面积大小分为 3 度：糜烂面积小于宫颈面积的 1/3 为轻度糜烂；糜烂面积占宫颈面积的 1/3～2/3 为中度糜烂；糜烂面积大于宫颈面积的 2/3 为重度糜烂（图 13－2）。

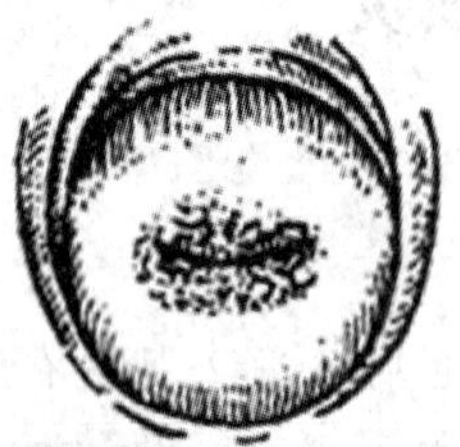

Ⅰ度

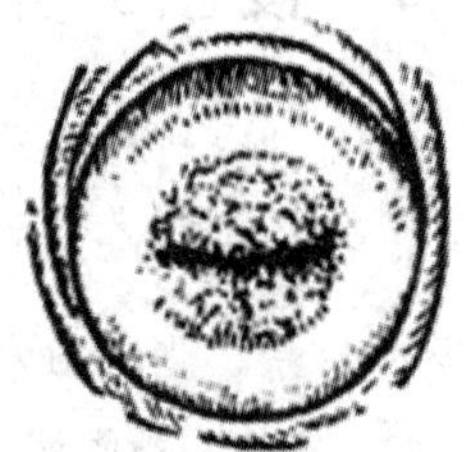

Ⅱ度

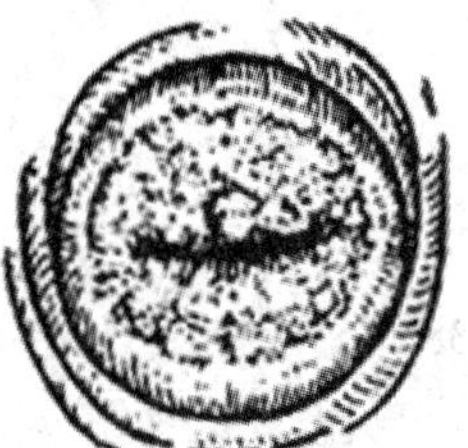

Ⅲ度

图 13－2　宫颈糜烂分度

（三）宫颈息肉

慢性炎症长期刺激使宫颈局部黏膜增生形成赘生物，逐渐自基底部向宫颈外口突出而形成息肉（图 13－3）。一个或多个大小不等，呈舌形、色红、质脆、易出血、蒂细长。

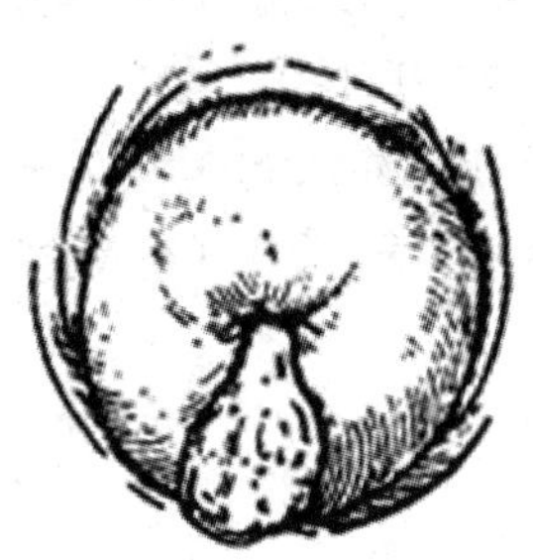

图 13－3　宫颈息肉

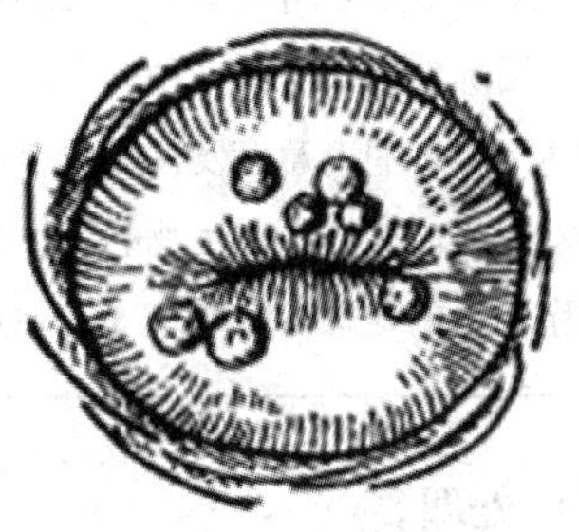

图 13－4　宫颈腺囊肿

（四）宫颈腺囊肿

在宫颈糜烂愈合的过程中，新生的鳞状上皮覆盖宫颈腺管口或伸入腺管，将腺管口阻塞，使腺管变窄甚至阻塞，腺体分泌物引流受阻、潴溜形成囊肿（图 13－4）。宫颈表面呈现数个半透明小囊泡，内含无色黏液，伴感染囊泡呈白色或淡黄色。

（五）宫颈黏膜炎

病变局限于宫颈管黏膜及黏膜下组织，宫颈阴道部外观光滑，宫颈外口可见脓性分泌物，宫颈管黏膜增生向外口突出，宫颈口充血、红肿。

【护理评估】

（一）健康史

了解月经史、婚育史，询问有无阴道分娩史、妇科手术史等造成的宫颈损伤、有无阴道分泌物增多等。了解发病的时间、病程经过、治疗方法及效果。

（二）身体评估

1. 症状　主要症状为阴道分泌物增多。多数呈乳白色黏液状，有时呈淡黄色脓性，可有血性白带、经间期出血或性交后出血。可伴有腰骶部疼痛、下腹坠痛。若合并尿路感染，可出现尿急、尿频、尿痛。

2. 体征　宫颈有不同程度的糜烂、肥大、有时可见息肉或宫颈腺囊肿。

（三）心理－社会评估

由于病程较长，接触性出血的表现，患者焦虑与不安。

（四）辅助检查

1. 宫颈刮片　已婚妇女每年行一次宫颈癌筛查。

2. 宫颈活组织检查　用于协助明确诊断宫颈癌。

3. 聚合酶链反应（PCR）　是检测和确诊淋病奈瑟菌感染的主要方法。

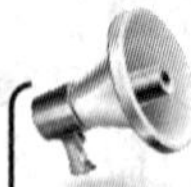

知识链接

TCT 检查

TCT 检查是采用液基薄层细胞检测系统检测宫颈细胞，并进行 TBS 细胞学分类诊断，它是目前国际上最先进的一种宫颈癌细胞学检查技术，与传统的宫颈刮片巴氏染色检查相比明显提高了标本的满意度及宫颈异常细胞检出率。TCT 对宫颈癌细胞的检出率为 100%，同时还能发现癌前病变、微生物感染，如假丝酵母菌、滴虫、衣原体等，行 TCT 检查除外癌变，可解除患者的疑虑，使患者安心治疗。

（五）处理要点

慢性宫颈炎以局部治疗为主，根据病理类型采用不同的治疗方法。

1. 物理治疗 物理治疗是最常用的有效治疗方法。原理是以各种物理方法将宫颈糜烂面单层柱状上皮破坏，使其坏死脱落后，为新生的复层鳞状上皮覆盖。常用的方法有激光、冷冻、红外线凝结及微波等。

2. 手术疗法 宫颈息肉可手术摘除，术后将切除息肉送病理组织学检查。宫颈肥大、宫颈糜烂较深者且累及宫颈管者可行宫颈锥型切除。

3. 药物疗法 适宜于糜烂面小、炎症浸润较浅的病例。

【护理问题】

1. 组织完整性受损 与宫颈上皮糜烂与炎性刺激有关。

2. 舒适改变 与白带增多伴有腰骶部疼痛有关。

3. 焦虑 与出现血性白带及性交后出血，害怕宫颈癌有关。

4. 疼痛 与局部炎症刺激有关。

5. 知识缺乏 与缺乏宫颈炎的相关知识有关。

【护理措施】

（一）一般护理

（1）注意个人卫生，保持局部清洁、干燥。

（2）指导育龄妇女如何采取避孕措施，减少人工流产的发生。

考点提示

慢性宫颈炎处理要点。

直通护考

患者，38岁，体检时发现宫颈重度糜烂，医嘱需物理治疗，询问宫颈糜烂有关问题，护士告知

A.做TCT检查

B.不需做TCT检查

C.需做血常规检查

D.需做尿常规检查

E.需做尿、肝肾功能检查

答案：A

（二）病情观察

（1）观察阴道放药治疗后白带的量、色、性质的变化，及时了解疗效。

（2）对接受物理治疗后的患者应注意阴道流液的量、气味、颜色的变化，如发现有异常出血或感染时，应立即报告医生并协助处理。

（三）对症护理

1. 指导患者及时检查 协助医生做宫颈刮片、宫颈活组织检查，排除癌变。接受物理治疗前应常规做宫颈刮片排除癌变，物理治疗宜选择在月经干净后3～7天，无同房史，无急性生殖器炎症，涂片正常者方可治疗。

2. 告知接受物理治疗后注意事项

（1）保持外阴清洁干燥，勤换会阴护垫，每日清洗外阴2次。嘱患者于手术后次日晨将阴道内尾纱取出。

（2）治疗后阴道分泌物增多，甚至有多量水样排液，在术后1～2周为局部脱痂期，应避免剧烈活动及搬运重物以免引起出血量过多。

（3）2个月内禁止性生活、盆浴及阴道冲洗，术后2周、4周、2个月复查。

（4）2个月后于月经干净后3～7天复查，一般情况可痊愈，未痊愈者可择期再行第二次治疗。

3. 用药指导 对宫颈管内有脓性分泌物的患者，局部用药效果差，需全身治疗。

（四）心理护理

（1）解释宫颈炎发病的特点，解除其思想顾虑，接受和配合治疗，直至痊愈。

（2）对病理检查发现宫颈上皮有异常增生的人应密切监测，消除焦虑。

【健康指导】

（1）指导患者养成良好的卫生习惯，避免不洁及无保护的性生活。

（2）指导患者局部用药，提高慢性宫颈炎的治疗效果。

（3）指导妇女定期作妇科检查，及时发现宫颈病变并给予治疗。

第五节　盆腔炎症

盆腔炎（pelvic inflammatory disease，PID）是女性上生殖道及其周围的结缔组织、盆腔腹膜发生炎症，主要包括子宫内膜炎、输卵管炎、输卵管卵巢脓肿、盆腔腹膜炎。盆腔炎有急性和慢性两类。急性盆腔炎治疗不及时可引起弥漫性腹膜炎、感染性休克、败血症、脓毒血症，严重者可危及生命。若急性盆腔炎治疗未得到及时正确的治疗，则可引起盆腔粘连，输卵管阻塞、不孕、输卵管妊娠、慢性盆腔痛，转为慢性盆腔炎反复发作，经久不愈，严重影响妇女健康。

一、急性盆腔炎

患者，30 岁，已婚，孕 4 产 1，人工流产术 2 次，1 周前行药流术后，间断阴道流血不止，后于私人诊所行清宫术，术后小腹疼痛，阴道分泌物量多，伴发热，头痛。体查：急性病容，体温 38.6℃，心率 100 次/min，妇查：宫颈口有大量脓性分泌物流出伴臭味；穹隆触痛（+）；宫体稍大，压痛（+）。

【疾病概述】

急性盆腔炎（acute pelvic inflammatory disease，APID）多发生于分娩后或流产后感染、宫腔内手术操作后感染、经期卫生不良、性生活卫生不良、下生殖道感染及邻近器官炎症直接蔓延、慢性盆腔炎急性发作等。

【护理评估】

（一）健康史

了解患者的月经史、婚育史、性生活史，了解本次腹痛、腰痛、发热的时间及程度，有无手术操作以及诊疗经过。

（二）身体状况

1. 症状 明显下腹痛伴发热，阴道分泌物增多。重者可有寒战、高热、头痛、食欲缺乏、膀胱刺激症状或直肠刺激症状。月经期发病可出现经量增多、经期延长。

2. 体征 患者呈急性病容，体温升高，心率加快，腹胀，下腹部有压痛、反跳痛及肌紧张，肠鸣音减弱或消失。

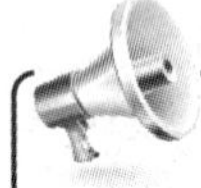

知识链接

为什么没有生过孩子也会患盆腔炎或输卵管炎呢？

一部分是由于不注意经期卫生引起慢性盆腔炎；一部分是由于是盆腔结核导致子宫内膜和输卵管内膜结核及输卵管不通；还有少部分是由于性关系的紊乱，性传播疾病引起输卵管炎而输卵管不通；极少数是未婚前长期患有阴道炎症，病原体上行感染到输卵管，造成输卵管的炎症。因此，女性应注意外阴清洁卫生。

3. 妇科检查 阴道可充血，并有大量脓性分泌物从宫颈口外流伴臭味；穹隆有明显触痛，宫颈充血水肿、举痛明显；宫体稍大，有压痛，活动受限；子宫两侧压痛明显，若有脓肿形成则可触及包块且压痛明显。

（三）心理－社会状况

因腹痛发热会引起患者痛苦不安、焦虑及精神不振，影响患者正常的工作、学习和生活。

（四）辅助检查

1. 宫颈或阴道分泌物检查 有淋菌和（或）结核菌感染。

2. 血液检查 血沉增快，白细胞增高，C 反应蛋白增高。

3. 影像学检查 有盆腔或输卵管积液、输卵管卵巢肿物。

4. 后穹隆穿刺 怀疑盆腔脓肿时行此项检查。

（五）处理要点

处理原则以抗生素药物治疗为主，必要时手术治疗。

【护理问题】

1. 疼痛 与炎症引起的下腹部疼痛有关。

2. 体温过高 与盆腔急性感染有关。

3. 焦虑 因病情未控制及相关知识缺乏有关。

4. 营养失调——低于机体需要量 因高热腹痛所致。

直通护考

患者，女性，36岁，因急性下腹痛伴高发热就诊，妇科检查：宫颈充血有举痛，医生诊断为：急性盆腔炎，并考虑有盆腔脓肿存在，护士应配合进一步检查确诊的项目是

A.后穹隆穿刺抽出脓液

B.宫颈分泌物培养

C.尿培养

D.血培养

E.血常规

答案：A

【护理措施】

（一）一般护理

（1）提供良好的环境，保证患者充分的休息和睡眠，取半卧位，以促进脓液局限，减少炎症扩散。注意保暖出汗后及时更换衣裤，保持内衣清洁、干燥，避免着凉。

（2）给予高蛋白、高热量、高维生素、易消化的饮食，增强机体抵抗力。严格执行无菌操作，防止医源性感染。

（二）病情观察

（1）严密监测患者的生命体征，尤其是体温，观察热型及伴随症状。

（2）观察下腹疼痛的程度，有无压痛及反跳痛，及早发现病情恶化给予积极处理。注意观察会阴或手术伤口有无感染及脓性分泌物。

（三）对症护理

（1）遵医嘱输液静脉给予足量抗生素、注意观察输液反应，及时发现电解质紊乱及酸碱平衡失调状况。对高热患者给予物理降温，注意观察体温变化及不适。

（2）疼痛明显给予镇静止痛药物。对腹胀严重的患者给予胃肠减压，注意保持减压管通畅。

（3）预防炎症扩散，尽量避免阴道检查。为手术患者做好术前准备、术中配合和术后护理。

（四）心理护理

关心患者的疾苦，耐心倾听患者的诉说，使患者了解自己的疾病以及进行的治疗及预后，使其保持乐观情绪，增强对治疗的信心。以便和医护人员密切配合。

【健康指导】

（1）指导患者保持良好的个人卫生习惯，做好经期、孕期及产褥期的卫生教育及性卫生指导，避免不洁的性生活，减少性传播疾病，禁止经期性行为。

（2）为患者讲解盆腔炎发病原因及预防复发的相关知识。

（3）指导患者连续用药，告知患者急性盆腔炎症状控制后，坚持抗生素治疗1～2周，防止转为慢性盆腔炎。

二、慢性盆腔炎

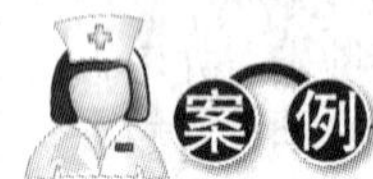

患者，38岁，已婚，因下腹坠胀3个月，腰骶部酸痛半月，加重1周就诊。伴头昏、乏力、精神不振、心烦失眠，月经失调，白带稍多，色黄。育有1男孩，有急性盆腔炎病史。妇查：子宫后倾固定，活动受限，双侧附件区片状增厚，压痛（+）。

问题：该患者患何种疾病？该如何护理？

【疾病概述】

慢性盆腔炎（chronic pelvic inflammatory disease，PID）常为急性盆腔炎未能彻底治疗，或患者体质差病程迁延所致，亦可无急性盆腔炎病史。其主要病理改变为结缔组织增生及粘连，可表现为慢性输卵管炎及输卵管卵巢炎、输卵管积水及输卵卵巢囊肿（图13－5）、慢性盆腔结缔组织炎及子宫内膜炎。

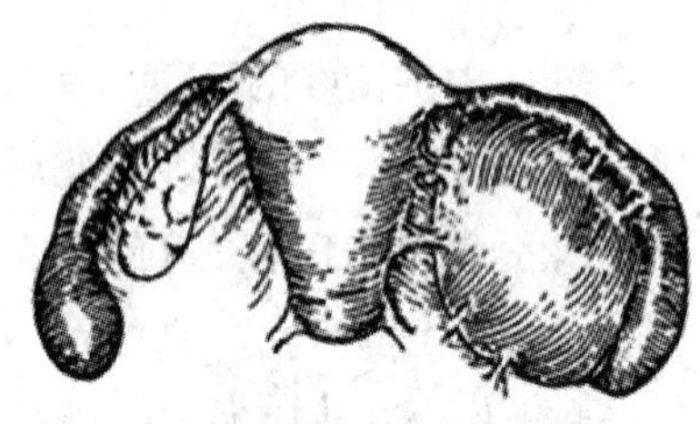

图13－5　输卵管积水（左）及输卵管卵巢囊肿（右）

【护理评估】

（一）健康史

了解患者发病的病因，有无急性盆腔炎病史，治疗的经过及疗效。

（二）身体状况

1. 全身表现　多不明显，有时出现低热、乏力。由于病程时间较长，部分患者有精神不振、周身不适、失眠等。当患者抵抗力下降时，可急性或亚急性发作。

2. 局部表现

（1）慢性炎症　由于盆腔充血及瘢痕粘连，常引起下腹部坠胀、隐痛及腰骶部酸痛，常在劳累、月经前后、性交后加重。炎症导致盆腔淤血，患者可出现经量增多；

月经失调；输卵管粘连堵塞时可致不孕。

（2）妇科检查　子宫呈后倾后屈，活动受限或粘连固定。可触及呈索条状的增粗输卵管，不规则囊性肿物，附件区片状增厚、压痛，有触痛。

（三）心理－社会状况

观察患者的精神状态及睡眠情况；慢性盆腔炎因病程长，疗效不明显，患者可有精神不振、焦虑、失眠等精神衰弱症状，严重可影响正常生活和工作。

（四）辅助检查

1. 盆腔B超　可确定炎性包块、脓肿、囊肿的部位和大小。

2. 腹腔镜　可直视到盆腔的炎症性病理改变，必要时作活捡。不孕患者可做输卵管通畅试验。

（五）处理要点

处理原则多采用综合性方案控制炎症，包括以清热利湿、活血化瘀中药，物理治疗如激光、短波、超短波、微波、离子透入及手术治疗。

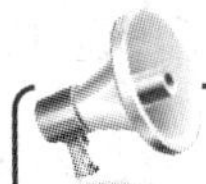

知识链接

治疗慢性盆腔炎：常用中成药妇科千金片、妇炎康等，均可按疗程服用；还可用红藤汤保留灌肠。红藤汤：红藤、鱼腥草、鸭跖草、薄公英、紫花地丁、赤芍各30g，水煎浓缩至100ml。指导患者取左侧卧位，药温保持在39℃左右，以5号导尿管插入肛门14cm以上，缓慢注入药液，30min注完，保留灌肠，每日1次，10次为1疗程。经期停用。

【护理问题】

1. 慢性疼痛　与炎症引起的下腹长期隐痛有关。

2. 焦虑　与疾病引发的不孕及疗效不明显有关。

3. 睡眠形态紊乱　与病程长炎症反复发作，长期疼痛影响睡眠有关。

4. 知识缺乏　与缺乏相关个人卫生知识和有效的保健措施有关。

【护理措施】

（一）一般护理

（1）给予患者高蛋白、高热量、高维生素饮食，劳逸结合，增强机体抵抗力，预防慢性盆腔炎急性发作。

（2）指导患者养成良好的卫生习惯，注意性生活卫生，减少疾病的发生。

（二）病情观察

严密观察患者的一般情况、生命体征及腹痛的情况。

（三）对症护理

（1）指导患者遵医嘱用药，不中途停药，确保疗效。

(2) 减轻患者不适，遵医嘱给予镇静止痛剂，注意观察用药后反应。

(3) 为需手术治疗的患者遵医嘱提供手术前、后的准备和护理。

(四) 心理护理

和患者及其家属共同探讨适合于个人的治疗方案，取得家人的理解和帮助，减轻患者的心理压力，建立良好护患关系，增强对治疗的信心。

【健康指导】

(1) 指导患者保持生活规律，避免过度疲劳，锻炼身体，增强体质和免疫力，预防慢性盆腔炎急性发作。

(2) 注意个人卫生，尤其是经期卫生，节制性生活，防反复感染，加重病情。

(3) 遵医嘱执行治疗方案，定期随访。

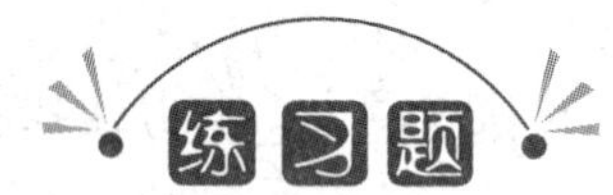

1. 患者，38 岁，因感冒发烧，应用抗生素治疗 10 天，自觉外阴痒，分泌物增多。应首先考虑

   A. 慢性阴道炎　　B. 细菌性阴道炎　　C. 外阴阴道假丝酵母菌病
   D. 滴虫性阴道炎　　E. 非特异性外阴瘙痒

2. 某孕妇，患有外阴阴道假丝酵母菌病，孕妇担心胎儿被感染，向护士咨询其正确用药途径是

   A. 阴道放置制霉菌素片　　B. 口服制霉菌素片　　C. 口服抗生素
   D. 全身用药　　E. 酸性溶液坐浴

3. 患者，60 岁，患老年性阴道炎。该患者询问护士发病原因，护士告知直接影响阴道自净作用的激素下降，这个激素是

   A. 孕激素　　B. 雌激素　　C. 促性腺素
   D. 促卵泡素　　E. 促性腺激素释放激素

4. 患者，30 岁，3 天前外出洗浴，白带增多及外阴瘙痒，医生诊断滴虫性阴道炎。护士告知患者滴虫性阴道炎白带的典型特征是

   A. 稀薄泡沫　　B. 淡黄脓性　　C. 豆渣样
   D. 均匀一致稀薄　　E. 黄色水样

5. 患者，58 岁，患老年性外阴炎，医生嘱坐浴。该患者询问护士坐浴的时间，护士告知

   A. 会阴部应浸没于浸泡液中　　B. 水温应为 40℃左右
   C. 每次 20min　　D. 月经期禁止坐浴
   E. 每日 2～3 次

6. 患者，38 岁，因外阴瘙痒，灼痛，白带呈豆渣样就诊，医生诊断为外阴阴道假丝酵

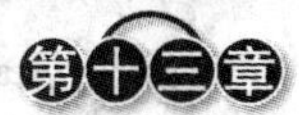

母菌病。关于该病的发生，患者认知错误的是

A. 外阴阴道假丝酵母菌病是寄生在阴道、口腔、肠道的条件致病菌

B. 常见于妊娠、糖尿病及接受大量雌激素治疗的患者

C. 性交是该病的主要传播途径

D. 实验室检查培养法阳性率最高，多用于难治性或复发性外阴阴道假丝酵母菌病

E. 外阴阴道假丝酵母菌病的典型症状是外阴瘙痒、灼痛、白带呈豆渣样

7. 患者，58 岁，患老年性阴道炎。护士与之沟通时，肯定了该患者对此认识正确的是

A. 阴道分泌物稀少，稠厚　　B. 可用碱性溶液冲洗阴道

C. 雌激素可改善症状　　D. 常见于围绝经期妇女

E. 阴道 pH 下降

8. 患者，29 岁，因白带增多、腰骶部疼痛、性交后出血就诊，医生诊断为宫颈糜烂。护士告知患者不正确的是

A. 宫颈糜烂分为单纯型、颗粒型、乳突型三种类型

B. 慢性宫颈糜烂易发生于流产、分娩或手术损伤宫颈后

C. 慢性宫颈炎以局部治疗为主

D. 治疗前应先进行宫颈脱落细胞检查，结果正常方可治疗

E. 宫颈糜烂面是因宫颈管柱状上皮溃烂坏死所致

9. 患者，38 岁，外阴瘙痒，灼痛，白带呈豆渣样，医生诊断为外阴阴道假丝酵母菌。护士指导患者时应纠正患者认为与此病发病无关的不正确的认识是

A. 糖尿病　　B. 长期应用抗生素

C. 阴道乳酸杆菌数量的减少　　D. 长期使用避孕套避孕

E. 口腔、肠道、阴道内的假丝酵母菌交叉感染

10. 患者，38 岁，已产，因白带增多、腰骶部疼痛、性交后出血就诊。妇科检查诊断为宫颈糜烂；宫颈 TCT 检查正常。护士告知患者最好治疗方法是

A. 中药治疗　　B. 局部用药　　C. 全身用药

D. 宫颈锥切　　E. 局部物理治疗

11. 患者，37 岁，已产，医生诊断为宫颈重度糜烂；宫颈 TCT 检查正常，需局部物理治疗。患者询问物理治疗的时间，护士告知最佳时间是

A. 月经来潮前 3 ~ 7 天　　B. 排卵期　　C. 无时间限制

D. 确诊后　　E. 月经干净 3 ~ 7 天

12. 患者，35 岁，已产，医生诊断为宫颈重糜烂；宫颈 TCT 检查正常，需局部物理治疗。患者询问禁止性生活和盆浴的时间，护士应回答

A. 2 周　　B. 4 周　　C. 6 周

D. 8 周　　E. 12 周

13. 患者，36 岁，被诊断为慢性宫颈炎，患者思想压力较大，认为自己得了“性病”。护士向她正确的解释慢性宫颈炎最常见的病变是

A. 宫颈糜烂　　B. 宫颈肥大　　C. 宫颈息肉
D. 宫颈腺囊肿　　E. 宫颈黏膜炎

14. 患者，58 岁，医生诊断为外阴炎。护士指导患者正确的是
A. 搔抓　　B. 热水烫　　C. 穿紧身内衣
D. 输液治疗　　E. 坐浴

15. 患者，38 岁，宫颈中度糜烂，颗粒型，无盆腔及阴道炎症，宫颈刮片未见癌细胞。应选用最恰当的治疗是
A. 硝酸银腐蚀法　　B. 中药内服　　C. 激光治疗
D. 全子宫切除　　E. 抗生素治疗

（周钰娟）

第十四章 月经失调患者的护理

要点导航

◎ **学习要点**

掌握功能失调性子宫出血妇女的护理评估、护理问题、护理措施及健康指导。

熟悉痛经、围绝经期综合征妇女的护理评估、护理问题、护理措施及健康指导。

了解闭经妇女的护理评估、护理问题、护理措施及健康指导。

◎ **技能要点**

能对月经失调妇女进行护理评估、提出护理问题和制定护理措施。培养良好的职业道德和人文关怀精神。

第一节 功能失调性子宫出血

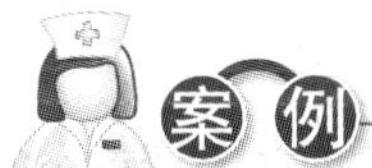

患者，49 岁，因“月经紊乱 2 年，大量阴道流血 1 天”就诊。近 2 年来月经紊乱，周期长短不一，经期时长时短，经量时多时少，未行系统诊治。此次停经 2 个月后突然出现大量阴道流血 1 天。全身及生殖器官检查未见异常。患者反复询问是否为恶性病变。

问题：(1) 该患者出现了哪些护理问题？

(2) 如何制定护理措施？

【疾病概述】

功能失调性子宫出血（dysfunctional uterine bleeding，DUB），简称功血，是由于调节生殖的神经内分泌机制失常引起的异常子宫出血，而全身及内外生殖器官无器质性病变。

根据有无排卵分为排卵性和无排卵性功血，无排卵性功血约占85%。根据年龄分为青春期、育龄期和绝经过渡期功血，绝经过渡期占50%，青春期占20%。无排卵性功血多见于绝经过渡期和青春期。

一、无排卵性功血

【护理评估】

（一）健康史

1. 青春期 下丘脑－垂体－卵巢轴间的反馈调节功能尚未健全，大脑中枢对排卵前雌激素高峰的正反馈作用存在缺陷，无LH峰值形成而无法排卵。

2. 绝经过渡期 卵巢功能逐渐衰退，对促性腺激素的反应性降低，卵泡退行性变而不能排卵。

3. 生育期 劳累、应激、流产或疾病等可引起短暂性无排卵。肥胖、多囊卵巢综合征、高催乳激素血症等可引起持续性无排卵。

注意询问发病年龄、月经史、婚育史，有无性激素治疗不当及慢性病史；有无过度劳累、紧张焦虑、忧伤恐惧等诱因；询问发病时间、诊疗经过及效果等。

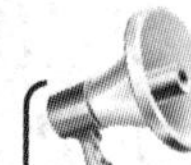

知识链接

病理变化：卵巢内有卵泡发育，但无排卵及黄体形成。子宫内膜变化：子宫内膜增生症（单纯型、复杂型和不典型增生）、增殖期子宫内膜、萎缩型子宫内膜。

（二）身体状况

1. 症状 最常见的症状是子宫不规则出血，特点是月经周期紊乱，经期长短不一，经量多少不定或增多，甚至大出血。也可先出现数周或数月停经，然后出现不规则出血，量一般较多，可持续2～3周或以上，不易自止。

2. 体征 出血多时可出现贫血或休克征，全身及妇科检查无器质性病变。

考点提示

1.功血的定义和分类。
2.无排卵功血的身体状况。

直通护考

下列哪项不是无排卵性功血的临床表现

A．多见于青春期或更年期
B．经量时多时少
C．月经周期正常
D．经期长短不一
E．月经周期无规律性

答案：C

（三）心理－社会状况

青春期患者常因害羞延误就诊或担心将来能否生育而焦虑不安；绝经过渡期患者常因治疗效果不佳或怀疑为恶性肿瘤而焦虑或恐惧。

（四）辅助检查

1. 诊断性刮宫 可止血和明确诊断。为确定卵巢有无排卵或黄体功能，应于经前期或月经来潮6h内刮宫，无排卵性功血病检结果多为增生性改变。阴道不规则流血或大出血时随时刮宫。

2. 超声 了解子宫内膜厚度及排除器质性病变。

3. 血常规及凝血功能检查 了解有无贫血、感染及血液病。

4. 宫腔镜 观察子宫内膜情况，直视下取活检。

5. 卵巢功能检查 判断有无排卵。

（1）宫颈黏液结晶检查 经前期出现羊齿植物叶状结晶。

（2）基础体温测定 简单可行。呈单相型改变（图 14－1）。

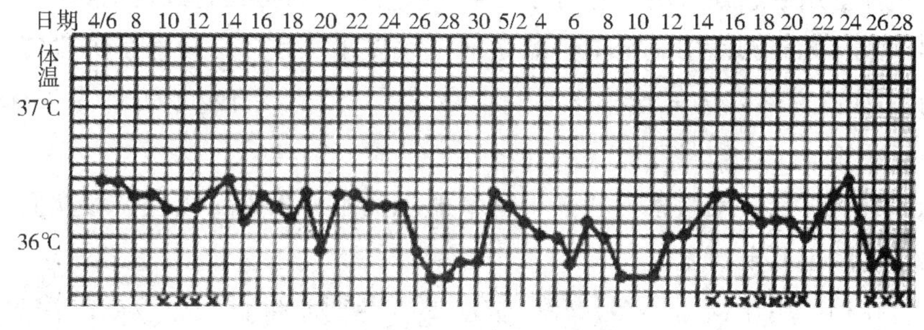

图 14－1 无排卵性功血（单相型）

（3）阴道脱落细胞涂片 呈中、高度雌激素影响，无周期性变化。

（4）激素测定 经前测定血黄体酮水平，若呈卵泡期水平则为无排卵性功血。

（五）处理要点

主要采用内分泌治疗。青春期功血以止血、调整周期、促排卵为原则；绝经过渡期功血以止血、调整周期、减少经量、防止子宫内膜癌变为原则。

【护理问题】

1. 潜在并发症——贫血 与子宫不规则出血有关。

2. 知识缺乏 缺乏性激素治疗的相关知识。

3. 有感染的危险 与子宫不规则出血、机体抵抗力下降有关。

4. 焦虑 与反复流血、担心影响工作和生活、药物不良反应有关。

【护理措施】

（一）一般护理

1. 饮食 加强营养，多补充富铁食物如猪肝、豆角、蛋黄、胡萝卜、葡萄干等。贫血者补充铁剂、维生素 C 和蛋白质。

2. 休息 保证充足睡眠，出血多者卧床休息，避免过度劳累和剧烈活动。

3. 保持外阴清洁 及时更换会阴垫，每日擦洗外阴 2 次。出血期间禁止盆浴及性生活。

（二）病情观察

（1）观察生命体征和阴道流血量，保留会阴垫及内裤。

（2）观察面色、精神状态和皮肤是否干燥。

（3）使用雄激素者注意观察有无男性化表现。

（4）测体温、脉搏、血常规。观察有无下腹痛、发热等感染征象。

（三）对症护理

1. 止血

（1）性激素止血

①雌激素　大剂量雌激素可提高血中雌激素水平、促使子宫内膜生长，短期内修复创面而止血。用于急性大出血、内源性雌激素不足，尤其是青春期患者。

②孕激素　无排卵性功血由单一雌激素持续作用所致，可使增生内膜转化为分泌期，停药后内膜脱落较为完全，又称“药物性刮宫”。用于体内已有一定雌激素水平者。

③雄激素　可拮抗雌激素、增强子宫平滑肌及血管张力、减轻盆腔充血而减少出血量，用于绝经过渡期功血。

④联合用药　用于出血不多、轻度贫血的青春期和生育期患者或急性大出血者。如三合激素或短效口服避孕药。

（2）刮宫术　用于急性大出血或存在内膜癌高危因素的患者。

（3）其他药物　安络血、酚磺已胺、氨基已酸、氨甲苯酸等均可减少出血量。

2. 调整月经周期　激素止血后必须调整月经周期。

（1）雌、孕激素序贯法　即人工周期，模拟自然月经周期中卵巢的内分泌变化，将雌、孕激素序贯应用，使子宫内膜发生相应变化并周期性脱落。用于青春期或育龄期功血内源性雌激素水平低者。月经来潮第5日起开始应用雌激素，如每晚口服结合雌激素1.25mg，连用21日，服药的最后10日每日加用醋酸甲羟孕酮10mg，同时停药。出血第5日重复用药，连续应用3个周期。

（2）雌、孕激素联合法　既可限制雌激素的促内膜生长作用，又可预防孕激素的突破性出血。用于育龄期功血内源性雌激素水平较高者或绝经过渡期患者。月经来潮第5日起每晚服用短效口服避孕药1片，连用21日，用3个周期。

（3）后半周期疗法　用于青春期或绝经过渡期患者。于撤药性出血的第16日起，每日服用醋酸甲羟孕酮10mg，连用10日，用3个周期。

3. 促排卵　用于育龄期功血尤其不孕症患者。青春期患者一般不用。

4. 手术治疗　以刮宫术最常用。也可行内膜切除术、子宫次全切除术等。

5. 性激素治疗的注意事项

（1）严格“三查七对”，按时按量给药。严格遵医嘱正确服用性激素，不得随意停服或漏服。用药期间出现不规则流血应及时就诊。

（2）药物减量必须按规定在血止后开始，每3日减量1次，每次减量不超过原剂量的1/3，直至维持

考点提示

1.性激素治疗的注意事项。

2.诊刮时间和病检结果的意义；基础体温测定;处理要点。

量，从血止日算起第21日停药。

（3）口服雌激素可能引起胃肠道反应，可在饭后或睡前服用，重者对症处理；禁用于存在血液高凝倾向或有血栓性疾病病史者。

（4）雄激素用量过大可出现男性化。

（四）心理护理

主动与患者进行交谈，耐心倾听并解答患者提出的问题，消除其焦虑情绪。青春期患者更要关心其情绪变化，帮助释放不良情绪。教会患者使用放松技术，如看书、看电视、听音乐等，可有效缓解患者的焦虑。

【健康指导】

（1）指导患者清淡饮食，多食富维生素C、铁和蛋白质食物。

（2）指导患者保持良好的生活习惯，保证充足睡眠，避免劳累，加强锻炼。

（3）注意经期卫生，勤换会阴垫和内裤，禁止盆浴及性生活，保持外阴清洁。

（4）强调性激素的合理使用，注意观察不良反应；指导患者规范用药、定期体检，尤其是绝经过渡期者用药时间不宜过长，量不宜过大。

二、排卵性功血

【护理评估】

（一）健康史

1. 黄体功能不足 下丘脑－垂体－卵巢轴功能紊乱，卵泡期FSH缺乏，卵泡发育缓慢、雌激素分泌减少，对下丘脑和垂体的正反馈作用不足，LH峰值不高和排卵后LH低脉冲缺陷等导致黄体功能不足。

2. 子宫内膜不规则脱落 下丘脑－垂体－卵巢轴功能紊乱或溶黄体机制异常引起黄体萎缩不全、持续分泌孕激素，使内膜不能如期脱落。

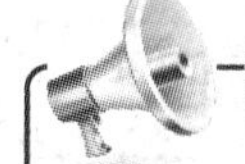

> **知识链接**
>
> **病理变化**
>
> 卵巢内有卵泡发育，但无排卵及黄体形成；子宫内膜呈现三种变化：子宫内膜增生症（包括单纯型、复杂型和不典型增生）、增殖期子宫内膜、萎缩型子宫内膜。

注意询问发病年龄、月经史、婚育史尤其流产史；询问发病时间、有无停经史、诊疗经过及效果等。

（二）身体状况

> **考点提示**
>
> 1．身体状况。
>
> 2．诊刮和基础体温测定。

1. 症状

（1）黄体功能不足　月经周期缩短，月经频发（周期短于21日）。

（2）子宫内膜不规则脱落　周期正常，经期延长，可达9～10日。

2. 体征 全身及妇科检查均无器质性病变。

（三）心理－社会状况

可因不孕或早期流产而产生焦虑、自责或自卑心理。

（四）辅助检查

1. 诊断性刮宫

（1）黄体功能不足　经前期或月经来潮6h内诊刮，病检结果为内膜分泌不良。

（2）子宫内膜不规则脱落　月经第5～6日诊刮，常表现为混合型内膜。

2. 基础体温测定　呈双相型改变。

（1）黄体功能不足　高温相上升缓慢且持续时间短，小于11日（图14－2）。

（2）子宫内膜不规则脱落　高温相下降缓慢（图14－3）。

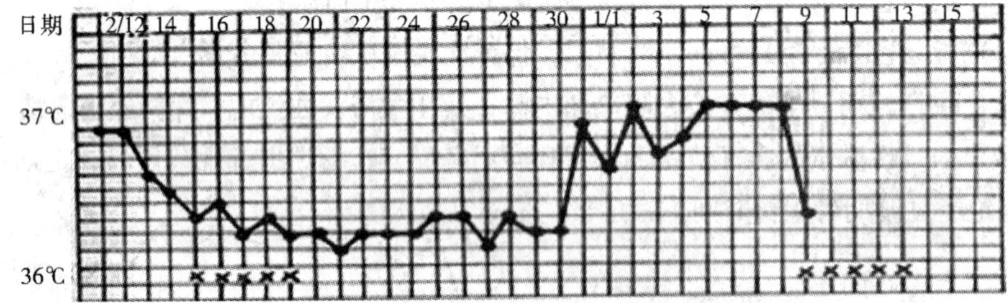

图14－2　黄体功能不足（高温相上升缓慢且持续时间短）

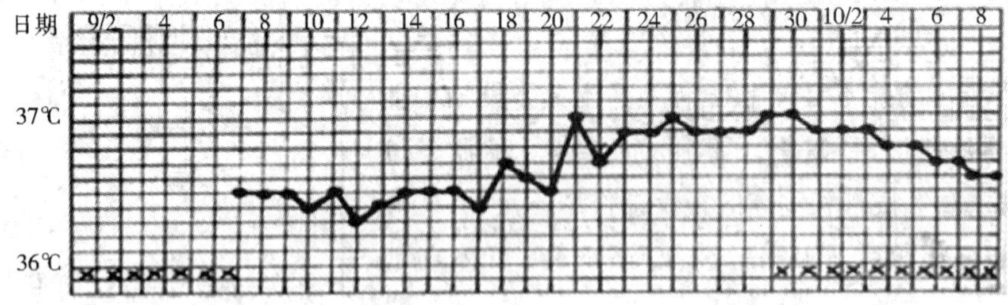

图14－3　子宫内膜不规则脱落（高温相下降缓慢）

（五）处理要点

1. 黄体功能不足　促进卵泡发育，黄体功能刺激及黄体功能替代疗法。

2. 子宫内膜不规则脱落　使黄体及时萎缩，内膜及时脱落。

【护理问题】

1. 潜在并发症——贫血　与经期延长、周期缩短有关。

2. 知识缺乏　缺乏性激素治疗的知识。

3. 有感染的危险　与经期延长、机体抵抗力下降有关。

4. 焦虑　与担心影响生育、药物不良反应有关。

【护理措施】

（一）一般护理

同无排卵性功血。

（二）病情观察

（1）观察生命体征和阴道流血量。

（2）观察体温、脉搏，监测白细胞计数和分类。

（三）对症护理

1. 黄体功能不足

（1）黄体功能替代疗法　自排卵后开始每日肌内注射黄体酮10mg，共10～14日。

（2）黄体功能刺激疗法　于排卵后开始隔日肌内注射绒毛膜促性腺激素（HCG）1000～2000U，共5次。

（3）促进卵泡发育　于月经第5日开始每晚口服氯米芬50mg，共5日。

2. 子宫内膜不规则脱落

（1）孕激素　自排卵后1～2日或下次月经前10～14日开始每日口服醋酸甲羟孕酮10mg，连用10日，有生育要求者可肌内注射黄体酮。

（2）HCG　用法同黄体功能不足。

（四）心理护理

主动与患者交谈，耐心倾听并解答患者的疑问，教会其使用放松技术，如看书、看电视、听音乐等，消除焦虑情绪。让经过治疗已成功孕育的患者与其交流，能更好地增强患者战胜疾病的自信心。

【健康指导】

同本节无排卵性功血。

第二节　闭　　经

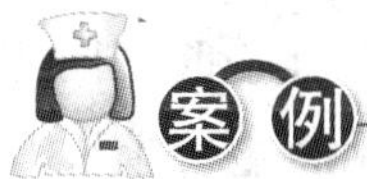

患者，16岁。月经来潮2年，平时月经周期规则。1年前由外地来某卫校上学，近10个月来月经一直未来潮。患者精神异常紧张，担心月经再也不能来潮。

问题：（1）应如何对患者解释此种情况？

（2）应采取哪些护理措施？

【疾病概述】

闭经（amenorrhea）是妇科的常见症状，表现为无月经或月经停止。

根据以往有无月经来潮分为原发性和继发性闭经。原发性闭经是指年龄超过16岁，第二性征已发育，或年龄超过14岁，第二性征未发育，无月经来潮者；继发性闭经是指正常月经建立后，因病理性原因致月经停止6个月，或按自身原来月经周期计算停经3个周期以上者。

根据发生原因分为生理性和病理性闭经。青春期前、妊娠期、哺乳期以及绝经后停经均属生理性闭经。

【护理评估】

（一）健康史

原发性闭经较少见，常由于遗传因素或先天发育缺陷所致。继发性闭经发病率高，病因复杂，可分为以下几种。

1. 下丘脑性闭经　最常见。其病因最复杂，以功能性原因为主。

（1）精神因素　见于精神压抑、紧张忧虑、环境改变、过度劳累等。

（2）运动性闭经、体重下降和神经性畏食　为脂肪含量减少、GnRH 释放减少所致。

（3）药物性闭经　见于长期应用甾体类避孕药、吩噻嗪衍生物和利血平。

（4）颅咽管瘤　较为罕见，瘤体压迫下丘脑和垂体柄而引起闭经。

2. 垂体性闭经

（1）垂体梗死　如希恩综合征，为产后出血性休克导致腺垂体缺血坏死所致。

（2）垂体肿瘤　如催乳激素肿瘤可引起闭经溢乳综合征。

3. 卵巢性闭经

（1）卵巢早衰　指 40 岁前因卵泡耗竭或医源性损伤导致的卵巢功能衰竭。

（2）卵巢功能性肿瘤　如颗粒细胞瘤或卵泡膜细胞瘤。

（3）多囊卵巢综合征　以长期无排卵、高雄激素血症为特征。

4. 子宫性闭经

（1）手术切除子宫或放疗破坏内膜而导致闭经。

（2）Asherman 综合征，最常见。多因过度刮宫损伤内膜导致宫腔粘连而闭经。

5. 其他内分泌功能异常引起的闭经　如甲状腺或肾上腺功能亢进。评估时询问有无先天性缺陷、家族史、月经史、第二性征发育情况。已婚者注意询问其生育情况和有无产后出血史。询问闭经的发生和持续时间、有无诱因等。

（二）身体状况

了解闭经类型、发生时间及伴随症状。注意观察精神状态、智力发育、营养与全身发育状况，测量身高、体重；检查第二性征发育及内外生殖器官有无异常。

（三）心理－社会状况

患者多担心闭经对健康、性生活及生育能力造成影响，病程过长、治疗效果不佳或病情反复会加重其心理压力，甚至对预后产生疑虑，丧失治疗的信心，这种消极心态反过来又可加重闭经。

（四）辅助检查

1. 子宫功能检查

（1）诊刮　了解子宫内膜对性激素的反应和有无内膜结核。

（2）子宫输卵管碘油造影　了解宫腔及输卵管情况。

（3）宫腔镜检查　宫腔镜直视下检查宫腔及内膜情况。

（4）药物撤退试验

①孕激素试验　停药3～7日后出现撤药性出血（阳性）者提示内膜已受到雌激素影响且内膜正常；无撤药性出血（阴性）者提示缺乏雌激素或子宫性闭经，应行雌、孕激素序贯试验。

②雌、孕激素序贯试验　停药后出现撤药性出血（阳性）者提示内膜正常，闭经原因是体内缺乏雌激素；无撤药性出血（阴性）者应重复试验，若仍无出血，提示内膜有缺陷或功能失调，可诊断为子宫性闭经。

2. 卵巢功能检查　了解卵巢有无排卵及体内性激素水平。

3. 垂体功能检查　雌孕激素序贯试验阳性者应进行以下检查：

（1）血PRL、FSH、LH测定　PRL > 25μg/L为高催乳激素血症。FSH > 40IU/L为卵巢衰竭。LH > 25IU/L为多囊卵巢综合征。FSH或LH < 5IU/L为垂体或下丘脑病变。

（2）垂体兴奋试验　静脉推注LHRH。若注射后LH较注射前升高2～4倍，说明垂体功能正常，为下丘脑性闭经；若LH无升高或升高不显著，为垂体性闭经。

（3）影像学检查　如蝶鞍X线摄片、CT、MRI检查等。

（4）其他检查　染色体检查、甲状腺或肾上腺功能检查等。

（五）处理要点

1. 全身治疗　治疗全身性疾病，增强体质。加强营养，保持标准体重。

2. 心理治疗　对精神因素所致的下丘脑性闭经，应行心理疏导。

3. 病因治疗　针对各种器质性病变采用相应的手术治疗。

4. 性激素替代治疗　如雌激素替代疗法、雌孕激素序贯疗法。

5. 诱发排卵　常用氯米芬、HCG。

【护理问题】

1. 焦虑　与担心闭经影响健康、性生活及生育或病程长、治疗效果差有关。

2. 功能障碍性悲哀　与长期闭经及治疗效果不佳、担心丧失女性特征有关。

3. 知识缺乏　缺乏有关辅助检查和用药等方面的知识。

【护理措施】

（一）一般护理

（1）增加营养，尤其是体重下降引起的闭经患者，应补充营养，维持标准体重。肥胖性闭经者应进食低热量、富维生素和矿物质食物，并适当增加运动量。

（2）保证充足睡眠，加强锻炼，增强体质，注意劳逸结合。

（二）病情观察

（1）观察情绪变化，注意有无引起闭经的精神因素。

（2）对有人工流产、刮宫、剖宫产史者，应监测其阴道流血及月经情况。

（3）观察体重的变化情况及与闭经的关系。

（三）对症护理

（1）性激素替代治疗者，应指导其合理使用性激素，并说明性激素的作用、不良反应、用药方法及注意事项。

（2）有器质性病变者，应协助进行相应的检查和治疗。

（四）心理护理

建立良好的护患关系，了解患者及家属的心理状况。讲解月经的生理知识，使患者了解闭经与女性特征、生育及健康的关系，强调心理因素对月经的影响，提供正确的诊疗信息，减轻其心理压力。

【健康指导】

（1）告知患者在医生的指导下接受全身检查和坚持规范治疗。

（2）指导患者做好短期治疗效果不明显的心理准备，树立战胜疾病的信心。

第三节　痛　　经

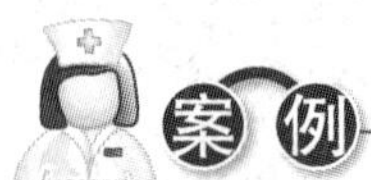

患者，16岁，月经初潮后2年，经期下腹痛1年。近1年来，每次月经来潮后下腹正中阵发性疼痛，第1日最重，持续2~3日后缓解。疼痛呈痉挛性，伴恶心、呕吐，严重时面色苍白、出冷汗，不能坚持学习，需应用“止痛药”方可缓解。患者精神紧张、害怕，认为月经来潮是“倒霉”、“痛苦”的事情。

问题：（1）应如何解释此种情况？

（2）请提出护理问题并制定相应的护理措施。

【疾病概述】

痛经（dysmenorrhea）是指在行经前后或经期出现下腹疼痛、坠胀，伴腰酸或其他不适，症状严重以致影响工作和生活质量者。

痛经分为原发性与继发性痛经。前者指生殖器官无器质性病变的痛经，占90%以上；后者指盆腔器质性病变引起的痛经。本节仅叙述原发性痛经。

【护理评估】

（一）健康史

1. 内分泌因素　多发生在有排卵的月经周期，可能与黄体酮升高有关。

2. 精神神经因素　机体内外的各种应激因素如精神紧张、焦虑恐惧、经期剧烈运动等可通过中枢神经系统刺激盆腔疼痛纤维而诱发或加重痛经。

3. 遗传因素 痛经有遗传倾向。

4. 子宫因素 子宫极度屈曲或内膜整体脱落导致经血流通不畅。注意询问年龄、月经史、有无诱因等。

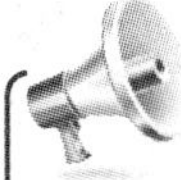

知识链接

原发性痛经主要与经期内膜局部前列腺素含量增高有关。痛经患者的内膜和经血中 $PGF_{2\alpha}$和 PGE_2 含量较高，引起子宫平滑肌过强收缩，子宫张力升高，血管痉挛，子宫缺血、缺氧而导致痛经。

（二）身体状况

1. 症状

（1）痛经 是主要症状，多在月经来潮后1～2年内发病。自月经来潮后开始，最早发生在月经来潮前12h，月经第1日最重，持续2～3日后缓解。疼痛呈痉挛性，位于下腹部正中，常放射至腰骶部、外阴和大腿内侧。

（2）伴随症状 可伴有面色苍白、出冷汗、恶心、呕吐、腹泻、头晕等。

2. 体征 生殖器官无器质性病变。

（三）心理－社会状况

患者多因缺乏痛经的相关知识、担心痛经影响健康及生育能力，而出现情绪低落、烦躁、焦虑，甚至抱怨自己是女性。

考点提示

痛经的身体状况。

直通护考

有关原发性痛经，下列错误的是

A．月经来潮前数小时即出现

B．多发生在月经初潮后1～2年

C．常伴面色苍白、出冷汗

D．多见于未婚妇女

E．生殖器官多有器质性病变

答案：E

（四）辅助检查

B超检查生殖器官有无器质性病变。

（五）处理要点

以解痉、镇痛、镇静等对症治疗为主，并注意心理治疗和避免过度劳累。

【护理问题】

1. 急性疼痛 与经期子宫痉挛性收缩有关。

2. 焦虑 与反复疼痛引起精神紧张及缺乏相关知识有关。

3. 睡眠形态紊乱 与经期腹痛有关。

【护理措施】

（一）一般护理

（1）注意合理的营养与休息，加强锻炼，避免过度劳累。

（2）多饮热茶、热汤。避免生冷及辛辣刺激性食物。用热水袋热敷下腹部。

（二）病情观察

（1）观察疼痛的发生时间、性质与程度。

（2）观察伴随症状，如恶心、呕吐、腹泻等。

（三）对症护理

1. 前列腺素合成酶抑制剂或前列腺素拮抗药　布洛芬、氟芬那酸等。

2. 解痉药　阿托品、山莨菪碱等。

3. 口服避孕药　用于有避孕要求者。

4. 中药治疗　独一味胶囊、元胡止痛片等。

（四）心理护理

讲解原发性痛经的相关知识及缓解疼痛的方法。强调原发性痛经并不影响生育，反而生育后症状可缓解或消失，消除其紧张、焦虑情绪。

【健康指导】

进行经期保健知识的宣传教育，如经期注意清洁卫生，禁止性生活和盆浴，保持精神愉快，避免剧烈运动及过度劳累，注意防寒保暖和避免食用辛辣生冷等食物。

考点提示

痛经的护理措施。

直通护考

关于痛经，下述哪项不正确

A．痛经患者可用解痉药治疗

B．痛经常于月经来潮前数小时开始

C．多见于无排卵型月经

D．原发性痛经生殖器官无器质性病变

E．继发性痛经生殖器官有器质性病变

答案：C

第四节　围绝经期综合征

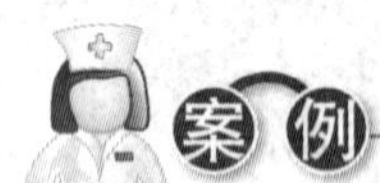

患者，49岁，月经紊乱1年，周期长短不一，经量时多时少，经期7～10天。常感潮热、出汗，心烦气躁，有时想哭、发脾气，并出现失眠多梦、心慌气短等症状。患者怀疑自己得了重病。全身及妇科检查均无异常。心电图、B超检查均无异常。

问题：（1）该患者最可能的临床诊断是什么？

（2）请对该患者提出护理问题和制定护理措施。

【疾病概述】

围绝经期指围绕绝经前后的一段时期，包括从绝经前出现与绝经有关的内分泌、生物学和临床特征起，至最后1次月经后1年。绝经指月经完全停止1年以上。围绝经期综合征指妇女在绝经前后出现性激素波动或减少所致的一系列躯体及精神心理症状，以自主神经系统功能紊乱症状为主。多见于45～55岁。

【护理评估】

（一）健康史

1. 内分泌因素 卵巢激素分泌减少，影响自主神经系统和各脏器功能。

2. 神经递质 血β-内啡肽含量降低引起神经内分泌功能紊乱。

3. 种族、遗传因素 患者的性格、职业和文化水平可诱发或加重该病。

注意询问发病年龄、职业、文化水平及性格特征，询问月经史及生育史，有无卵巢切除或盆腔肿瘤放疗史，有无高血压、糖尿病等病史。

> **考点提示**
>
> 围绝经期综合征的护理评估。
>
> **直通护考**
>
> 患者，49岁，诉近2年月经周期不规律，经期2~3天，量极少，伴阵发性潮热、出汗。妇科检查：子宫稍小，余无异常。护士应向其宣传教育哪种疾病的知识
>
> A．黄体功能不足
>
> B．围绝经期综合征
>
> C．神经衰弱
>
> D．子宫内膜不规则脱落
>
> E．无排卵型功血
>
> 答案：B

（二）身体状况

1. 症状

（1）近期症状

①月经紊乱　为常见症状，多为无排卵性月经。

②血管舒缩症状　主要表现为潮热，是雌激素降低的特征性症状。特点是反复出现的面部、颈部和胸部皮肤的阵阵发红，伴有轰热，继而出汗，汗后畏寒。持续数秒至数分钟不等，每日发作数次至十余次或更多。夜间、凌晨初醒或应激状态时易促发。

③自主神经失调症状　心悸、眩晕、失眠、耳鸣等。

④精神神经症状　焦虑、抑郁、易激动、记忆力下降、失眠多梦等。

（2）远期症状

①泌尿生殖道症状　阴道干燥、性交困难、排尿困难、尿失禁及反复发作的老年性阴道炎或尿路感染。

②骨质疏松　约半数以上发生，最常发生在椎体。严重者可导致骨折。

③心血管症状　绝经后冠心病、高血压和脑卒中的发病率及病死率增加。

④皮肤、毛发的变化　皮肤变薄、皱纹增多、阴毛和腋毛丧失等。

2. 体格检查

（1）全身检查　排除器质性病变。

（2）妇科检查　注意生殖器官的萎缩情况、有无炎症及张力性尿失禁。

（三）心理-社会状况

因自身生理变化、家庭和社会因素变化或绝经前曾有精神状态不稳定等因素者，更易发生心情不畅、忧虑、多疑、孤独、失眠、易激动等表现。这些表现反过来又可加重患者的症状，形成恶性循环。

（四）辅助检查

根据患者情况行血常规、心电图、血脂检查、B超、宫颈刮片及诊刮等检查。

（五）处理要点

1. 一般治疗 加强心理治疗；加强体育锻炼，增加日晒时间，补充钙剂。必要时应用镇静剂改善睡眠、应用谷维素调节自主神经功能。

2. 激素替代治疗（hormone replacement therapy，HRT） 补充雌激素可纠正患者由于性激素不足而导致的各种健康问题，提高生活质量。

【护理问题】

1. 自我形象紊乱 与对疾病的不正确认识及精神神经症状有关。

2. 知识缺乏 缺乏性激素治疗的相关知识。

3. 焦虑 与不适应围绝经期内分泌变化及家庭、社会环境变化有关。

4. 有感染的危险 与泌尿生殖系统上皮萎缩、变薄有关。

【护理措施】

（一）一般护理

1. 饮食 多摄入高蛋白、高维生素和高钙食物。

2. 运动 坚持体育锻炼，积极参加社区娱乐活动。合理安排工作，注意劳逸结合。

（二）病情观察

（1）观察月经改变情况，注意经量、周期、经期有无异常。

（2）观察面部潮热的发生时间、持续时间和程度。

（3）观察血压波动、心悸、胸闷等症状。

（4）观察骨质疏松情况，如关节酸痛、行动不便等。

（5）观察情绪变化，如情绪不稳定、易怒、抑郁等。

（三）对症护理

1. 谷维素、镇静剂治疗 用于精神紧张、情绪不稳定或失眠者。

2. 性激素治疗

（1）适应证 用于治疗雌激素缺乏所致的血管舒缩症状和泌尿生殖系统症状；预防存在高危因素的心血管疾病、骨质疏松等。

（2）禁忌证 绝对禁忌证包括已有或可疑乳腺癌、子宫内膜癌、近期活动性血栓病、生殖道异常出血、重症肝病等；孕激素禁用于脑膜瘤患者。相对禁忌证包括心脏病、偏头痛、子宫内膜癌史、血栓性疾病史、乳腺良性疾病等。

考点提示

围绝经期综合征的护理措施。

直通护考

关于围绝经期综合征的护理，错误的是

A．提供饮食指导

B．指导正确用药

C．提供心理护理

D．提供健康教育

E．要求患者卧床休息，保证充足睡眠

答案：E

(3) 药物选择和用法　应在医生指导下使用，尽量选用天然性激素，剂量和用药方案个体化，以最小有效剂量为佳。治疗期间应定期评估。用药时间以 3～5 年为宜；停药时应缓慢减量或间歇用药，逐步停药。

(4) 注意事项　雌激素剂量过大可引起乳房胀痛、白带增多、头痛、水肿、色素沉着、体重增加等表现，可酌情减量或改用雌三醇；孕激素可引起抑郁、乳房胀痛、易怒等症状。用药期间可发生异常子宫出血，多为突破性出血，但应首先排除子宫内膜癌。较长时间的口服用药可影响肝脏功能，应定期复查肝功能。长期应用单一雌激素，可使子宫内膜癌危险性增加，故应该联合应用雌孕激素。

3. 钙剂和维生素 D 治疗　预防骨质疏松症。

(四) 心理护理

使患者及家属了解围绝经期是必然的生理过程，帮助患者解决其各种心理情绪变化，介绍减轻压力的方法，使其以良好的心态平稳地渡过围绝经期。

【健康指导】

(1) 向患者及其家属介绍绝经是生理现象，使其了解绝经发生的原因及绝经前后身体将要发生的变化，做好心理准备。

(2) 介绍减轻症状的方法，如摄取钙质和维生素 D、坚持锻炼等。

(3) 防治围绝经期的常见病和多发病，尤其是女性生殖系统和乳腺肿瘤。

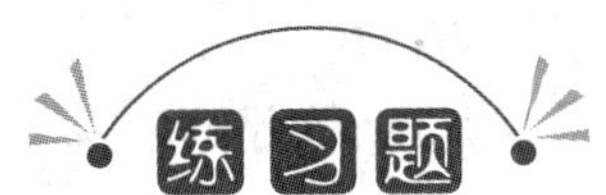

1. 患者，48 岁。月经紊乱 2 年。患者咨询功血的类型，最常见的是
   A. 无排卵性功血　　B. 黄体功能不足
   C. 排卵期出血　　D. 子宫内膜不规则脱落
   E. 排卵性功血
2. 患者，18 岁，未婚，14 岁月经初潮，月经周期不规则，1～3 个月来潮 1 次，每次经期达 10～15 日，量多，无痛经。最可能的诊断是
   A. 黄体功能不足　　B. 子宫内膜不规则脱落
   C. 排卵性功血　　D. 无排卵性功血
   E. 月经过多
3. 患者，46 岁。近 2 年来月经紊乱，初步诊断为无排卵性功血。此次停经 3 个月后突然发生大量阴道流血。针对其大出血的护理，错误的是
   A. 保留会阴垫，准确计算出血量　　B. 取血标本，交叉配血，备血
   C. 急查血常规和凝血三项　　D. 做好刮宫术的术前准备
   E. 大剂量使用抗生素
4. 患者，52 岁。近 2 年月经紊乱，近 1 年来应用性激素治疗。患者关于性激素治疗的

认识，错误的是

A. 不可随意减少药量

B. 不可随意增加药量

C. 不可随意停药

D. 服大量雌激素时可出现恶心、呕吐等消化道反应

E. 饭前服雌激素

5. 患者，36岁。流产后2年，近2年来月经周期正常，但经期延长，长达9～10日，初步诊断为排卵性功血。关于排卵性功血错误的是

A. 多见于育龄期妇女　　B. 基础体温呈双相型改变

C. 月经周期无一定规律性，经期长短不一　　D. 月经频发或经期延长

E. 所有患者都可应用孕激素治疗

6. 患者，32岁，人工流产术后2年，月经周期16～20日，经期3～7日，经量较多，最可能的是

A. 正常月经　　B. 子宫内膜炎

C. 黄体功能不足　　D. 无排卵性功血

E. 子宫内膜不规则脱落

7. 患者，47岁。近2年来月经紊乱，初步诊断为无排卵性功血。针对其护理错误的是

A. 盆浴　　B. 保持外阴清洁

C. 多食富含蛋白、维生素及铁的食物　　D. 禁止性生活

E. 禁止使用未消毒的器械做妇科检查

8. 患者，46岁。近1年来月经紊乱，此次停经50天，突然发生阴道大量流血。对该患者首选的止血方法是

A. 输血，同时应用止血剂　　B. 三合激素治疗

C. 大剂量雌激素治疗　　D. 刮宫术

E. 大剂量孕激素治疗

9. 患者，50岁。患“无排卵性功血”3年。此次停经3个月后阴道流血20余日。应用性激素后血止，拟用后半周期疗法调整月经周期，应告知患者在撤药性出血的第几日加用孕激素

A. 第11日　　B. 第13日

C. 第14日　　D. 第15日

E. 第16日

10. 患者，28岁，平素月经规律。3年前调至外地工作，此后月经周期逐渐延长，现停经8个月。用孕激素治疗后出现撤药性阴道流血，提示

A. 雌激素水平低　　B. 子宫内膜结核

C. 子宫内膜对雌激素不起反应　　D. 子宫内膜已受到雌激素的影响

E. 子宫内膜萎缩

11. 患者，32岁，初孕妇。产后出血约1000ml，产后无乳汁分泌。现产后1年，无月经来潮，自觉畏寒、周身无力，毛发明显脱落。最可能的是

A. 垂体性闭经
B. 子宫性闭经
C. 甲状腺功能亢进引起的闭经
D. 下丘脑性闭经
E. 卵巢性闭经

12. 患者，38 岁。继发性闭经 2 年，伴潮热、出汗、心烦，FSH > 40U/L。其闭经原因最可能是
A. 卵巢功能早衰
B. 下丘脑性闭经
C. 垂体性闭经
D. 子宫内膜结核引起的闭经
E. 子宫内膜损伤引起的闭经

13. 患者，18 岁，月经初潮后 4 年。近 3 年来月经来潮前 1 天即出现下腹部阵发性疼痛，伴恶心、呕吐。妇科检查子宫及双附件正常。其最可能的诊断是
A. 急性盆腔炎
B. 慢性宫颈炎
C. 生殖器结核
D. 子宫内膜异位症
E. 原发性痛经

14. 患者，14 岁，13 岁月经初潮。此次月经来潮 1 天，出现剧烈下腹部及腰骶部疼痛，向肛门放射，伴恶心、呕吐、头晕。面色苍白，表情痛苦，捧腹屈腿弯腰位。直肠-腹部诊：外阴血染，子宫前屈，稍小，双附件无压痛。该患者最主要的护理问题是
A. 知识缺乏
B. 疼痛
C. 有感染的危险
D. 焦虑
E. 恐惧

（15～17 题共用题干）

患者，35 岁。人工流产后 2 年，出现月经不规律，月经周期正常，经期延长，伴下腹坠胀。考虑可能是子宫内膜不规则脱落。

15. 最支持该诊断的依据是
A. 35 岁
B. 月经周期正常，经期延长
C. 人工流产后 2 年
D. 育龄期妇女
E. 经期伴下腹坠胀

16. 为确诊需做诊刮，其时间预约在
A. 月经来潮前 3 日
B. 月经来潮第 1 日
C. 月经周期的第 5 日
D. 月经干净后 5 日
E. 月经周期的任意时间

17. 诊刮后子宫内膜病检结果，最支持该诊断的是
A. 炎性子宫内膜
B. 腺囊性增生内膜
C. 增殖期内膜
D. 增生期和分泌期内膜共存
E. 分泌期内膜

（王雪芹）

第十五章 妊娠滋养细胞疾病患者的护理

要点导航

◎ **学习要点**

掌握妊娠滋养细胞疾病患者的临床表现、治疗原则、护理问题及护理措施。

熟悉妊娠滋养细胞疾病患者的病理特点及鉴别要点。

了解妊娠滋养细胞疾病患者的辅助检查及健康指导。

◎ **技能要点**

应用所学知识娴熟的护理妊娠滋养细胞疾病患者。

妊娠滋养细胞疾病（gestational trophoblastic disease，GTD）是一组来源于胎盘绒毛滋养细胞的疾病，其特点是滋养细胞异常增生。根据滋养细胞的分化程度、有无绒毛结构及生物学特性分为葡萄胎、侵蚀性葡萄胎、绒毛膜癌（简称绒癌）。葡萄胎属于良性绒毛病变；侵蚀性葡萄胎由葡萄胎发展而来，具有复发性；绒癌可直接发生于葡萄胎，也可发生于足月妊娠、流产或异位妊娠后，是高度恶性病变。国际妇产科联盟及妇产科肿瘤委员会2000年建议，将侵蚀性葡萄胎、绒毛膜癌合称为妊娠滋养细胞肿瘤。

第一节 葡萄胎

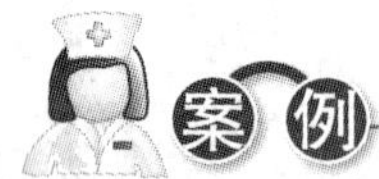

患者，28岁，停经13周，阴道不规则流血2周，自诉血中偶伴有水疱。妇科检查：子宫如孕16周大小，双附件区可触及鹅卵大囊性肿物，可活动，表面光滑。

问题：(1) 该孕妇出现了什么问题？

(2) 作为护士，你如何护理该患者？

【疾病概述】

葡萄胎是因妊娠后胎盘绒毛滋养细胞增生，间质高度水肿变性，形成大小不一的水泡，水泡间借蒂相连成串形如葡萄而得名，也称水泡状胎块。葡萄胎分为完全性葡萄胎和部分性葡萄胎两类，其中大多数为完全性葡萄胎。

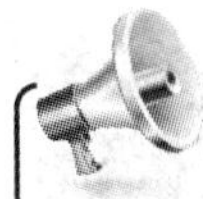

知识链接

葡萄胎的形成

葡萄胎发生的确切原因尚未完全清楚。细胞遗传学研究表明，完全性葡萄胎的染色体核型为二倍体，均来自父亲。部分性葡萄胎的核型90%以上为三倍体。流行病学调查表明葡萄胎发生和种族、地域、营养、年龄、不规则月经及口服避孕药可能有关。

【护理评估】

(一) 健康史

了解患者及家族的既往疾病史，包括滋养细胞疾病史、月经史、生育史等。了解有无导致葡萄胎的高危因素，如妊娠年龄、经济状况、营养状况等。

(二) 身体状况

1. 症状

(1) 停经后阴道流血　是最常见症状，多在停经8~12周后出现不规则阴道流血，量多少不定，呈反复性，有时阴道流血中可发现水泡状物排出。可因反复出血导致贫血及继发感染。

(2) 妊娠呕吐及妊娠高血压疾病征象　妊娠呕吐较正常妊娠发生早，症状严重而持续时间长；可在妊娠20周前出现高血压、水肿和蛋白尿且症状严重。

(3) 腹痛　是葡萄胎生长迅速使子宫过度扩张所致，表现为阵发性下腹痛，若发生黄素化囊肿扭转或破裂，可出现急腹症。

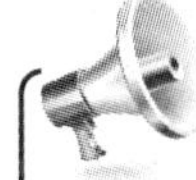

知识链接

葡萄胎的主要病理变化

完全性葡萄胎表现为水泡状物占满整个宫腔，无胎儿及其附属物。镜下见绒毛体积增大，滋养细胞增生，间质高度水肿和胎源性血管消失。部分性葡萄胎表现为部分绒毛变为水泡，常合并胚胎组织。镜下见绒毛水肿，滋养细胞轻度增生，间质内可见有核红细胞的胎源性血管，可见胚胎和胎膜结构。

2. 体征

(1) 子宫异常增大、变软　多数葡萄胎患者子宫大于停经月份，质地变软，并伴有血清HCG水平异常升高。

(2) 卵巢黄素化囊肿　常为双侧卵巢囊性增大，由于大量HCG刺激卵巢卵泡内膜细胞发生黄素化而形成囊肿，称为卵巢黄素化囊肿（图 15－1）。葡萄胎清除后 2～4 个月可自行消退。

（三）心理－社会状况

担心疾病会恶变或对今后生育有影响，对清宫手术的恐惧。

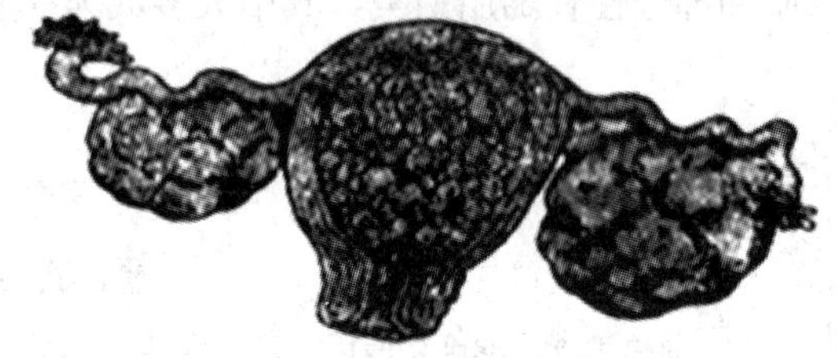

图 15－1 葡萄胎及双侧卵巢黄素化囊肿

（四）辅助检查

1. 绒毛膜促性腺激素（HCG）测定 患者血清、尿中的 HCG 均增高，且持续不降。如血清中的 β－HCG 在 100kU/L 以上。

2. B 型超声检查 无妊娠囊或胎心搏动，宫腔内充满不均质密集状或短条状回声，呈“落雪状”。

（五）处理要点

1. 清宫术 葡萄胎一经确诊，应及时清除宫腔内容物。术后选取水泡小、贴近子宫壁的组织送病理检查。

2. 预防性化疗 常选用甲氨蝶呤、氟尿嘧啶或放线菌素 D 单一药物化疗 1 疗程。

3. 子宫切除术 对于年龄大于 40 岁、无生育要求者，可行全子宫切除术，保留双侧卵巢。

> **知识链接**
>
> **预防性化疗的适应证**
>
> ①清宫后 HCG 持续不降或下降缓慢；②子宫明显大于相应孕周；③黄素囊肿直径 ＞6cm；④年龄 ＞40 岁；⑤无条件随访者。

【护理问题】

1. 焦虑、恐惧 与担心疾病预后有关。

2. 有感染的危险 与反复阴道流血及清宫手术有关。

3. 知识缺乏 缺乏疾病的信息和随访的有关知识。

考点提示

葡萄胎的处理及护理。

直通护考

1．葡萄胎确诊后哪项措施不恰当

A．尽快采用吸宫术，迅速排空宫腔

B．1次吸宫术后1周，行第2次刮宫

C．术前不应用缩宫素，防止肺栓塞或转移

D．为减少出血及子宫穿孔，术前静脉滴注缩宫素

E．术中静脉滴注缩宫素，但需在宫口扩大后

2．葡萄胎清除后随访时间至少为

A．半年 B．1年 C．1年半 D．2年 E．3年

答案：1D；2D

【护理措施】

（一）一般护理

保持病房内空气清新，鼓励患者进高热量、高蛋白、高维生素、易消化的食物，以增强机体的抵抗力。

（二）病情观察

发现阴道大量流血及清宫术中大出血时，应立即报告医生，严密观察面色、血压、脉搏、呼吸等征象。观察排出物中有无水泡样组织，并嘱患者保留会阴垫，以便估计出血量。

（三）对症护理

（1）术前应建立静脉通路，补充血容量，吸氧，备好抢救药品及物品。

（2）保持外阴清洁，勤换消毒会阴垫。

（3）遵医嘱使用抗生素，复查血常规。

（四）心理护理

评估患者对疾病的心理承受能力及目前存在的主要心理问题，引导患者说出心理感受。多与患者沟通，解答患者疑问，解除思想顾虑。

【健康指导】

葡萄胎患者作为高危人群，其随访有重要意义。通过定期随访，可早期发现妊娠滋养细胞肿瘤并及时治疗。

葡萄胎随访期间必须严格避孕 1 年。首选避孕套，一般不选用宫内节育器或药物避孕，以免穿孔或混淆子宫出血的原因。

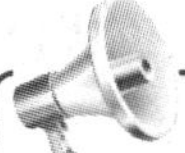

知识链接

随访应包括：①HCG 定量测定，葡萄胎清宫术后每周测定 1 次，直至降低到正常水平。随后 3 个月内仍每周 1 次，此后 3 个月每 2 周 1 次，然后每月检查 1 次持续半年，此后每半年 1 次，共随访 2 年。②在随访 HCG 的同时，应注意月经是否规则、有无异常阴道流血、咳嗽、咯血及其他转移灶症状，定时作妇科检查、盆腔 B 超及 X 线胸片检查。

第二节　侵蚀性葡萄胎与绒毛膜癌

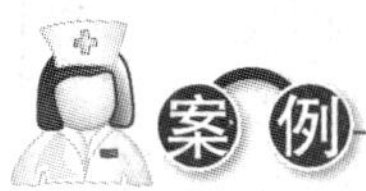

患者，26 岁，葡萄胎清宫术后 8 个月，出现不规则阴道流血 2 周，伴咳嗽、咯血 5 日。检查子宫增大、变软，B 超显示子宫腔未见胚囊，尿 β－HCG 阳性，肺部 X 光检查

有棉絮状阴影。

问题：(1) 该孕妇出现了什么问题？

(2) 需要怎样处理、实施哪些护理措施？

【疾病概述】

侵蚀性葡萄胎（invasive mole，GTT）是指葡萄胎组织侵入子宫肌层引起组织破坏或转移至子宫以外。多发生在葡萄胎清除后6个月内。恶性程度不高。

绒毛膜癌（choriocarcinoma，CC）是一种高度恶性肿瘤，早期可通过血循环转移至全身，破坏组织及器官，引起出血坏死。可继发于正常或异常妊娠后。

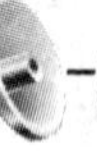

知识链接

病理特点：①侵蚀性葡萄胎镜下可见绒毛结构及滋养细胞增生和分化不良。②绒毛膜癌镜下表现为滋养细胞极度不规则增生，肿瘤中不含间质和自身血管，无绒毛或水泡状结构。

【护理评估】

（一）健康史

详细询问月经史、生育史及避孕情况，有无妊娠史；了解葡萄胎清宫术的情况，包括刮宫时间、水泡大小、量及病理检查结果；了解葡萄胎排空后的随访情况，流产、足月产、异位妊娠后的恢复情况。

（二）身体状况

1. 症状

(1) 不规则阴道流血　在葡萄胎清宫、流产或分娩后，出现持续不规则阴道流血，可继发贫血。

(2) 腹痛及假孕症状　一般无腹痛。若病灶穿破子宫浆膜层时，可引起急性腹痛。由肿瘤分泌的HCG及雌、孕激素的作用，可出现乳头及乳晕着色，外阴、阴道、宫颈着色，生殖道质地变软等假孕症状。

(3) 转移灶症状　主要转移途径是血行播散；转移至肺、阴道、脑等。

2. 体征　子宫增大，形态不规则，有时可触及一侧或两侧卵巢黄素化囊肿。如肿瘤穿破子宫导致腹腔内出血，可有腹部压痛及反跳痛。

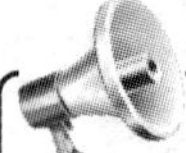

知识链接

①肺转移表现为咳嗽、反复咳血、胸痛及呼吸困难。②出现阴道转移局部表现紫蓝色结节，破溃后有大出血。③出现脑转移表现为一过性失语、失明；头晕、呕吐、抽搐、昏迷；甚至突发性呼吸心跳骤停导致死亡。

（三）心理－社会状况

患者恐惧化疗和手术，对疾病的预后产生无助感。常因子宫切除造成生育无望而绝望。

（四）辅助检查

1. 血β－HCG测定 在葡萄胎排空后9周或流产、足月产、异位妊娠后4周持续阳性。

2. 超声检查 子宫肌层内可见无包膜的强回声团块，边界清楚。

3. X线胸片 典型表现为棉球状或团块状阴影。

4. MRI检查 可发现肺、脑、肝等部位的转移病灶。

5. 组织病理学检查 观察侵犯范围、有无绒毛结构，可区别葡萄胎、侵蚀性葡萄胎及绒毛膜癌（表15－1）。

表15－1 葡萄胎、侵蚀性葡萄胎、绒毛膜癌的鉴别

	葡萄胎	侵蚀性葡萄胎	绒毛膜癌
病史	无	多发生在葡萄胎清宫术后6个月以内	常发生在各种妊娠后12个月以上
绒毛结构	有	有	无
浸润深度	蜕膜层	肌层	肌层
组织坏死	无	有	有
肺转移	无	有	有
肝、脑转移	无	少	较易
HCG测定	+	+	+

（五）处理要点

以化疗为主，手术和放疗为辅。年轻未生育者尽可能不切除子宫，以保留生育能力；切除子宫者仍可保留正常的卵巢；手术治疗前先化疗。对肝、脑有转移的重症患者，可加用放疗治疗。

考点提示

侵蚀性葡萄胎与绒毛膜癌的鉴别、治疗及护理。

直通护考

1．绒毛膜癌治愈观察年限为
A．1年 B．2年 C．3年
D．4年 E．5年

2．侵蚀性葡萄胎与绒毛膜癌的区别点是
A．活组织检查镜下见有无绒毛结构
B．距葡萄胎排空后的时间长短
C．尿中HCG值的高低
D．子宫大小程度的不同

答案：1．E；2．A

【护理问题】

1. 有感染的危险 与阴道流血、化疗导致机体抵抗力降低有关。

2. 预感性悲哀 与担心疾病预后不良有关。

3. 潜在并发症 阴道转移、肺转移、脑转移。

【护理措施】

（一）一般护理

嘱患者卧床休息，鼓励患者进高蛋白、高维生素、易消化的饮食。保持病室空气清新，定期进行病房消毒。

（二）病情观察

除观察阴道流血及腹痛情况外，还应注意有无咯血、呼吸困难、头痛、呕吐、视力障碍、偏瘫等肺、脑转移征象。发现异常情况立即报告医师并配合抢救工作。

（三）对症护理

1. 预防感染

（1）监测体温、血常规变化，对全血细胞减少或白细胞减少的患者遵医嘱少量多次输新鲜血或成分输血，并进行保护性隔离。

（2）限制探陪人员，嘱患者少去公共场所，以防感染。遵医嘱应用抗生素。

2. 有转移病灶患者的护理

（1）阴道转移患者的护理　①禁止做不必要的阴道检查。备血并准备好各种抢救器械和物品。②如破溃大出血，立即通知医师并配合抢救。

（2）肺转移患者的护理　①卧床休息，呼吸困难者给予半卧位，并吸氧。②大咯血患者，应严密观察有无窒息及休克，给予头低侧卧位，轻叩背部，排出积血，保持呼吸道通畅，发现异常立即通知医师。

（3）脑转移患者的护理　①采取相应的护理措施预防吸入性肺炎、跌倒等情况。②按医嘱补液，给予止血剂、脱水剂、吸氧、化疗等。③配合医师做好腰穿、HCG 测定等检查。

（四）心理护理

主动与患者交谈，耐心讲解疾病有关知识、治疗方法与治疗效果，列举治疗成功的病例，帮助患者树立战胜疾病的信心。

【健康指导】

出院患者严密随访 5 年。第 1 年每月随访 1 次，1 年后每 3 个月随访 1 次共 3 年，以后每年 1 次。随访内容及避孕指导同葡萄胎。

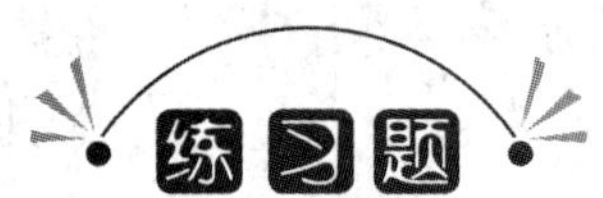

1. 葡萄胎重要的病理特征是
   A. 绒毛构型完好　　B. 黄素化囊肿
   C. 绒毛间质水肿　　D. 滋养细胞增生
   E. 间质内胚源性血管消失
2. 随访葡萄胎患者时必须进行的常用检查方法是
   A. 多普勒超声检查听取胎心　　B. 阴道脱落细胞涂片检查
   C. CT 检查脑转移情况　　D. B 超检查有无胎囊
   E. 测尿中的 HCG 值

3. 葡萄胎处理原则，哪项不妥

A. 吸宫手术前做好输液、输血准备　B. 两次刮宫术应间隔 7 天

C. 术后须给予抗生素　D. 预防性化疗作为治疗常规

E. 每次刮出物送病理检查

4. 葡萄胎患者确诊后首选的处理方法是

A. 止血　B. 化疗　C. 子宫切除　D. 清宫　E. 放疗

5. 侵蚀性葡萄胎与绒毛膜癌最常见的转移部位是

A. 脑　B. 肾　C. 肺　D. 肝　E. 阴道

6. 葡萄胎清宫术前备用物品中，下述哪项不需要

A. 配血备用　B. 缩宫素　C. 雌激素制剂

D. 抢救药品及物品　E. 大号吸管

7. 某患者葡萄胎清宫术后 4 个月，血 HCG 明显高于正常，胸部 X 线片显示片状阴影，最可能的诊断是

A. 侵蚀性葡萄胎　B. 再次葡萄胎

C. 绒毛膜癌　D. 宫外孕

E. 结核

8. 患者，29 岁，葡萄胎清宫术后出院，嘱其随访内容中哪项不对

A. 定期测 HCG　B. 妇科检查

C. X 线胸片检查　D. 有无咳嗽、咯血及阴道流血

E. 避孕宜用宫内节育器

9. 患者，30 岁，葡萄胎清宫术后 9 个月，阴道多量流血 2h，检查发现阴道前壁有 - 1cm × 1.5cm × 1.5cm 紫蓝色结节，上有一小破口。对该患者的护理措施不恰当的是

A. 禁止做不必要的阴道检查和窥器检查　B. 可用长纱条填塞阴道压迫止血

C. 纱条必须于 72h 内取出　D. 配血备用，备好抢救用品

E. 尽量卧床休息

10. 患者，25 岁，因侵蚀性葡萄胎行化疗，第一疗程化疗第 3 天，消化道反应严重，恶心、呕吐，呕吐物初为胃内容物，继而变为白色黏液和淡黄色黏液。复查白细胞为 3.8×10^9/L。对该患者的护理措施不恰当的是

A. 鼓励患者多饮水，同时注意观察呕吐物的颜色和性状

B. 给予止吐剂，并合理安排用药时间，必要时静脉补液

C. 为患者提供清淡、营养丰富易消化饮食，创造良好就餐环境

D. 指导患者用软毛刷刷牙，进食前后用盐水或呋喃西林溶液漱口

E. 重视心理护理，说明消化道反应非常常见，不必处理，化疗结束后会自然好转

（王惠霞）

第十六章　女性生殖系统肿瘤患者的护理

要点导航

◎ **学习要点**

掌握生殖系统肿瘤患者的临床表现、治疗原则、护理问题及护理措施。子宫肌瘤的分类、腹部手术患者术前准备及术后护理。

熟悉子宫颈癌、子宫内膜癌、卵巢肿瘤常见的转移途径及常见并发症；子宫内膜异位症患者的护理。

了解腹部手术的种类、术前各种功能锻炼的指导方法、术后并发症的护理。子宫内膜异位症患者的临床表现、治疗原则。

◎ **技能要点**

应用所学知识护理生殖系统肿瘤患者。学生养成认真负责的工作习惯。

第一节　宫颈癌

患者，46岁，孕4产2。不规则阴道流血半年余、近3个月阴道排液，量多，呈米泔样，伴腥臭味入院。妇检外阴正常；阴道黏膜光滑，阴道穹窿处完整、光滑；宫颈稍大，宫颈口见一菜花状赘生物，触之出血。子宫及双侧附件无异常。

问题：(1) 该患者可能患有什么疾病？

(2) 如何治疗？需实施哪些护理措施？

【疾病概述】

宫颈癌（cervical cancer）是最常见的妇科恶性肿瘤。由于宫颈癌有较长的癌前病变阶段，近40年来宫颈癌筛查方法的普遍应用，宫颈癌和癌前病变得以早期发现、及时治疗，发病率和病死率已明显下降。

（一）发病相关因素

宫颈癌的病因至今尚未完全明了，其发病可能为多种因素的综合结果。

1. 性行为 流行病学资料表明，宫颈癌与性活跃、性生活过早、多个性伴侣密切相关。与有阴茎癌、前列腺癌或其性伴侣曾患宫颈癌的高危男子性接触的妇女也易患宫颈癌。

2. 分娩次数 早婚、早育、多产患宫颈癌的危险度增加。

3. 病毒感染 90%宫颈癌伴有高危型人乳头瘤病毒（HPV）感染，此外，单纯疱疹病毒Ⅱ型（HSV－Ⅱ）、人巨细胞病毒（HCMV）等感染，也可能与宫颈癌的发病有关。

4. 遗传因素 有家族史者患病几率比常人高4.7～7倍，一旦感染人类乳头瘤病毒，更容易发生癌变。

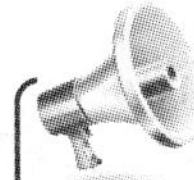
知识链接

宫颈癌与HPV感染

早在19世纪40年代，意大利医生从资料分析中发现宫颈癌的患者性多为已婚妇女，未婚无性行为者几乎不患宫颈癌。20世纪80年代，研究人员在子宫颈癌标本中检测到HPV的存在，大量的资料研究证实了HPV与子宫颈癌相关。1995年，世界卫生组织国际癌症研究所（WHO/IARC）专题讨论，得出结论：HPV感染是子宫颈癌的主要致病因素，人类是HPV病毒的唯一宿主，性行为是HPV病毒的主要传播途径，当HPV感染持续存在时，可诱发宫颈癌。原位癌高发年龄为30～35岁，浸润癌为50～55岁。

（二）组织发生和发展

宫颈癌好发于原始鳞－柱交接部与生理鳞－柱交接部之间的转化区（图16－1）。以宫颈后唇较多见，颈管次之，前唇较少。

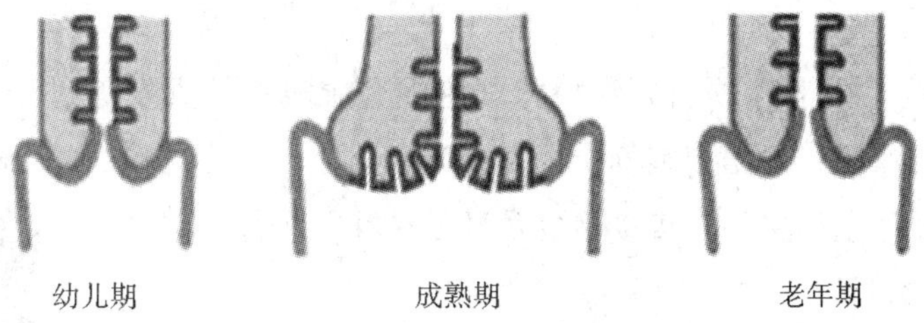

图16－1 宫颈外口鳞－柱状上皮交接部变化示意图

1. 宫颈上皮瘤样病变（CIN） 转化区未成熟化生的鳞状上皮细胞在一些物质的刺激下代谢活跃，发生细胞分化不良、排列紊乱、细胞核异常、有丝分裂增加，称宫颈上皮内瘤变（CIN）。

2. 宫颈原位癌 又称上皮内癌，上皮全层极性消失、细胞显著异型，核大深染，有核分裂相。病变局限于上皮内，基底膜完整，无间质浸润。

3. 宫颈浸润癌 原位癌继续发展，癌细胞突破上皮下基膜，并浸润间质。

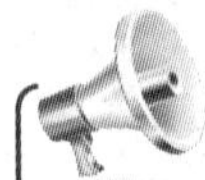

知识链接

子宫颈阴道部鳞状上皮与宫颈管内柱状上皮二者交界处称原始鳞-柱交接部。青春期后在雌激素影响下该部位发生外移，在阴道酸性环境下外移的柱状上皮逐渐被鳞状上皮替代，形成新的鳞-柱交接部（即生理性鳞-柱交接部）。在绝经后此交接区又恢复原位。在原始鳞-柱交接部与生理鳞-柱交接部间的区域称为转化区。

（三）病理

1. 巨检 表现为4种类型（图16-2）。

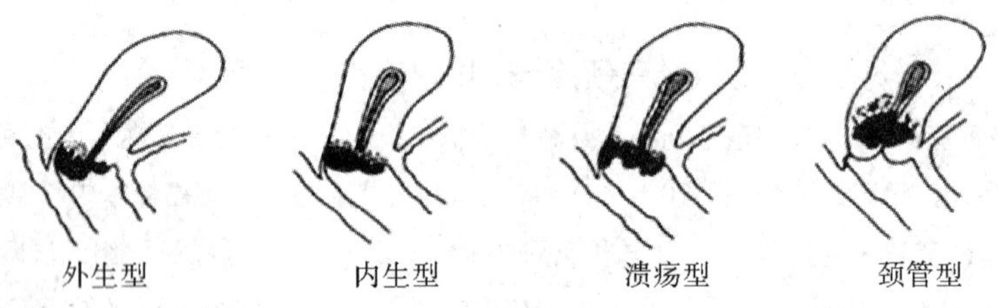

图16-2 宫颈癌类型

（1）外生型 最常见。癌灶向外生长呈菜花样或乳头状，质脆，触之易出血。

（2）内生型 癌灶向宫颈深部组织浸润，宫颈表面光滑或仅有柱状上皮异位，整个宫颈膨大变硬如桶状，常累及宫旁组织。

（3）溃疡型 癌组织坏死、脱落，形成凹陷性溃疡或空洞样，形似火山口状。

（4）颈管型 癌灶隐蔽在宫颈管内，常侵入宫颈及子宫峡部供血层以及转移到盆壁的淋巴结。

2. 镜检 按组织学宫颈癌分为鳞状细胞癌和腺癌；按其发展过程分为：原位癌、微小浸润癌和浸润癌；根据细胞分化程度分为高分化、中分化和低分化鳞癌。

宫颈癌的转移途径主要为直接蔓延及淋巴转移，血行转移极少见。

（四）临床分期

宫颈癌的临床分期采用国际妇产科联盟（FIGO）的临床分期标准见表16-1和图16-3。

表 16 -1　宫颈癌临床分期表

期别	肿瘤范围
0 期	原位癌（浸润前癌）
Ⅰ期	癌灶局限在宫颈
Ⅰa	镜下浸润癌
Ⅰb	肉眼可见癌灶局限于宫颈或者镜下病灶间质浸润深度超过 5mm，水平扩散超过 7mm
Ⅱ期	癌灶超出宫颈，阴道浸润未达下 1/3，宫旁浸润未达盆壁
Ⅱa	无宫旁浸润
Ⅱb	有宫旁浸润
Ⅲ期	癌灶扩散至盆壁和（或）累及阴道下 1/3 或致肾盂积水或肾无功能
Ⅲa	肿瘤累及阴道下 1/3，没有扩展到骨盆壁
Ⅲb	肿瘤扩展到骨盆壁和（或）引起肾盂积水或肾无功能
Ⅳ期	癌灶播散超出真骨盆，或癌浸润膀胱黏膜及直肠黏膜，发生远处转移
Ⅳa	肿瘤侵犯膀胱黏膜或直肠黏膜和（或）超出真骨盆
Ⅳb	远处转移

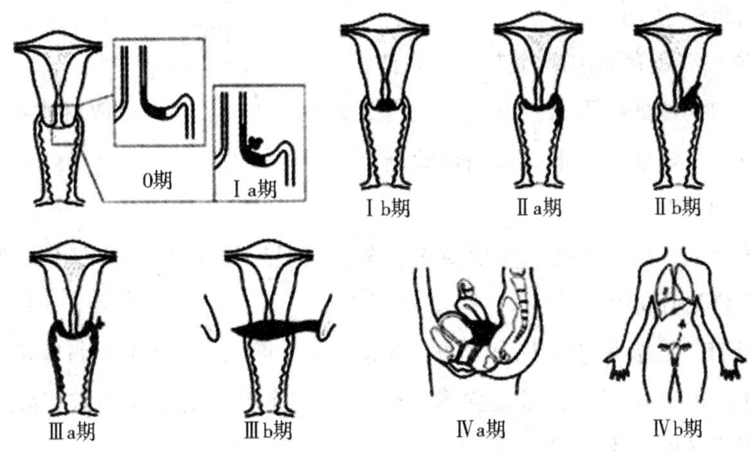

图 16 -3　宫颈癌的临床分期模式图

（五）临床表现

宫颈癌早期常无明显症状和体征，随病变发展，可出现以下表现。

1. 症状

（1）阴道流血　早期多为接触性出血；晚期为不规则阴道流血。出血量根据病灶大小、侵及间质内血管情况而不同。老年患者常为绝经后不规则阴道流血，年轻患者表现为经期延长、经量增多。

（2）阴道排液　有稀薄如水样或米泔状、有腥臭排液。晚期患者因癌组织坏死伴感染，可有大量米汤样或脓性恶臭白带。

（3）晚期症状　根据癌灶累及范围不同，出现不同的继发症状。如尿频、尿急、便秘、下肢肿痛等；输尿管梗阻、肾盂积水及尿毒症；晚期出现贫血、恶病质等全身衰竭症状。

2. 体征 早期癌可无明显病灶。随病情发展外生型癌宫颈可见息肉状、菜花状赘生物；内生型癌表现为宫颈肥大；晚期癌组织坏死脱落，形成溃疡或空洞伴恶臭。癌灶浸润阴道时，可见赘生物，阴道壁变硬；宫旁组织受累时，检查可扪及宫颈旁组织增厚、结节状、质硬或形成“冰冻骨盆”。

3. 辅助检查

（1）宫颈刮片细胞学检查 是宫颈癌筛查的主要方法。目前液基细胞学检测方法（TCT）提高了阳性诊断率。细胞学涂片采用巴氏5级分类法，巴氏Ⅲ级及以上，应做HPV检测或宫颈活组织检查。

（2）宫颈和宫颈管活组织检查 是确诊宫颈癌及宫颈癌前病变的最可靠依据。可在宫颈3、6、9、12点4处取材或在碘试验阳性区、阴道镜下可疑病变区，取材做病理检查。

考点提示

1．宫颈癌的临床表现。

2．宫颈癌的辅助检查。

直通护考

患者，50岁，阴道不规则阴道流血、流液半年。检查：宫颈见菜花样组织，子宫体大小正常，活动差，疑为宫颈癌，为进一步确诊需作

A. 宫颈刮片细胞学检查

B. 阴道镜检查

C. 分段诊刮

D．宫颈及颈管活体组织检查

E．碘试验

答案：D

（六）处理原则

根据临床分期、患者年龄、生育要求、全身情况等综合考虑。以手术和放疗为主，化疗为辅的综合治疗方案。

1. 手术治疗 主要用于早期宫颈癌（0期～Ⅱa期），年轻患者卵巢正常可保留卵巢及阴道功能。可选择宫颈锥形切除术、全子宫切除术、根治性子宫切除术及盆腔淋巴结切除术等不同的手术方式。

2. 放疗 放射治疗适用于（Ⅱb期～Ⅳ期），或不能耐受手术的患者。病灶较大时，可以先行术前放疗，使病灶局限再进行手术。早期患者以局部腔内照射为主，体外照射为辅；晚期患者以体外照射为主，腔内照射为辅。

3. 化疗 主要用于晚期或复发转移的患者。近年也采用化疗作为手术或放疗的辅助治疗（静脉或动脉灌注化学药物）。

【护理评估】

（一）健康史

详细了解患者有无异常阴道流血情况；评估患者有无患病的高危因素存在，婚育史、性生活史、高危男性接触史、家族遗传等；了解疾病的发病及诊治过程。

（二）身体状况

评估患者有无接触性出血、阴道排液、疼痛。有无邻近器官受累的症状、全身有无贫血、消瘦、乏力等恶病质表现等。

（三）心理－社会状况

了解患者及其家属对于患病及治疗的心理反应，评估患者和家属是否具备良好的应对措施。

【护理问题】

1. 恐惧、焦虑、疼痛 与宫颈癌危及生命、晚期病变浸润、手术创伤有关。

2. 感染的危险 与腹部伤口、留置尿管、引流管有关。

3. 自我形象紊乱 与手术切除子宫或卵巢、雌激素分泌不足、术后长期留置尿管等有关。

【护理措施】

（一）一般护理

保持病室内安静整洁；协助患者做好各项生活护理；合理饮食。

（二）观察病情

密切观察阴道出血、排液情况及生命体征。

（三）对症护理

（1）手术治疗患者，术后应保留尿管，拔管后，鼓励患者多饮水、排尿。

（2）术前或癌症晚期化疗患者，应做好放疗、化疗相应的护理。

（3）晚期癌症的患者，严密观察病情的变化，大出血者应及时报告医生进行抢救；擦洗阴道。疼痛者遵医嘱给予止痛剂；出现全身恶病质时，应加强营养，对症、支持治疗。

（4）术后患者注意观察生命体征、切口情况，做好各种引流管的护理，指导患者合理安置体位、恢复饮食及适度运动。

（四）心理护理

宫颈癌是一种恶性肿瘤，会引起患者及其家属较为强烈的心理反应。护理人员应同情、关心、体贴患者，用恰当的方式多与患者沟通交流，以减轻其心理压力。

【健康指导】

1. 宣传普及防癌知识 开展性卫生教育，提倡晚婚少育。重视高危因素及高危人群。30 岁以上的妇女 1 ~2 年普查一次。以期早发现、早诊断、早治疗。

2. 术后随访指导 随访内容包括盆腔检查、阴道刮片细胞学检查、胸部 X 线摄片及血常规等。50% 宫颈癌在治疗后 1 年内复发，75% ~80% 发生在治疗后 2 年内。治疗后 2 年内应密切监测，每 3 个月复查 1 次；3 ~5 年内每 6 个月复查 1 次；第 6 年开始每年复查 1 次。

第二节　子宫肌瘤

患者，40岁，孕2产1。因“发现盆腔包块3个月”入院。体格检查：腹部肿块达耻上4指，质硬，表面凹凸不平，无压痛。

问题：（1）该患者最可能患什么疾病？

（2）怎样诊断？如何进行护理？

【疾病概述】

子宫肌瘤（uterine myoma）是女性生殖器最常见的良性肿瘤，主要由子宫平滑肌细胞增生而成，其中有少量纤维结缔组织，所以也称为子宫平滑肌肌瘤。常见于30～50岁的妇女。

（一）分类

1. 按照子宫肌瘤所在的部位分　分为宫颈肌瘤（约占10%）和宫体肌瘤（约占90%）（图16-4a）。子宫肌瘤可以发生于子宫的任何部位。

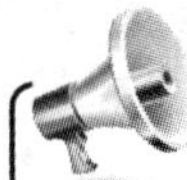

知识链接

子宫肌瘤确切的病因尚未明了，绝经后肌瘤停止生长或萎缩；妊娠期或外源性雌激素的刺激使肌瘤生长迅速；肌瘤组织中的雌激素受体和雌二醇含量明显高于正常子宫肌组织，这些均提示子宫肌瘤的发生与女性性激素刺激有关。

2. 按照肌瘤与子宫肌壁的关系分　分为肌壁间肌瘤（60%～70%）、浆膜下肌瘤（约20%）、黏膜下肌瘤（10%～15%），若肌瘤突入阔韧带，则称为阔韧带肌瘤见图16-4b。

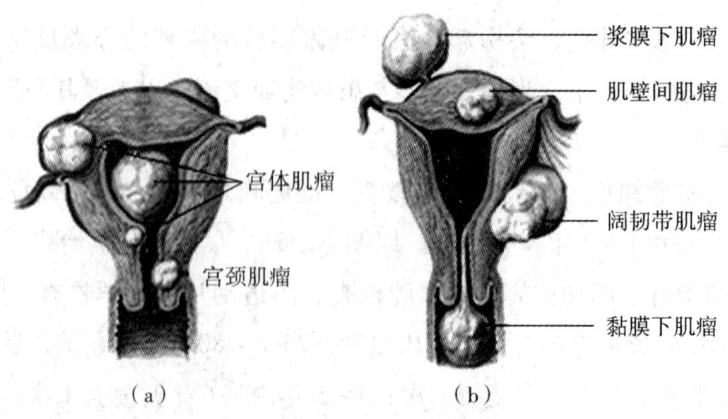

图16-4　子宫肌瘤分类示意图

（二）病理

1. 巨检 肌瘤为球形实质性包块，质硬、表面光滑，压迫周围肌壁纤维形成假包膜，二者之间有一层疏松网间隙，手术易将肌瘤剥出；肌瘤切面呈灰白色漩涡状或编织状结构。

2. 镜检 镜下见排列成漩涡状的平滑肌细胞和不等量的纤维结缔组织。

> **考点提示**
>
> **子宫肌瘤的继发变性**
>
> 肌瘤假包膜上的血管供给肌瘤营养，当肌瘤生长过快、过大或形成瘤蒂后，瘤体中央血供不足造成肌瘤变性，失去其原有的典型结构和外观。主要有玻璃样变、囊性变、红色样变、钙化、肉瘤样变。

（三）临床表现

1. 症状 与肌瘤所在部位、生长速度及有无变性关系密切。

（1）月经改变　最常见。多见于黏膜下肌瘤和较大的肌壁间肌瘤，因子宫内膜面积增大子宫收缩不良。引起经量增多、经期延长、月经周期缩短或不规则阴道流血。

（2）下腹部包块　多见于肌壁间肌瘤。巨大的黏膜下带蒂肌瘤脱出于阴道外时，患者因外阴脱出肿物就医。

（3）白带增多　肌瘤使宫腔面积增大，内膜腺体分泌增多，感染时可有大量脓样白带、血性或脓血性、有恶臭的阴道溢液。

（4）疼痛　浆膜下肌瘤蒂扭转或肌瘤红色样变性时有急性下腹痛，伴呕吐、发热及肿瘤局部压痛。

（5）其他　黏膜下子宫肌瘤，长期月经过多可引发继发性贫血；肌瘤压迫输卵管或宫腔，造成不孕或流产；较大的子宫前壁下段肌瘤可压迫膀胱，引起尿频、尿急；宫颈肌瘤可引起尿潴留；子宫后壁肌瘤，可引起下腹坠胀不适、便秘等症状。阔韧带肌瘤压迫输尿管，形成输尿管扩张甚至肾盂积水。

2. 体征 较大的肌瘤可从腹部触及。妇科检查：子宫不规则增大、质硬、单个或多个实质性不规则肿块；带蒂黏膜下肌瘤突于宫颈口或阴道内，窥器检查可见子宫颈口处有实质球形肿块，粉红色，表面光滑，宫颈四周边缘清楚。若伴感染可有坏死、出血及脓性分泌物。

3. 辅助检查

（1）B型超声检查　最常用，可显示肌瘤的大小、部位、数目有无变性等。

（2）其他检查　探测宫腔、宫腔镜、腹腔镜和子宫输卵管碘油造影均能协助诊断。

（四）处理原则

根据患者年龄、对生育的要求、症状、肌

> **考点提示**
>
> 子宫肌瘤的表现。
>
> **直通护考**
>
> 一妇女近年来月经量多，经期长，白带增多，感头晕，乏力，腰背酸痛，疑为黏膜下肌瘤，最主要的依据应当是
>
> A．月经改变
>
> B．贫血
>
> C．腰背酸痛
>
> D．窥器检查宫口有瘤体
>
> E．白带增多
>
> 答案：D

瘤大小、类型、数目、发展速度及有无并发症进行全面考虑，选择合适的治疗方案。可采取保守治疗和手术治疗。

1. 保守治疗

（1）随访　肌瘤小、无症状或症状较轻者，尤其近绝经期的妇女，随访1/3～6个月，如肌瘤增大或症状加重时，应考虑进一步治疗。

（2）药物治疗　肌瘤≤2个孕月、症状较轻，或全身状况较差不能耐受手术者；用雄激素选用丙酸睾酮、甲睾酮；大剂量连续使用促性腺激素释放激素类似物能缓解症状和抑制肌瘤生长；米非司酮作为术前用药或提前绝经使用。

2. 手术治疗

（1）子宫切除术　子宫>2个半孕月、无生育要求或疑有恶变者可切除子宫；年龄<50岁，卵巢外观正常者考虑保留卵巢。

（2）肌瘤切除术　年龄<35岁、希望保留生育功能、肌瘤数目少者，可经腹或腹腔镜下切除肌瘤，黏膜下肌瘤可经阴道或宫腔镜下切除。

【护理评估】

（一）健康史

询问患者年龄、既往月经史、婚育史，或与子宫肌瘤有关的相关因素；腹部包块增大情况及有无其他伴随症状。询问有无长期使用激素类药物。

（二）身体状况

1. 症状　评估有无月经异常、腹部肿块、白带增多或贫血、腹痛等临床表现。

2. 体征　子宫大小、形状、质地、活动度，阴道有无肌瘤脱出等。

（三）辅助检查

B型超声波检查结果；也可采用宫腔镜检查、腹腔镜检查等方法协助诊断。

（四）心理－社会状况

患者害怕患恶性肿瘤，因手术而恐惧、不安，渴望咨询指导。了解患者家属对疾病诊断和治疗的反应。

【护理问题】

1. 感染的危险　与长期反复出血造成贫血、机体抵抗力下降有关。

2. 焦虑　与阴道流血、担心恶变或影响生育有关。

3. 知识缺乏　缺乏子宫肌瘤的治疗、护理相关知识。

4. 活动无耐力　与肌瘤导致的月经量增多、贫血、手术有关。

【护理措施】

（一）一般护理

病室安静舒适，保证患者充足睡眠；为患者提供高蛋白、高维生素、含铁丰富的食物，积极治疗贫血。

（二）病情观察

观察生命体征变化，有无贫血、腹痛、感染症状；有无并发排尿、排便困难和压迫症状；注意阴道出血量。

（三）对症护理

（1）协助完成各项辅助检查；严格无菌操作；手术治疗的患者，做好围手术期的各项护理。

（2）子宫肌瘤突发急性腹痛、体温升高者，应积极配合医生做好术前准备。

（3）用雄性激素治疗时，剂量 <300mg/月，以免引起男性化。

（4）黏膜下肌瘤经阴道摘除术者，按阴道手术进行术前准备。术后观察阴道出血，保持会阴清洁，遵医嘱合理用药。若出血量多、腹痛、发热等，应及时报告医生。

（四）心理护理

建立良好的护患关系，讲解有关子宫肌瘤的病变性质、治疗进展；让患者表达内心的感受，促进家庭支持系统的合作，以缓解其焦虑情绪，增强患者战胜疾病的信心。

【健康指导】

1. 出院指导　与患者共同制订随访计划，督促患者按时进行检查，有异常及时就诊。嘱患者术后 1 个月到门诊常规复查；术后 3 个月内避免重体力劳动和性生活。

2. 定期进行健康体检　有子宫肌瘤高危因素者避免使用雌激素制剂；子宫肌瘤患者应定期检查，发现异常及时就医；随访期间合理用药，注意经期卫生，加强营养。

第三节　子宫内膜癌

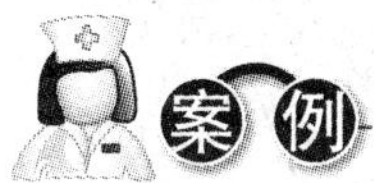

患者，55 岁，绝经 4 年，阴道点滴状流血 1 年。妇科检查：子宫如孕 40 天大小；B 型超声波提示子宫大小：8.0cm×4.1cm×3.0cm，形态正常，肌壁回声均匀，子宫内膜增厚 0.7cm，双侧附件区未见明显异常。

问题：（1）该患者是什么疾病？

（2）怎样诊断？应如何护理？

【疾病概述】

子宫内膜癌（endometrial carcinoma）又称子宫体癌，是指发生于子宫内膜的上皮性恶性肿瘤，以腺癌最常见。子宫内膜癌为女性生殖器三大恶性肿瘤之一，近年发病率在世界范围内呈上升趋势，该病好发于绝经后的妇女。

（一）病因

子宫内膜癌的病因尚不清楚，有非雌激素依赖型和雌激素依赖型两种。非雌激素依赖型，多见于老年体弱妇女，肿瘤恶性度高，预后不良。雌激素依赖型较常见，常伴肥胖、高血压、糖尿病、不孕或不育及绝经延迟等。其发生可能与子宫内膜在无孕激素拮抗的雌激素长期作用下，发生内膜增生甚至癌变，预后好，约20%患者有家族病史。

（二）病理

1. 巨检 依病变形态及范围分为两型。

（1）局限型 癌灶多位于宫底和宫角，局部粗糙、呈息肉或小菜花状；浸润肌层，预后差；早期病变经诊断性刮宫可将其刮净（图16-5）。

（2）弥散型 癌灶占据了大部分宫内膜，呈菜花状突向宫腔，常伴有溃疡、出血、坏死，较少浸润肌层。晚期癌灶可侵及深肌层或宫颈，若阻塞宫颈管可引起宫腔积脓。该型预后相对较好。

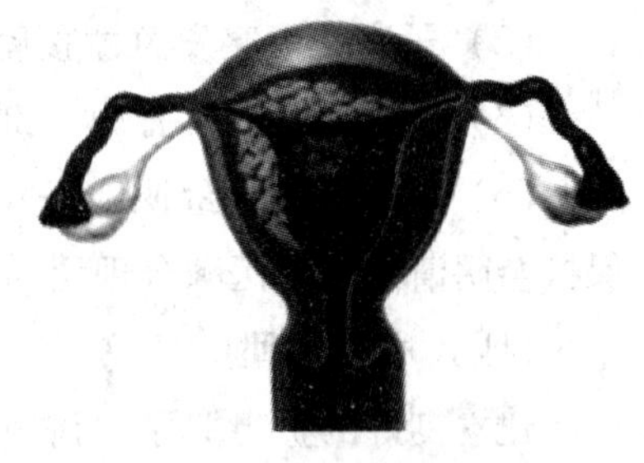

图16-5 局灶型子宫内膜癌示意图

2. 镜检

（1）内膜样腺癌 占80%~90%腺体高度异常增生，大小不一，排列紊乱。

（2）腺癌伴鳞状上皮分化。

（3）浆液性腺癌 少见，恶性程度很高。

（4）透明细胞癌 少见，易早期转移。

3. 转移途径 子宫内膜癌生长缓慢，其主要转移途径为直接蔓延、淋巴转移，晚期可有血行转移。

（三）临床分期

临床中广泛采用国际妇产科联盟（FIGO）制定分期（表16-2）。

表16-2 子宫内膜癌分期

期别	肿瘤范围
0期	原位癌（浸润前癌）
Ⅰ期	肿瘤局限于子宫体
Ⅰa	肿瘤局限于子宫内膜
Ⅰb	肿瘤浸润深度<1/2肌层
Ⅰc	肿瘤浸润深度>1/2肌层
Ⅱ期	肿瘤侵犯宫颈，但未超越子宫
Ⅱa	仅宫颈黏膜腺体受累
Ⅱb	宫颈间质浸润
Ⅲ期	局部和（或）区域的扩散
Ⅲa	肿瘤侵犯浆膜层和（或）附件（直接蔓延或转移），和（或）腹腔积液或腹腔洗液有癌细胞
Ⅲb	阴道浸润（直接蔓延或转移）

续表

期别	肿瘤范围
Ⅲc	盆腔和（或）腹主动脉旁淋巴结转移
Ⅳ期	肿瘤超过真骨盆，明显侵犯膀胱和直肠黏膜
Ⅳa	肿瘤侵犯膀胱和（或）直肠黏膜
Ⅳb	远处转移

（四）临床表现

1. 症状 早期无明显症状，典型病例如下。

（1）阴道流血 最常见，多为绝经后阴道不规则流血；未绝经者经量增多、经期延长或月经紊乱。

（2）阴道排液 早期部分患者出现阴道排液增多，呈黄水样、血性或浆液性，晚期合并感染有脓血性排液伴有恶臭。

（3）晚期症状 浸润周围组织引起下腹及腰骶部疼痛，癌灶堵塞宫颈口宫腔积脓，出现下腹胀痛及痉挛样疼痛。常伴有贫血、消瘦、恶病质等。

2. 体征 早期盆腔检查无明显异常，随病情发展，子宫增大且软；晚期癌组织质脆，触之易出血，向周围浸润时子宫固定，或盆腔扪及不规则结节状肿块，合并宫腔积脓时有明显触痛。

3. 辅助检查

（1）分段诊断性刮宫 最具有诊断价值，为治疗方案的制定提供依据。

（2）B型超声检查 子宫增大，宫腔内见实质不均回声区，宫腔线消失，肌层浸润时，内有不规则回声区，边界不清。

（3）宫腔镜检查 直视宫腔及宫颈管病灶取活检，减少漏诊。

（4）其他检查 如宫腔细胞学检查、血清CA125测定及CT、磁共振显像（MRI）、淋巴造影等其他影像学检查。

（五）处理原则

根据患者全身情况、癌灶累及的范围及组织学类型选用适宜治疗方案。

1. 手术治疗 是子宫内膜癌的首选治疗方法。早期患者以手术为主，根据病情可选择全子宫切除术、全子宫及双侧附件切除术、广泛子宫切除术加盆腔淋巴清扫术。

2. 放疗 单纯放疗仅用于有手术禁忌证、无法手术的晚期病例。

3. 手术加放射治疗 可降低局部复发率，提高生存率。

4. 药物治疗 化疗是晚期或复发子宫内膜癌的综合治疗措施之一。

（1）化学药物治疗 适用于晚期或治疗复发者。

（2）孕激素治疗 适用于晚期或复发患者不能手术切除者，或年轻、早期病变、要求保留生育功能者；常用大剂量醋酸甲羟孕酮、己酸孕酮等。

【护理评估】

（一）健康史

了解患者有无发病的相关高危因素，如老年、肥胖、高血压、糖尿病、少育、不孕不育、绝经推迟以及用雌激素替代治疗等；询问月经史、婚育史、既往病史及家族肿瘤病史。

（二）身体状况

1. 症状 了解患者白带的性状、有无浆液性或脓血性排液；绝经者有无阴道流血；有无下腹部及腰骶部疼痛。

2. 体征 妇科体格检查了解子宫大小、质地、有无压痛，是否触及肿块。

（三）心理－社会状况

评估患者对疾病的了解情况，了解患者的心理反应。

【护理问题】

1. 恐惧 与癌症会危及生命、需接受手术、放疗、化疗有关。

2. 知识缺乏 与缺乏本病相关的治疗、护理知识有关。

3. 疼痛 与癌灶浸润或治疗创伤有关。

【护理措施】

（一）一般护理

病室环境安静整洁，保证患者充足睡眠；指导患者勤换会阴垫，保持外阴清洁；鼓励患者进高蛋白、高维生素、易消化饮食，全身状况差者，遵医嘱静脉补充营养，增强机体抵抗力。

（二）病情观察

观察生命体征；注意阴道出血、排液、腹痛及并发症引起的各种表现。老年患者应加强会阴护理。

（三）对症护理

1. 药物治疗 注意观察用药反应，孕激素治疗易出现水钠潴留、药物性肝炎表现等；抗雌激素药物治疗有类似围绝经期综合征的表现；化疗可能引起骨髓抑制，白细胞、血小板计数下降，头晕、恶心、呕吐等。

2. 手术治疗 按腹部及阴道手术患者的护理常规进行护理。

3. 放射治疗 留置尿管，排空直肠、膀胱，避免放射性损伤。

4. 协助完成各项辅助检查 如分段诊刮、B超等，做好围手术期的各项护理。

（四）心理护理

介绍子宫内膜癌的诊疗方法、在治疗过程中可能出现的不适及时处理，以缓解患者的心理压力，多关心、陪伴患者，耐心解答患者及家属的疑问，增强患者治疗的信心。

【健康指导】

1. 术后随访　与患者及家属共同制订康复计划，嘱定期随访。一般术后 2～3 年内每 3 个月随访一次，3 年后每 6 个月 1 次，5 年后每年 1 次。随访内容有询问病史、盆腔检查等，必要时做 CT 检查。

2. 性生活指导　一般术后 3 个月禁止性生活和盆浴。

3. 积极开展防癌科普宣传　定期体检，生育期及绝经过渡期的妇女常规每年进行 1 次妇科检查，发现异常情况，及时诊治。绝经后出血需及时就诊。有肥胖、糖尿病等，属高危人群，密切随访或监测。

第四节　卵巢肿瘤

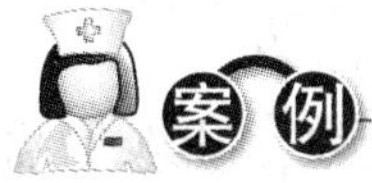

患者，16 岁，学生，体育课运动时出现右下腹剧烈疼痛，伴恶心，呕吐 1h 入院。体检：体温 38.2℃，脉搏 92 次/min，血压 90/60mmHg；下腹部扪及约 10cm × 9cm × 8cm 大小的肿物，有触痛。

问题：（1）该患者出现什么问题？

（2）怎样诊治？应如何护理？

【疾病概述】

卵巢肿瘤是女性生殖器常见的肿瘤。其中卵巢恶性肿瘤是女性生殖系统三大恶性肿瘤之一。卵巢位于盆腔深部，不易扪及，至今缺乏有效的早期诊断方法，恶性卵巢肿瘤发现多已为晚期，预后差，病死率居妇科恶性肿瘤的首位，严重威胁妇女的生命和健康。可发生于任何年龄，发病可能与家族史、高胆固醇饮食、内分泌等因素有关。

（一）组织学分类

卵巢肿瘤的组织形态复杂，是全身各脏器原发肿瘤类型最多的器官。目前按 1995 年世界卫生组织（WHO）修订的卵巢肿瘤组织学分类法分类，主要组织学类型有：上皮性肿瘤、生殖细胞肿瘤、性索间质肿瘤及转移性肿瘤，每种类型中又有良性、恶性和交界性之分。交界性肿瘤是一种低度恶性肿瘤，临床表现为生长缓慢、转移率低、复发迟。

> **考点提示**
>
> **卵巢肿瘤的组织学类型**
>
> 1.上皮性肿瘤　包括浆液性肿瘤、黏液性肿瘤、子宫内膜样肿瘤、透明细胞瘤、勃勒纳瘤、混合性上皮瘤及未分化癌。
>
> 2.生殖细胞肿瘤　包括无性细胞瘤、内胚窦瘤、胚胎癌、多胚瘤、绒毛膜癌、畸胎瘤及混合型。
>
> 3.性索间质肿瘤　包括颗粒细胞-间质细胞瘤（颗粒细胞瘤、卵泡膜细胞瘤-纤维瘤）、支持细胞-间质细胞肿瘤（睾丸母细胞瘤）及两性母细胞瘤。
>
> 4.转移性肿瘤。

（二）常见卵巢肿瘤的病理改变

1. 卵巢上皮性肿瘤 为卵巢肿瘤中最常见的一种。多见于30～60岁。常见浆液性囊腺瘤、浆液性囊腺癌、黏液性囊腺瘤、黏液性囊腺癌等。

2. 卵巢生殖细胞肿瘤 来源于胚胎性腺的原始生殖细胞的一组卵巢肿瘤，其发病率仅次于上皮性肿瘤，好发于儿童及青少年。

（1）畸胎瘤 由多胚层组织构成，约70%以上为成熟畸胎瘤，属良性肿瘤，又称皮样囊肿，发生于生育年龄的妇女。腔内充满油脂和毛发，有时可有牙齿或骨质，表面光滑，壁厚。未成熟畸胎瘤好发于青少年，属于恶性肿瘤。肿瘤由分化程度不同的未成熟胚胎组织构成。该肿瘤体积较大，表面呈结节状，切面似脑髓组织。

（2）无性细胞瘤 为中等恶性的实性肿瘤。

（3）内胚窦瘤 多见于儿童及年青少年，其恶性程度高。多为单侧，切面囊性、组织质脆，有出血坏死区或囊性海绵样区，呈灰红或灰黄色，易破裂。

3. 卵巢性索间质肿瘤 由原始性腺中的性索及或特殊的间叶组织形成。此类肿瘤常有内分泌功能，故又称为卵巢功能性肿瘤。

（1）颗粒细胞瘤 为低度恶性肿瘤。

（2）卵泡膜细胞瘤 为实性良性肿瘤，多为单侧，表面被覆有纤维包膜。

（3）纤维瘤 多见于中年妇女，为常见的卵巢良性肿瘤。肿瘤单侧居多。镜下见由胶原纤维的梭形瘤细胞组成，排列呈编织状。

4. 卵巢转移性肿瘤 占卵巢肿瘤的5%～10%。体内任何部位原发肿瘤经血管、淋巴管或体腔侵入卵巢，形成与原发病类同的肿瘤，但两者没有解剖关系。原发性癌灶常见有乳腺癌、肠癌、胃癌、泌尿生殖道癌等，其中库肯勃瘤是一种特殊的胃肠道转移腺癌。

（三）转移途径与分期

卵巢恶性肿瘤的主要为直接蔓延及腹腔种植，淋巴转移也是重要的途径，横膈为常见转移部位。血行转移少见。

卵巢恶性肿瘤的临床分期采用国际妇产科联盟（FIGO）的分期（表16－3）。

表16－3 恶性卵巢肿瘤分期

期别	肿瘤范围
Ⅰ期	肿瘤局限于卵巢
Ⅰa	肿瘤局限于一侧卵巢，包膜完整，卵巢表面无肿瘤；腹腔积液或腹腔冲洗液未找到恶性细胞
Ⅰb	肿瘤局限于双侧卵巢，包膜完整，卵巢表面无肿瘤；腹腔积液或腹腔冲洗液未找到恶性细胞
Ⅰc	肿瘤局限于单侧或双侧卵巢并伴有如下任何一项：包膜破裂；卵巢表面有肿瘤；腹腔积液或腹腔冲洗液有恶性细胞
Ⅱ期	肿瘤累及一侧或双侧卵巢，伴有盆腔扩散
Ⅱa	扩散和（或）种植至子宫和（或）输卵管；腹腔积液或腹腔冲洗液无恶性细胞

续表

Ⅱb	扩散至其他盆腔器官；腹腔积液或腹腔冲洗液无恶性细胞
Ⅱc	Ⅱa或Ⅱb，伴腹腔积液或腹腔冲洗液找到恶性细胞
Ⅲ期	肿瘤侵犯一侧或双侧卵巢，并有显微镜证实的盆腔外腹膜和（或）局部淋巴结转移
Ⅲa	显微镜证实的盆腔外腹膜转移
Ⅲb	肉眼盆腔外腹膜转移灶最大径线≤2cm
Ⅲc	肉眼盆腔外腹膜转移灶最大径线>2cm，和（或）区域淋巴结转移
Ⅳ期	超出腹腔外的远处转移

（四）临床表现

1. 卵巢良性肿瘤

（1）症状　初期肿瘤较小，多无症状。当肿瘤增大到一定程度时，患者常感腹胀或在下腹部扪及肿块，并可引起压迫症状，如尿频、便秘、气急、心悸等。

（2）体征　早期不易发现，当瘤体较大时，见腹部膨隆，腹部扪及边界清楚的包块，包块活动度较好，无移动性浊音。妇科检查一侧或双侧附件区可扪及囊性或实性包快，表面光滑，边界清楚，无粘连。

2. 卵巢恶性肿瘤

（1）症状　早期常无症状。一旦出现症状病情多属晚期。因肿瘤生长迅速，短期可出现腹胀、腹部包块及胃肠道症状。肿瘤向周围组织浸润或压迫神经，可引起腹痛、腰痛或下肢疼痛；晚期可出现消瘦、贫血等恶病质。

（2）体征　妇查附件区可扪及实性或囊实性肿块，多为双侧，表面凹凸不平，活动差或固定，常伴有腹腔积液；子宫直肠凹处触及散在硬性结节；有时可在腹股沟、腋下或锁骨上触及肿大的淋巴结。

3. 卵巢良恶性肿瘤的鉴别　见表16-4。

表16-4　卵巢良恶性肿瘤的鉴别

鉴别内容	良性肿瘤	恶性肿瘤
病史	病程长，逐渐长大	病程短，短期内迅速长大
一般状况	良好	逐渐出现恶病质
体征	单侧、囊性多见，表面光滑、活动度良好，一般无腹腔积液	双侧、多实质性或半实质性，表面呈结节状、固定，常伴腹腔积液，且多为血性腹腔积液，可找到癌细胞。
B超检查	有液性暗区，可有间隔光带，边界清楚	液性暗区内有杂乱的光团、光点，边界不清

4. 卵巢肿瘤并发症

（1）蒂扭转（图16-6）　为卵巢肿瘤最常见的并发症，也是常见的妇科急腹症。表现为突然发生一侧下腹剧痛，常伴恶心、呕吐甚至休克，好发于瘤蒂较长、中等大小、活动度良好、重心偏于一侧的肿

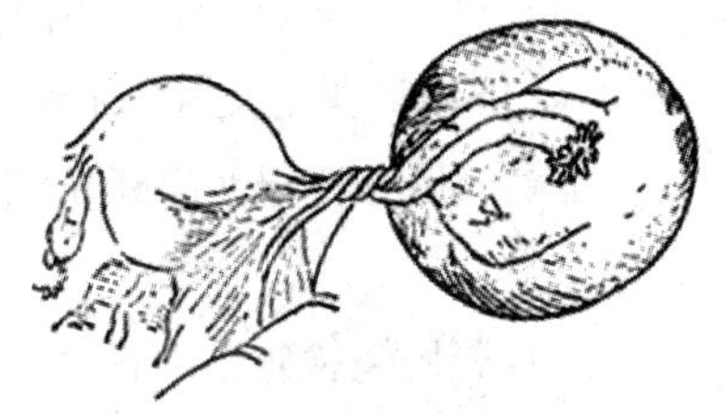

图16-6　卵巢肿瘤蒂扭转

瘤，常在体位突然改变或妊娠期、产褥期时易发生。体查：腹肌紧张，瘤体张力大，压痛以蒂部最明显。一旦确诊，应立即手术。

（2）破裂　约3%卵巢肿瘤会发生破裂。自发性破裂常因肿瘤发生恶性变，肿瘤快速、浸润性生长穿破囊壁所致。外伤性破裂则在腹部受重击、分娩、性交及瘤体穿刺后引起。患者可出现腹痛伴恶心、呕吐，也可导致腹腔内出血、腹膜炎及休克。查体有腹膜刺激征阳性，原有肿瘤轮廓消失或缩小瘪塌。

（3）感染　较少见。多继发于肿瘤蒂扭转、破裂或邻近器官感染灶蔓延而来。患者表现为发热、腹痛、白细胞升高，腹膜刺激征阳性。

（4）恶变　肿瘤短期内迅速长大、特别是双侧性肿瘤或不明原因的恶病质，应考虑有恶变可能。

（五）治疗原则

根据患者年龄、肿瘤性质、生育要求、临床分期及全身情况等综合考虑。良性病变采取早期单纯性切除肿瘤；恶性肿瘤以根治性手术为主，依术中冰冻切片病理类型来决定手术范围，术后辅以联合化学药物治疗。

考点提示

卵巢肿瘤的并发症。

直通护考

卵巢肿瘤的并发症最常见的是

A．蒂扭转　B．破裂　C．钙化

D．感染　E．恶变

答案：A

【护理评估】

（一）健康史

评估患者月经史、婚育史，有无家族性肿瘤史、服用性激素治疗的用药史、内分泌等高危因素。根据患者年龄、病程长短及局部体征判断是否患卵巢肿瘤。

（二）身体状况

1. 症状　肿瘤较小或发病初期常无症状。产生性激素的卵巢肿瘤在发病初期可以引起月经紊乱。随着肿瘤体积的增大，患者有腹胀感，尿频、便秘等压迫症状。晚期患者出现恶病质征象。

2. 体征　评估妇科检查的结果，有无腹腔积液、肿瘤的部位、性质及大小等。

3. 辅助检查

（1）B超检查　是诊断卵巢肿瘤的主要手段。监测肿块部位、大小、形态、性质。

（2）细胞学检查　穿刺抽取腹腔积液或盆腔积液查找癌细胞。

（3）肿瘤标志物检查　用生物化学、免疫学等方法测定血清中肿瘤标志物的浓度（如CA125对卵巢上皮性癌有意义；AFP对卵巢内胚窦瘤有特异性价值；β－HCG对原发性卵巢绒癌有特异性诊断价值；颗粒细胞瘤、卵泡膜细胞瘤产生较高水平的雌激素等）。

（4）腹腔镜检查　直视肿块外观，抽吸腹腔液行细胞学检查，可疑病灶多点活检。

（5）其他　如腹部X线摄片、CT显像及淋巴造影检查等协助诊断和分期。

（三）心理－社会状况

评估患者及家属对疾病的心理反应，有无恐惧、惊慌，了解患者家庭经济状况，评估社会支持系统是否有力。

【护理问题】

1. 疼痛 与肿瘤压迫、肿瘤并发症及手术创伤有关。

2. 恐惧、焦虑 与担心恶性肿瘤危及生命及手术后遗症有关。

3. 知识缺乏 与缺乏卵巢肿瘤及手术前后护理相关知识有关。

4. 预感性悲哀 与子宫、卵巢切除，或治疗导致的形象改变有关。

【护理措施】

（一）一般护理

提供舒适的病室环境，鼓励患者进营养丰富易消化的食物，长期卧床者，做好生活护理，危重症及手术患者记24h出入量，定期监测血常规、肝肾功能及疗效评价。

（二）病情观察

肿瘤过大或因腹腔积液出现压迫症状者，指导患者采取侧卧或半卧位；注意患者腹胀、腹痛的程度和性质，不可盲目使用止痛剂。严密观察生命体征变化，注意有无消瘦、衰竭等表现；发现并发症，尽早报告医师协助处理。

（三）对症护理

1. 手术护理 按妇科腹部手术的护理常规实施。

2. 放腹腔积液护理 备好腹腔穿刺用物，每次缓慢放腹腔积液3000ml左右，一般1000ml/h，不宜过多、过快，以免腹压骤降发生虚脱，放水后用腹带包扎或沙袋腹部加压以免引起休克；术中严密观察患者的面色、生命体征变化及腹腔积液性状，并做好记录。

3. 化疗患者护理 经手术中留置的化疗药管给药，或腹腔穿刺进行腹腔内化疗者，注药后应协助患者更换体位，使药液充分发挥作用；术后固定好留置管，保持周围敷料干燥，遵医嘱严格使用药物并观察其治疗作用和毒副反应，有异常及时报告医生。

（四）心理护理

肿瘤的性质未确定时，患者会很紧张，对患者的疑惑应选择恰当的时机进行沟通，以免造成恐慌；一经确诊为恶性肿瘤，多陪伴患者，使其感受到的温暖，减轻病痛和心理压力，鼓励患者以积极的心态应对生活的挑战。

【健康指导】

1. 出院指导 术后2个月内避免重体力活动，加强营养，注意卫生。保守治疗者3～6个月检查1次。良性肿瘤术后1月常规复查；恶性肿瘤术后第1年复查1次/3个月；第2年复查1次/4～6个月；5年以后随访1次/年；化疗、放疗者鼓励其完成治疗计划，遵医嘱及时复查血常规、肝、肾功能等。

2. 预防指导 指导妇女定期健康检查及防癌普查。对60岁以上、月经初潮12岁以前、绝经延迟妇女，应用促排卵药、有家族癌症病史者等高危人群，应加强随访，以排除卵巢肿瘤。

第五节　妇科腹部手术患者的一般护理

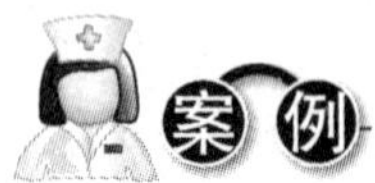

患者，42岁，“月经过多1年多，头痛、头晕、心悸3月余”，以“黏膜下子宫肌瘤，失血性贫血”入院。妇科检查：外阴、阴道、宫颈无异常；子宫增大如孕12周大小，均匀、质硬、活动度尚可，无压痛；双侧附件未扪及包块。宫腔镜检查见黏膜下子宫肌瘤，5cm×5cm×4.8cm大小。拟行经腹全子宫切除手术。

问题：应该为该患者应提供哪些术前、术后护理措施？

【疾病概述】

手术是治疗妇科疾病的重要手段之一。妇科腹部手术常见于子宫及附件的病变，如子宫肌瘤、子宫颈癌、卵巢肿瘤及宫外孕等患者的手术治疗。对于患者而言，手术既是治疗的过程，也是创伤的过程。在手术治疗的过程中，不但会引起患者的一系列生理和心理变化，也可能会出现各种手术并发症。充分的术前准备和精心的术后护理，使患者保持良好的生理和心理状态，是顺利度过围手术期、促进其早日康复的关键。

一、腹部手术的种类

1. 按手术的缓急程度　分为择期手术、限期手术和急诊手术。

2. 按手术范围　分为次全子宫切除术、全子宫切除术、全子宫及双侧附件切除术、子宫根治术、肿瘤歼灭术、剖宫产术、剖腹探查术、附件切除术等。

3. 按手术的目的　分为诊断性手术、治疗性手术和姑息性手术等。

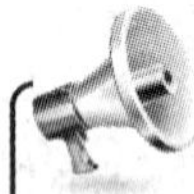

急诊手术、限期手术和择期手术

急诊手术：病情紧迫，不立即手术将危及患者生命或遗留严重后遗症。如窒息状态时的气管切开、异位妊娠大出血、胎儿宫内窘迫、子宫破裂等。

限期手术：施行手术的时间虽然可选择，但不应延误治疗时机，一旦延误过久会严重影响疗效和预后的手术。如恶性肿瘤延误过久即使根治性切除，病情也得不到控制。

择期手术：在一段不太长的时间内，手术早晚不会影响治疗效果，可选择符合手术条件的时期进行手术。如子宫肌瘤手术、畸形矫正术等。

二、腹部手术患者术前护理

【护理评估】

（一）健康史

了解患者的年龄、民族、职业、婚姻状况、月经生育史、药物过敏史、避孕措施等；询问患者疾病发生发展以及治疗情况；了解患者角色的适应状况，以及丈夫和家人对待患者的态度和支持程度，记录患者的联系方式。

（二）身体状况

术前详细了解患者的生命体征及身体各系统的功能；检查患者的营养、精神状态，有无感染，阴道出血，腹部疼痛及伴随症状；术前常规检查血常规、血型、出凝血时间、尿常规以及重要器官的功能检查是否正常，并根据情况选择相应的辅助检查方法。

（三）心理－社会状况

由于患者对妇科手术的不了解及对术后身体康复的担心，常常会加重患者的心理负担，表现为焦虑、恐惧、压抑、自卑等。因此，术前应仔细评估患者及家属的反应、心理状态及手术合作程度。

【护理问题】

1. 焦虑与恐惧 与患者担心手术是否顺利、伤口疼痛及手术的结果有关。

2. 知识的缺乏 缺乏对疾病的正确认识和手术的相关知识。

3. 潜在并发症 感染的危险、尿潴留、皮肤完整性受损的危险。

【护理措施】

（一）心理护理

关心、体贴患者，耐心解答患者及家属的疑惑，介绍手术的必要性；告诉患者在住院期间会得到良好的治疗和照顾，并能顺利度过手术过程，消除患者焦虑的情绪。使患者术前保持良好的身心状态，利于手术顺利进行。

（二）休息指导

良好的身心状态是手术成功进行的关键。术前需要良好、充足的睡眠。为患者提供舒适的床位，指导科学的诱导睡眠方法。必要时可用催眠、镇静药物，观察和记录效果。术前有阴道流血的患者应多卧床休息，

（三）饮食指导

术前的营养状况对术后恢复有很大影响。术前应指导患者进食高蛋白、高维生素、高热量饮食。对贫血的患者，应及时补充铁剂，纠正贫血状态，观察疗效，必要时可输血治疗。对年老、体弱、进食困难者调整饮食结构，必要时静脉输入高营养液体，保证术前患者机体处于最佳状态。

（四）术前健康指导

根据患者的年龄和文化层次不同，给予相应的健康指导。

1. 疾病知识 向患者讲解与疾病有关的健康知识。

2. 手术前后相关知识 准备备皮、阴道准备、肠道准备等；拟定手术名称、范围、麻醉方式；术后可能出现的问题及注意事项等情况应告诉患者。

3. 适应性功能训练 深呼吸、咳嗽、咳痰的方法，床上使用便器，上下床、翻身、肢体运动技巧及应用腹带的方法等。

（五）术前1日准备

1. 签署手术协议书 协助医生向患者及家属讲述术前诊断、拟手术的名称、术中和术后可能出现的问题，取得家属及患者的同意，并与家属签署手术同意书。

2. 观察生命体征 监测生命体征；有上呼吸道感染、体温2次高于38℃或月经来潮时，均应推迟手术日程。

3. 皮肤准备 术前1日患者沐浴更衣、剪指甲、备皮（范围：上起自剑突下缘，下至两大腿上1/3及外阴部，两侧到腋中线），若皮肤准备超过24h，应重新准备。

4. 肠道准备 肠道手术时，术前3日无渣半流质饮食，并遵医嘱给予肠道抗生素，其他准备同全子宫切除、附件切除术；术前1日行清洁灌肠，至排泄物中无粪渣，晚饭减量进软食；术前8h禁食、4h禁水。其目的使肠道空虚、暴露手术视野、减轻或防止术后肠胀气。

5. 阴道准备 全子宫切除、剖腹探查术者，术前3日阴道冲洗或坐浴2次/日，常用1∶5000高锰酸钾液、0.02%的碘伏、1∶1000苯扎溴铵溶液等，阴道流血者行阴道擦洗。

6. 休息与睡眠 提供安静、舒适的环境，减轻患者的焦虑；遵医嘱给予适量镇静剂。

7. 其他 了解患者的药物过敏史，遵医嘱进行普鲁卡因等药物过敏试验，并做好记录；抽血行交叉配血试验。

（六）手术日护理

1. 一般护理 核查患者体温、血压、脉搏、呼吸等；冲洗、消毒外阴阴道后用棉球拭干；腹部全子宫切除时，在宫颈及阴道穹隆处涂亚甲蓝作指示标记；取下患者的义齿、发卡等，头戴布帽。

2. 核对患者资料 受术者入手术室前，手术室护士与病区护士应认真核对其姓名、住院号、手术名称、术中带药、配血单、术前签字记录等病历资料。

3. 膀胱准备 术前1h留置尿管，保持膀胱空虚。

4. 基础麻醉用药 术前30min肌内注射阿托品0.5mg和苯巴比妥钠1mg，以缓解患者的紧张情绪，并减少唾液腺的分泌。

5. 术后病室环境准备 根据患者的麻醉方式备麻醉床、床旁监护仪、负压吸引器、输液装置及各种抢救物品，必要时备胃肠减压设备。

三、腹部手术患者手术后护理

患者回复苏室后，手术室护士、麻醉师向复苏室护士严格交接班。通过术后护理，观察从麻醉状态恢复的情况、及时评估、预防或及早发现术后出血、切口感染等手术后并发症，促进患者术后尽快康复。

【护理评估】

（一）健康史

复苏室护士详细了解术中情况及手术过程；监测生命体征，观察麻醉复苏、神志变化、伤口渗血、肢体感觉及疼痛部位、性质、程度；检查引流管通畅状况及引流液的量、质等；了解患者的心理反应，生活需求是否得到满足。

（二）身体状况

1. 神志 观察全身麻醉患者的神志，以了解麻醉恢复情况；蛛网膜下隙麻醉及硬膜外麻醉者，了解患者有无神志异常的表现。

2. 生命体征 及时观察血压，并与术前、术中比较；了解呼吸的频率、深度；注意脉搏、体温变化情况。

3. 疼痛 评估患者术后疼痛的性质、部位、程度，给予恰当的护理。

4. 引流管 观察引流管的放置部位，引流管是否通畅，评估引流液的质、色、量、是否有异味等。

5. 辅助检查 了解血常规、电解质、二氧化碳结合力测定结果，评估有无贫血、感染、电解质紊乱及酸碱平衡失调。

（三）心理-社会状况

患者对手术是否成功、有无并发症十分担心；术后出现疼痛及其他不适会产生紧张、焦虑、不安、失眠等情绪反应；患者及家属对手术后康复、性生活恢复等情况表示担忧。

【护理问题】

1. 疼痛及感染的危险 与手术创伤、手术后抵抗力下降有关。

2. 有体液不足的危险 与可能出现术后出血及摄入量不足有关。

3. 活动无耐力 与麻醉、术后伤口疼痛、术后输液、留置尿管及引流管等有关。

【护理措施】

（一）术后麻醉的护理

1. 体位 患者返回病室后，硬膜外麻醉的患者去枕平卧6~8h，腰麻患者去枕平卧12~24h。如果患者病情无特殊变化，术后次日可取半卧位。全麻患者取去枕平卧位，头偏向一侧，防止呕吐物进入气管。

2. 病情观察 观察患者术后意识及知觉的恢复情况。术后24h内应密切观察生命体征变化，及时测量并准确记录。术后每15~30min监测1次血压、脉搏和呼吸，连续6次平稳后，改为每4~6h测量1次，24h以后每日测4次，正常后再测3日。术后每天测体温4次，由于机体对手术创伤的反应，术后1~3日体温稍有升高，但一般不超过38℃，如果体温持续升高，或正常后再次升高，应观察有无切口、泌尿道等部位的感染。

3. 切口的观察及护理 观察腹部切口有无异常出血、渗液、感染等征象。保持切口敷料干燥。切口疼痛者可用自控止痛泵；术后12～24h患者取半坐卧位，利于引流，防止感染，可减轻伤口疼痛，还利于呼吸及排痰，减少肺部并发症的发生。指导患者用胸式呼吸，咳嗽时按压伤口两侧，向中间轻推，以减轻因张力增加引起的伤口疼痛。

（二）留置管的观察与护理

应保持各种引流管的通畅，观察流出液的性质及量，及时认真记录结果。

1. 放置引流管的护理 妇科手术后多放置阴道引流管和（或）腹腔引流管，目的是引流出腹腔及盆腔内渗血、渗出液、防止感染及观察有无内出血和吻合口愈合情况。一般术后24h内引流液不超过200ml，若术后24h内引流液每小时大于100ml并为鲜红色时，应考虑有内出血须立即报告医生。引流管及引流瓶应每日更换并要严格无菌操作，及时评估和发现感染征象。一般情况下24h引流液小于10ml且患者体温正常可考虑拔除引流管。如发现引流液出现脓性或色淡黄等异常情况，要及时报告医生进行处理。

2. 留置尿管的护理 放置时间，一般妇科手术，留置2日；全麻下腹腔镜手术，留置6h；阴式全子宫切除术，留置5日。留置尿管期间应常规每日会阴擦洗2次，保持局部清洁，鼓励患者饮水，防止泌尿道的逆行感染；注意其量、色及性质，如为鲜红色则考虑有无损伤输尿管或膀胱；留置尿管期间，测体温3～4次/日，外阴擦洗1～2次/日，尿管一般保留12～48h，妇科恶性肿瘤及阴道手术患者则根据病情及手术情况而定。

3. 拔除尿管的护理 尿管拔除后，协助患者排尿，观察膀胱功能恢复情况。

（三）活动指导

术后保证良好、充足的睡眠，合理的运动。鼓励患者按照术前已掌握的翻身、起床和活动的技巧，尽早活动，有利于减少术后下肢静脉血栓的发生，促进胃肠蠕动，减少肠胀气和肠粘连的发生。术后应根据个人实际情况进行调整，逐渐增加活动量。

（四）饮食指导

术后应摄入营养丰富、高蛋白、富含维生素、高热量且易消化的食物，利于术后伤口的愈合和身体的复原。涉及肠道的手术患者，术后应禁食，排气后才能进流质饮食，逐步过渡到半流质、普通饮食。其他患者可在术后6h进流质饮食。肛门排气以后，改流质为半流饮食，以后逐步过渡到普通饮食。

（五）常见并发症的护理

1. 尿潴留 多因患者不习惯床上排尿或留置尿管的机械性刺激，导致患者在导尿管拔出后发生尿潴留。拔尿管前3d，宜放尿1次/2～3h，促进膀胱功能的恢复；鼓励并协助患者坐起排尿；如排尿困难者，热敷下腹部、外阴温开水冲洗、流水声诱导排尿，经上述处理仍不能自行排尿者，在消毒的情况下导尿。

2. 腹胀 多因手术、麻醉造成肠蠕动减弱引起。于术后12～24h出现肠鸣音、排气，若术后48h患者仍未排气腹胀严重者，及时查找原因排除肠梗阻后，给予下腹部热敷（伤口无渗血时），或遵医嘱穴位或皮下注射新斯的明、肛管排气、生理盐水低位灌肠、针刺足三里等；鼓励和帮助患者早下床，促进肠蠕动恢复，防止肠粘连。

3. 便秘 由于麻醉和术后活动减少，胃肠蠕动减弱，容易发生便秘。鼓励患者多活动，多饮水、多食蔬菜、水果，避免用力大便造成切口疼痛、切口裂开或愈合不良。必要时给予缓泻剂。

4. 伤口血肿、感染、裂开 多见于年老、体弱多病或过度肥胖患者。若患者感觉伤口疼痛、出血多，或压痛明显、局部红肿、有波动感时，及时报告医生，协助查找原因。

5. 恶心、呕吐 术中牵拉内脏、使用麻醉剂等引起，轻者无需处理，重者头偏向一侧，及时清理呕吐物，保持口腔、床单清洁；若为频繁、严重的呕吐要除外机械性肠梗阻。

【健康指导】

1. 日常生活护理 术后宜食营养素丰富的食物；保证充足睡眠，适度运动。活动的时间、量应该循序渐进。手术半个月可进行散步、保健操、太极拳等活动。保持外阴清洁，一般妇科手术后休息、并禁止性生活及盆浴 1 个月，全子宫切除术后禁止性生活及盆浴 3 个月；术后 2 个月内避免久蹲、提举重物等，根据患者全身恢复情况逐步增加活动强度。

2. 伤口护理 注意观察有无发热，伤口红、肿、异常出血情况，出现异常，及时就诊。全子宫切除术后 7 ~ 14d 因阴道断端肠线吸收有少量阴道流血，量较少，多于月经量应及时诊治。

3. 制订随访计划 根据不同患者、不同疾病及治疗特点，对出院患者做术后随访指导；肌瘤剔除术、卵巢囊肿剔除术后 1 个月，全子宫切除术后 3 个月，禁止性生活和盆浴：如休养期间出现伤口硬结、红肿，腹痛、发热，阴道流血及其他不适时，应及时就诊。

[附] 子宫内膜异位症

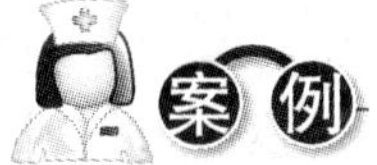

患者，32 岁，因继发性、渐进性痛经加重 3 年就诊。患者于 3 年前起每次月经来潮出现下腹疼痛，逐渐加重，月经第 1 天最重。2 年前曾口服避孕药半年，服药期间症状好转。停药后症状加重。妇检：子宫后位，质硬，活动度差，直肠子宫陷凹及宫骶韧带触痛性隆起结节；子宫左侧可触及一直径约 5cm 的囊实性包块，不活动，触痛明显，附件区未扪及异常。

问题：(1) 该患者最可能的诊断是什么？

(2) 主要的护理问题有哪些？如何护理？

【疾病概述】

子宫内膜异位症（EMT），简称为内异症，是指具有生长活性的子宫内膜组织（包括腺体和间质）出现在子宫体腔以外的身体其他部位。多数病变位于盆腔内生殖器官和邻近器官的腹膜面，故又称为盆腔子宫内膜异位症。当子宫内膜腺体和间质广泛性侵入子宫肌层，称子宫腺肌病；若异位的内膜仅局限于子宫某部位，称为子宫腺肌瘤。异位的子宫内膜可生长侵犯卵巢、膀胱、输尿管、肺、子宫骶韧带、乳腺、四肢等全身任何部位，但大多数异位于盆腔内，以卵巢、子宫骶韧带最为常见；其次为子宫直肠陷凹及盆腔器官、盆腔腹膜、阴道直肠隔等部位（图 16－7）。本病好发于生育期女性，组织形态学属良性，但具有种植、侵蚀及远处转移等类似恶性肿瘤的特性，近年来发病率呈上升趋势。

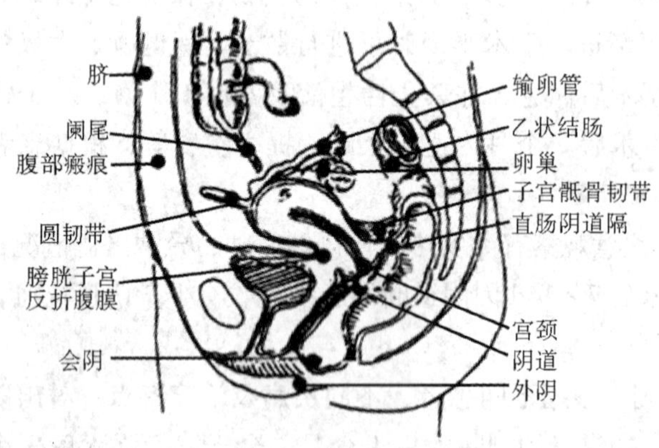

图 16－7　子宫内膜异位症的发生部位

（一）发病相关因素

子宫内膜异位症的病因至今尚未明确，目前主要有 3 种学说（详见知识链接）。

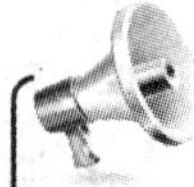

知识链接

子宫内膜异位症病因

1. 子宫内膜种植学说　脱落的子宫内膜碎片随宫腔血液逆流于输卵管进入盆腔，种植于卵巢、盆腔及其他部位，见于先天性阴道闭锁、或宫颈狭窄、或经期性生活、或人工流产吸头带负压出入宫腔者。

2. 体腔上皮化生学说　卵巢表面的生发上皮、盆腔腹膜受到刺激后均有高度化生为体腔上皮分化的能力，如慢性炎症的刺激。

3. 淋巴及静脉播散学说。

（二）病理

异位的子宫内膜受卵巢激素的影响而发生周期性出血，致周围纤维结缔组织增生，局部形成囊肿或广泛粘连。病变区出现紫褐色斑点或小泡，形成大小不等的结节或包块。

1. 巨检 异位的内膜侵犯卵巢皮质后，在其内生长、反复周期性出血，形成囊肿，内含黏糊状陈旧血性液体，似巧克力样，又称为卵巢巧克力样囊肿；多数直径＜5cm，有时达10～20cm。其他部位如宫骶韧带、宫颈、输卵管、阑尾等可见紫蓝色或黑紫色结节状病灶。

2. 显微镜检 典型的病灶可见子宫内膜上皮、腺体、间质、纤维素及出血等成分。

（三）临床表现

1. 症状 因人而异，约25%患者无明显症状。继发性、周期性、进行性加剧的痛经是本病的主要特点，有时可放射至阴道、会阴、肛门或大腿，经期第1日疼痛最剧烈，伴肛门坠胀感。直至经期结束消失；子宫直肠陷凹处病变者可有性交痛，子宫内膜异位症患者发生不孕症率高达40%～50%；15%～30%患者有经量增多、经期延长或经前点滴出血等月经失调症状。

2. 体征 妇科检查见子宫腺肌病子宫均匀增大，子宫腺肌瘤子宫局部隆起，盆腔病变时子宫后倾、固定、粘连；子宫直肠陷凹处和子宫骶韧带内膜异位者可扪及大小不等、触痛性结节；卵巢病变时扪到与子宫粘连的囊实性、活动度差的包块；阴道后穹隆病变时局部有紫蓝色斑点或结节。

> **考点提示**
>
> 子宫内膜异位症的临床表现。
>
> **直通护考**
>
> 有关子宫内膜异位症，下述错误的是
>
> A．痛经，且逐年加剧
> B．周期性腹痛与月经同步
> C．病变导致子宫后倾
> D．40％患者不孕
> E．病灶小，痛经程度轻
>
> 答案：E

3. 辅助检查 腹腔镜检查及病理学检查是诊断子宫内膜异位的最佳方法；B型超声波检查以了解病灶部位、大小、形状及囊内容物和血供等；其他如盆腔CT、MRI，CA125值测定。

（四）治疗原则

根据患者年龄、症状、病变部位和范围，以及对生育要求等全面考虑。

1. 非手术治疗

（1）期待疗法 仅适用于盆腔病变不严重、无症状或症状轻微者，随访1次/3～6个月；行对症治疗，如前列腺素合成酶抑制剂（吲哚美辛、萘普生、布洛芬等）以减轻痛经。

（2）药物治疗 适用于病变轻、有生育要求者。常用孕激素类制剂，达到类似假孕或假绝经作用，使异位的内膜萎缩坏死吸收，或干扰下丘脑－垂体－卵巢轴对巢激素的分泌。

2. 手术治疗 适用于药物治疗后症状不能缓解，病变加剧或无生育要求的患者；

腹腔镜手术是目前首选的治疗手段。分为保留生育功能手术和根治性手术。

【护理评估】

询问患者的年龄、家族史、月经史、孕产史、手术史；评估痛经起始时间、疼痛的程度及伴随症状。评估子宫的大小、活动度、表面光滑度，附件有无包块及性质，子宫后壁、子宫骶韧带处有无触痛性结节等。辅助检查的结果是否支持本病的诊断。

【护理问题】

1. 疼痛 与经血潴留、广泛盆腔粘连有关。

2. 恐惧与自尊紊乱 与疗程长、药物及手术治疗效果不佳、不孕和不能正常性生活有关。

3. 知识缺乏 缺乏本病及手术、性激素治疗相关知识。

【护理措施】

（一）一般护理

加强营养，劳逸结合，适当体育锻炼，保持心情舒畅；经期注意保暖、忌食刺激性食物。

（二）对症护理

1. 用药护理 讲解药物治疗的相关知识，指导患者正确使用性激素，治疗中不得随意停药，观察药物的不良反应。

2. 手术护理 手术是本病的首选治疗方法，目前认为以腹腔镜确诊、手术 + 药物治疗。按妇科手术护理常规，做好术前和术后的护理。

（三）出院指导

子宫内膜异位症无论手术或药物治疗均有复发，要加强随访，坚持按医嘱用药，保证较好的治疗结果。

（四）心理护理

向患者及家属讲解疾病相关的知识，使患者以积极的心态应对不适；耐心倾听患者的叙述，建立良好的护患关系。

【健康指导】

1. 加强卫生宣传教育 如经期避免过度劳累和剧烈运动、禁止性生活；确诊患者应接受规范治疗。

2. 防止经血倒流 及时发现并治疗引起经血潴留的疾病，如先天性生殖道畸形、宫颈管粘连等。

3. 药物避孕 长期口服避孕药可降低本病的发病风险度。

4. 防治医源性内膜异位种植 经期避免不必要的盆腔检查；腹腔手术，术中保护腹壁、子宫壁切口周围，缝合子宫时切忌缝线穿过黏膜层；人工流产负压吸宫术时避免吸头带负压出入宫腔。

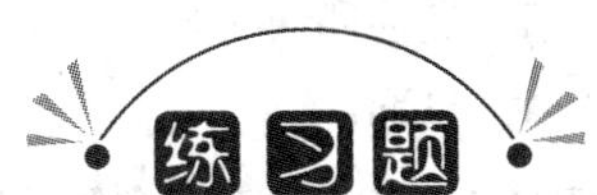

1. 下列腹部手术备皮范围，正确的是
   A. 上自剑突下，两侧至腋中线，下至阴阜和大腿上1/3处
   B. 上自乳头连线，两侧至腋中线，下至脐水平
   C. 上自剑突下，两侧至锁骨中线，下至大腿上1/3处
   D. 上自两锁骨连线，两侧至腋中线，下至阴阜
   E. 上自脐水平，两侧至腋中线，下至大腿上1/3处
2. 诊断子宫内膜异位症的最佳方法为
   A. 诊断性刮宫　B. B超　C. 腹腔镜检查
   D. 妇科检查　E. 子宫输卵管碘油造影
3. 宫颈癌常见的早期症状是
   A. 接触性出血　B. 阴道大出血　C. 绝经后出血
   D. 血性白带　E. 阴道水样排液
4. 早期发现宫颈癌的有效方法是
   A. 阴道分泌物悬滴检查　B. 阴道侧壁涂片检查
   C. 宫颈刮片　D. 诊断性刮宫
   E. B超检查
5. 以下哪项不是卵巢肿瘤的并发症
   A. 瘤蒂扭转　B. 肿瘤破裂　C. 肿瘤感染
   D. 恶变　E. 黄体囊肿
6. 某女参加婚前检查，护士了解到她有子宫内膜异位症病史，建议她婚后尽早妊娠，这是因为
   A. 妊娠时备受关爱可忘却痛经之苦
   B. 怀孕后病变组织坏死而症状缓解
   C. 怀孕可分散对痛经的注意力
   D. 分娩后哺乳可缓解痛经
   E. 怀孕子宫增大可分解粘连而不再痛经
7. 患者，36岁，阴道分泌物增多已半年，近来出现血性白带。妇科检查：宫颈重度糜烂，触之易出血，子宫正常大小，附件（－），为排除宫颈癌，首先做下述何项检查
   A. 阴道分泌物悬滴检查　B. 宫颈活检　C. 宫颈碘试验
   D. 宫颈刮片细胞学检查　E. 宫腔镜检查
8. 患者，31岁，已婚，月经正常。妇科检查发现：子宫大小正常，右侧附件扪及一拳

头大小、表面光滑、活动的囊性包块，最大的可能是

A. 恶性卵巢肿瘤　　B. 良性卵巢肿瘤　　C. 子宫肌瘤

D. 黄素囊肿　　E. 早期妊娠

9. 患者，50 岁，近几日出现阴道血性分泌物，经检查确诊为宫颈癌Ⅱa 期，决定手术治疗，其手术方式应为

A. 宫颈锥形切除术　　B. 全子宫切除，保留正常卵巢

C. 扩大子宫切除术　　D. 广泛性子宫切除术

E. 子宫根治术及盆腔淋巴清扫术

10. 患者，35 岁，因子宫肌瘤入院。该病可能与下列何种因素关系密切

A. 性生活紊乱　　B. 绝经延迟　　C. 体内雌激素水平过高

D. 多产　　E. 单纯疱疹病毒感染

11. 患者，44 岁，月经量增多 2 年余，月经周期缩短。妇科检查：子宫增大约 12 周妊娠大小，质硬、附件（－），最可能的诊断为

A. 绝经过渡期功血　　B. 子宫内膜癌　　C. 子宫颈癌

D. 子宫肌瘤　　E. 宫内妊娠

12. 患者，50 岁，阴道不规则流血，分泌物脓性伴臭味 4 月余。妇科检查：见阴道内 5cm×4cm×4cm 大小肿物，粉红色，表面光滑，子宫正常大小。最可能的诊断为

A. 浆膜下肌瘤　　B. 肌壁间肌瘤　　C. 黏膜下肌瘤

D. 宫颈腺囊肿　　E. 宫颈息肉

13. 患者，57 岁，绝经 2 年后阴道流血，无其他不适。妇科检查：宫颈糜烂充血，子宫略大，附件（－）。下列哪项诊断不考虑

A. 急性宫颈炎　　B. 宫颈原位癌　　C. 宫颈上皮肉瘤样变

D. 子宫内膜癌　　E. 卵巢癌

14. 患者，58 岁，因绝经后 6 年出现不规则阴道流血就诊，诊断子宫内膜癌。入院后首选的治疗方法

A. 化疗　　B. 手术治疗　　C. 放射治疗

D. 药物治疗　　E. 免疫治疗

15. 患者，44 岁，因下腹部触及包块半年就诊。2 年前曾因胃癌手术治疗。妇科检查：外阴、阴道无异常，宫颈光滑，宫体中位，正常大小，双侧附件区均可触及鹅蛋大小实性肿物，活动良好，最可能的诊断

A. 子宫肌瘤　　B. 附件炎　　C. 黄素化囊肿

D. 慢性盆腔炎　　E. 卵巢肿瘤

16. 患者，50 岁，患多发性子宫肌瘤，经腹全子宫切除术后返回病房，首先应观察

A. 体温　　B. 脉搏　　C. 血压

D. 呼吸　　E. 瞳孔

17. 患者，50 岁，不规则阴道流血、流液半年。妇科检查：宫颈为菜花样组织，子宫体大小正常，活动差，考虑为宫颈癌，应做哪项检查

A. 宫颈刮片细胞学检查　　B. 阴道镜检查

C. 分段诊刮　　D. 宫颈和颈管活组织检查

E. 碘试验

18. 患者，31 岁，已婚，月经正常，妇科普查时发现：子宫大小正常，右侧附件扪及一拳头大小、表面光滑、活动的囊性包块，最可能

A. 恶性卵巢肿瘤　　B. 良性卵巢肿瘤　　C. 子宫肌瘤

D. 黄素囊肿　　E. 早期妊娠

19. 患者，58 岁，绝经 8 年，因不规则阴道出血来院检查，诊断为子宫内膜癌，下述何项不是该病的特点

A. 生长缓慢　　B. 转移较晚　　C. 绝经后妇女多见

D. 疼痛出现较早　　E. 5 年存活率较高

（20 ~ 22 题共用题干）

患者，43 岁，因患宫颈癌，需进行广泛性子宫切除和盆腔淋巴结清扫术。

20. 手术前 1 日应重点做下列哪项准备

A. 皮肤准备　　B. 阴道准备　　C. 灌肠

D. 导尿　　E. 镇静

21. 患者术后保留尿管时间应为

A. 2 ~ 3 天　　B. 3 ~ 5 天　　C. 6 ~ 7 天

D. 7 ~ 14 天　　E. 2 ~ 3 周

22. 护士向患者进行健康教育，其内容不妥的是

A. 注意性生活卫生，预防病毒感染　　B. 积极治疗阴道炎症

C. 定期进行普查，每 1 ~ 2 年普查一次　　D. 术后 3 个月内禁止性生活

E. 术后 1 年内第 1 个月进行第 1 次随访，以后每 2 ~ 3 个月复查 1 次

（23 ~ 25 题共用题干）

患者，52 岁，绝经 4 年，出现阴道流血近 1 个月。妇科检查：宫颈光滑，子宫略饱满，两侧附件（ - ）。

23. 该患者可能的诊断为

A. 宫颈炎　　B. 子宫内膜癌　　C. 子宫肌瘤

D. 子宫内膜异位症　　E. 宫颈癌

24. 为明确诊断，选用下列何项辅助检查

A. 宫腔镜检查　　B. 宫颈刮片细胞学检查

C. B 超　　D. 分段诊断性刮宫

E. 阴道涂片细胞学检查

25. 确诊后需手术治疗，护士在行术前准备时，不包括下列何项

A. 评估患者对疾病的认识程度

B. 要求患者避免与人群接触，防止术后感染

C. 提供安静舒适的睡眠环境

D. 教给患者术后咳嗽方法

E. 指导术后如何翻身

（26～29 题共用题干）

患者，24 岁，未婚，月经周期 28～30 天，经期 4～5 天，量中等。单位体检时发现盆腔肿块，无明显腹痛。妇科检查：子宫正常大小，右侧附件扪及 6cm×5cm×5cm 大小肿块，边界清楚、活动度好、质地中等。

26. 该患者最可能的诊断是

A. 子宫内膜异位症　　B. 阔韧带肌瘤　　C. 右侧卵巢囊肿

D. 右侧附件炎　　E. 卵巢瘤样病变

27. 为明确诊断，首选的辅助检查方法

A. 阴道镜检查　　B. 宫腔镜检查　　C. B 超检查

D. 血 CA125 测定　　E. 腹部 X 线摄片

28. 患者在床上改变体位后，突然感到右下腹持续性剧烈疼痛，伴有恶心、呕吐。检查时发现右侧附件处肿块压痛明显，可能发生下列何项变化

A. 瘤蒂扭转　　B. 破裂　　C. 恶变

D. 感染　　E. 急性盆腔炎

29. 上述患者适宜采取的处理方案是

A. 继续观察　　B. 患侧附件切除术　　C. 静脉滴注抗生素

D. 卵巢肿瘤切除术　　E. 全子宫及患侧附件切除术

（30～31 题共用题干）

患者，28 岁，原发不孕，进行性痛经 10 年，妇科检查：子宫后倾固定，后壁下段可扪及黄豆大小的触痛性结节，双侧附件可扪及与子宫相连的直径约 4cm 大小的囊性不活动包块，有轻压痛。

30. 其诊断考虑为

A. 卵巢恶性肿瘤　　B. 双附件炎性包块　　C. 慢性盆腔炎

D. 结核性盆腔炎　　E. 子宫内膜异位症

31. 其处理首选的方案为

A. 期待治疗　　B. 达那唑治疗　　C. 卵巢子宫内膜病灶切除术

D. 根治术　　E. 雄激素治疗

（32～35 题共用备选答案）

A. 凝血功能障碍　　B. 阴道分泌物异常　　C. 恶变

D. 下腹包块　　　　　　E. 输卵管破裂

32. 稽留流产可能引起

33. 卵巢肿瘤的并发症是

34. 子宫肌瘤的主要症状是

35. 羊水栓塞导致

（王彩霞）

第十七章　外阴、阴道手术患者的护理

要点导航

◎ **学习要点**

掌握外阴阴道手术患者的术前及术后护理；子宫脱垂患者的临床表现、治疗原则和护理措施。

熟悉外阴癌的临床表现、护理问题及护理措施。

了解外阴、阴道创伤的护理措施；尿瘘的定义、临床表现及护理措施。

◎ **技能要点**

让学生运用所学知识娴熟的对外阴阴道手术患者提供整体化的护理措施。在术前、术后的护理过程中，关心体贴患者，最大限度的保护好患者的隐私。

第一节　外阴、阴道手术患者的一般护理

一、外阴、阴道手术种类

外阴手术是指女性外生殖器部位的手术，主要包括外阴癌根治切除术，前庭大腺切开、引流术，处女膜切开术。阴道手术包括阴式子宫切除术，阴道成形术，阴道前后壁修补术，尿瘘修补术，子宫黏膜下肌瘤摘除术等。

知识链接

若行外阴切除术，患者会担心操作损伤其身体的完整性，手术切口瘢痕可能导致以后性生活的不协调，由于隐私部位的裸露所致的羞怯等。

二、手术前护理

1. 心理护理　护士应多关心患者，作好患者及家属的思想工作，保护患者的隐私，使患者积极配合治疗及护理。消除患者的顾虑和焦虑。

2. 皮肤准备　术前一天进行，其范围上至耻骨联合上 10cm，下至外阴部、肛门周围、臀部及大腿

内侧上1/3。

3. 肠道准备 术前3天进无渣半流质饮食，并按医嘱给肠道抗生素。术前日晚及术日晨行清洁灌肠。

4. 阴道准备 术前3天开始进行阴道准备，一般行阴道冲洗或坐浴，每天2次，常用1:1000的苯扎溴铵或0.5%的碘伏等。手术日晨用消毒液进行阴道和宫颈消毒，必要时宫颈涂甲紫。

三、手术后护理

1. 体位及疼痛护理 根据不同手术采取不同的体位。处女膜闭锁及有子宫的先天性无阴道患者，术后应采取半卧位；外阴癌根治术后的患者则应取平卧双腿外展屈膝位，降低外阴部张力；行阴道前后壁修补术或盆底修补术后的患者以平卧为宜。患者疼痛者给予止痛药物等。

2. 切口护理 外阴阴道肌肉组织少、张力大、切口不易愈合，护士应及时观察切口有无渗血、红肿热痛等炎症反应征象；观察切口周围皮肤的颜色、温度、湿度以及有无皮肤或皮下组织坏死等。

3. 保持外阴清洁干燥 每天外阴擦洗2次，观察阴道分泌物的量、性质、颜色及有无异常气味。

4. 保持大小便通畅 外阴、阴道手术患者一般留置尿管5~7天，特别注意尿管的通畅，观察尿色与尿量，并做好患者的护理；拔管前应夹管并定时开放，以恢复膀胱功能。拔管后应嘱患者尽早排尿。术后5天无大便者，于术后第5天开始服用液体石蜡30ml，每晚1次，使大便软化，避免排便困难。

5. 出院指导 应选择高蛋白、高维生素饮食，多食蔬菜、水果，预防便秘。嘱患者避免增加腹压的动作，逐渐增加活动量，保持外阴部的清洁，防止感染。术后1个月及3个月到门诊复查，3个月内禁止性生活。

第二节　外阴癌

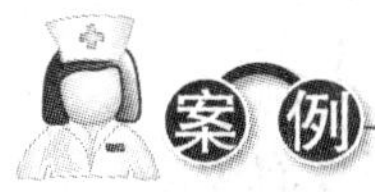

患者，68岁，外阴皮肤变白及瘙痒多年，近1年发现外阴有结节状肿物伴触痛，未治疗。近2个月发现肿物增大，表面破溃，有血性分泌物。无尿血、便血等症状。查体：一般情况较好，全身淋巴结未触及异常肿大。妇科检查：右侧大阴唇中段有一硬结节约4cm×3cm×2cm，不活动，腹股沟淋巴结未触及。

问题：(1) 该患者的临床诊断是什么？

(2) 应采取何种治疗方法？需要实施哪些护理？

【疾病概述】

外阴癌（Carcinoma of vulva）是女性外阴恶性肿瘤中最常见的一种，占女性生殖系统肿瘤的3%～5%，多见于60岁以上的妇女。以外阴鳞状细胞癌最常见，其他有恶性黑色素瘤、基底细胞癌、前庭大腺癌等。外阴癌约2/3发生在大阴唇，其余1/3发生在小阴唇、阴蒂、会阴、阴道口或肛门等部位。表现为不易治愈的外阴瘙痒，有结节肿物或疼痛，有时伴有溃疡或少量出血。继发感染则分泌物多有臭味。肿瘤浸润血管、直肠、尿道时可有相应症状。处理以手术治疗为主，辅以放射治疗及化学治疗。

【护理评估】

（一）健康史

病因尚未明确，常并发于外阴上皮内瘤样病变（VIN）。外阴白斑，外阴部慢性炎症刺激，人乳头状瘤病毒（HPV）、巨细胞病毒感染等与该病发生有关。

（二）身体状况

外阴瘙痒是最常见的症状，外阴癌常表现为有结节肿物或疼痛，有时伴有溃疡或少量出血。继发感染时则分泌物多有臭味。肿瘤浸润血管、尿道、直肠时可有相应症状。妇科检查发现，局部有丘疹、结节或小溃疡；晚期呈不规则肿块，或伴溃疡或呈乳头状。

（三）辅助检查

用阴道镜取活检可提高阳性率。

（四）心理－社会状况

由于是恶性病变，患者难以接受，容易出现对失去生命的恐惧；面临切除外阴，害怕失去女性体征，担心术后性生活问题等，处于焦虑、恐惧、紧张、孤独、悲哀的心理状态之中。

（五）处理要点

外阴癌的处理以手术治疗为主，辅以放疗及化疗。

【护理问题】

1. 有感染的危险　与手术伤口靠近肛门易污染有关。

2. 组织完整性受损　与外阴手术伤口有关。

3. 自我形象紊乱　与外阴手术伤口外阴形态改变，放疗、化疗后脱发有关。

4. 性功能障碍　与外阴癌后阴道狭窄造成性交困难疼痛有关。

【护理措施】

（一）术前护理

1. 心理护理　当患者被告知需手术治疗时，常表现为紧张、恐惧，护士应让患者及家属了解病情，并安慰鼓励患者。

2. 术前准备　手术前进行全面的检查和身体评估，完善各项化验检查。

3. 皮肤准备　术前3～5天给予1∶5000高锰酸钾溶液坐浴，每日2次，保持外阴清洁；外阴及双侧腹股沟备皮。

4. 肠道及阴道准备 同妇科外阴阴道手术前准备。

5. 尿道准备 去手术室前排尿。

（二）术后护理

1. 体位 保持患者平卧位，双腿屈膝外展，膝下垫软枕，以减轻外阴部的张力。严密观察生命体征，严格记录出入量，做好护理记录。

2. 伤口护理 外阴及腹股沟伤口加压包扎24h，压沙袋4～8h，注意观察伤口敷料有无渗血、引流是否通畅，每日用1∶40络合碘溶液擦洗两次，患者大小便后及时擦洗外阴部，保持外阴干燥、清洁。手术后第二天即用支架支起盖被，以利通风；外阴擦洗后用冷风吹伤口，每次20min。伤口愈合不良时，1∶5000高锰酸钾溶液坐浴，每日2次。

3. 尿管护理 观察尿的颜色、性质及量。一般5～7天后拔管，拔尿管前2天训练排尿功能。

4. 饮食 外阴癌术后第1天进流食，术后第2天进半流食，以后根据病情改为普食。

【健康指导】

保持外阴清洁干燥。外阴部出现不适症状，及时就诊。不要随意搔抓外阴，遵医嘱坚持放疗、化疗，按时复查。

第三节　外阴、阴道创伤

【疾病概述】

外阴、阴道创伤多由分娩或外伤所致，常出现疼痛、局部肿胀及外出血。多数患者有外出血，由于局部组织受到损伤，血管破裂，少量或大量的新鲜血液从阴道或外阴的创伤处流出。检查可见外阴皮肤、皮下组织或阴道有明显裂口及活动性出血；形成外阴血肿时，可见外阴部有紫蓝色块状物突起，压痛明显；伤及膀胱、尿道，可有尿液自阴道流出；伤及直肠，可见直肠黏膜外翻等。出血多者，可出现脉搏快、血压低等失血性休克或贫血的表现。临床上给予止血、止痛抗休克、抗感染处理。

【护理评估】

（一）健康史

分娩是导致外阴阴道创伤的主要原因。此外，外伤、幼女受到强暴可致软组织创伤、初次性交导致处女膜破裂，偶见裂口延至阴道或伤及阴道穹隆。

（二）身体状况及处理要点

表现因创伤的部位、深浅、范围不同存在差异。

1. 症状与体征

（1）疼痛　疼痛是外阴、阴道创伤的主要症状。由于疼痛，患者常出现坐卧不安，行走困难；合并感染时可有发热和局部红、肿、热、痛等。

（2）局部肿胀　由创伤后的水肿和血肿引起。

（3）外出血　由于局部组织受到损伤，血管破裂所致。

（4）体征　外阴有裂口及活动性出血；有紫蓝色块状物突起，压痛明显。出血多者，可出现脉搏快、血压低等失血性休克表现。

2. 处理要点　止痛、止血、抗感染，必要时手术处理。

【护理问题】

1. 疼痛　与外阴、阴道创伤有关。

2. 恐惧　与突发创伤事件有关。

3. 组织灌注不足　与大量失血甚至失血性休克有关。

4. 伤口感染的危险　与伤口受到污染或未得到及时治疗有关。

【护理措施】

1. 严密观察生命体征，预防和纠正休克　观察患者生命体征和尿量的变化，并准确记录；配合医生进行抢救，遵医嘱使用镇痛止血药物。

2. 心理护理　应对患者和家属表示关心、理解，鼓励他们面对现实，积极配合治疗。

3. 保守治疗的护理　对血肿小，采取保守治疗者，应嘱患者采取正确的体位，避免血肿受压；及时给予止血，止痛药物；保持外阴部清洁、干燥，每天行外阴冲洗3次，大便后及时清洁外阴。

4. 作好术前术后护理　需要急诊手术的应进行皮肤准备、肠道准备等。外阴、阴道创伤手术后，阴道常填塞纱条或外阴加压包扎，患者疼痛程度较重，应积极止痛；保持外阴部清洁、干燥；继续给予心理支持，促进心理康复。

【健康指导】

外阴、阴道损伤可见于各年龄段的女性，以青春期少女和生育期妇女多见。跨越栏杆、高处跌落、外阴部接触硬物，均可引起外阴骑跨伤。因此，要帮助女性避免生活中外阴、阴道的损伤。临产的孕妇应到医院分娩，避免因接产技术不佳导致会阴、阴道损伤。

第四节　子宫脱垂与尿瘘

一、子宫脱垂

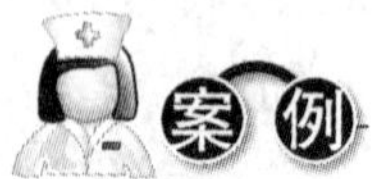

患者，60岁，孕4产2，自诉生产第1胎后第5天下地劳动，近10年时有腰酸、

下坠感，近3年来自觉有肿物脱出，起初休息后能自行回缩，以后日渐增大，休息后也不回缩。咳嗽后有尿液溢出。妇科检查：阴道前后壁膨出，宫颈Ⅱ度糜烂，有一破溃面，有异味，宫颈及部分宫体已脱出阴道口外，子宫正常大小，双侧附件未触及异常。

问题：(1) 该患者出现了什么问题？

(2) 需要实施哪些护理？

【疾病概述】

子宫脱垂（uterine prolapse）是指子宫从正常位置沿阴道下降或脱出，宫颈外口达到坐骨棘水平以下，甚至子宫全部脱出阴道外口以外．常合并有阴道前后壁膨出。多由分娩损伤、产后过早从事重体力劳动、长期腹压增加、盆底组织松驰等诱发。临床上分三度，Ⅰ度患者一般无自觉症状，Ⅱ、Ⅲ度患者主诉有“肿物”自阴道脱出，行动不便。无症状的患者不须治疗，有症状者可行保守治疗或手术治疗。

【护理评估】

（一）健康史

分娩损伤是最主要的发病原因，因分娩造成宫颈、宫颈主韧带与子宫骶骨韧带的损伤及分娩后支持组织未能恢复正常；产后过早从事重体力劳动，导致腹压增加；长期腹压增加，如长期慢性咳嗽、排便困难，使子宫下移。

（二）身体状况

轻度患者一般无自觉症状。中重度患者主诉有“肿物”自阴道脱出，行动不便。患者有不同程度的腰骶部酸痛或下坠感，在久站和劳累后加重。重度患者常伴有直肠、膀胱膨出，易发生排尿困难、尿潴留、张力性尿失禁；便秘、排便困难等。暴露在外的宫颈多有脓性分泌物。

知识链接

子宫脱垂分度

Ⅰ度：子宫颈下垂距处女膜 <4cm，但未脱出阴道口外。

轻型：宫颈外口距处女膜缘 <4cm，未达处女膜缘。

重型：宫颈已达处女膜缘，检查时阴道口可见子宫颈。

Ⅱ度：子宫颈及部分子宫体已脱出阴道外口。

轻型：宫颈脱出阴道口，宫体仍在阴道内。

重型：宫颈及部分宫体脱出阴道口。

Ⅲ度：子宫颈及子宫体全部脱出阴道口外。

（三）检查及处理要点

1. 检查及分度 以患者平卧用力向下屏气时子宫下降的程度为标准分为3度（图17-1）。

2. 处理要点 无症状的患者不需治疗，有症状者可行保守治疗或手术治疗。治疗以简单、有效安全为原则。

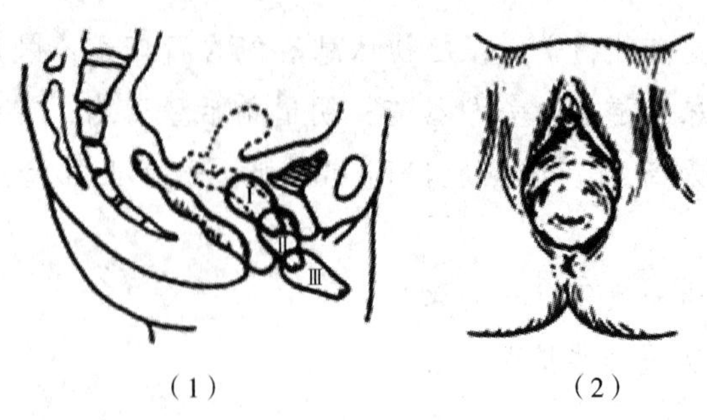

（1）　　（2）

图 17－1　子宫脱垂的分度（1）与子宫脱垂临床表现（2）

【护理问题】

1. 组织完整性受损　与子宫脱垂后宫颈、宫体及阴道前后壁摩擦致糜烂、溃疡有关。

2. 焦虑　与长期子宫脱垂影响生活有关。

3. 慢性疼痛　与子宫位置改变牵拉韧带，宫颈有关。

【护理措施】

1. 心理护理　对患者及家属讲解该疾病知识和预后，协助患者消除诱因、积极治疗，促进早日康复。

2. 改善一般情况　积极有效的治疗慢性咳嗽、便秘等增加腹压的因素，指导患者避免长久站立、抬举重物的活动。有感染时遵医嘱使用抗生素。若出现溃疡，应于冲洗后涂擦溃疡油。

3. 术前准备　每日用 1∶5000 高锰酸钾溶液坐浴后，用已烯雌酚、鱼肝油涂抹溃疡面。勤换内衣，用清洁的卫生带支托下移子宫，避免脱垂的子宫与内衣摩擦形成溃疡，并改善溃疡症状。

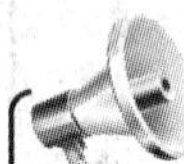

知识链接

子宫托的使用方法

放托：患者取半卧位或蹲位，两腿分开，手持托柄，托面朝上，将托盘后缘延阴道后壁推入，直至托盘达子宫颈为止。

取托：取托姿势与放托相同，用手指握住托柄轻轻摇动，将托盘松动后取出。

4. 指导患者正确使用子宫托　需注意选择大小适宜的子宫托，学会放置的方法，保持子宫托及阴道的清洁。子宫托应每天早上放入阴道，睡前取出消毒后备用。上托后分别于第 1、3、6 个月时到医院检查 1 次。以后每 3～4 个月到医院检查一次。

5. 术后注意事项　术后禁止半卧位。因子宫脱垂术后有复发的可能，因此患者术后仍需注意休息。预防咳嗽及便秘等使腹压增加的活动及慢性病，术后坚持做肛提肌的锻炼。术后一般休息3个月，出院后1、3个月时进行复查。

【健康指导】

避免长时间站立、行走、久蹲。保持外阴部的清洁、干燥，每日用清洁水进行外阴冲洗。坚持盆底肌肉组织的锻炼，每日做收缩肛门的运动，用力收缩放松盆底肌肉2～3次，每次10～15min。

二、尿瘘

患者，32岁，2年前产一体重4kg男婴，4天后，阴道有液体流出，不能自控至今，前来就诊，经妇科和泌尿外科会诊，确诊为阴道膀胱瘘。

问题：作为一名护士，应该怎样护理该女士？

【疾病概述】

尿瘘（urinary fistula）是指泌尿道与生殖道之间形成的异常通道（图17－2）。多由产伤和妇科手术损伤所致，患者无法自主排尿，表现为尿液自阴道外流。它可发生在生殖道与泌尿道之间的任何部位，多为膀胱阴道瘘。长期尿液刺激致外阴皮炎，继发感染后，患者感外阴烧灼，行动不便等。一般均需手术治疗。

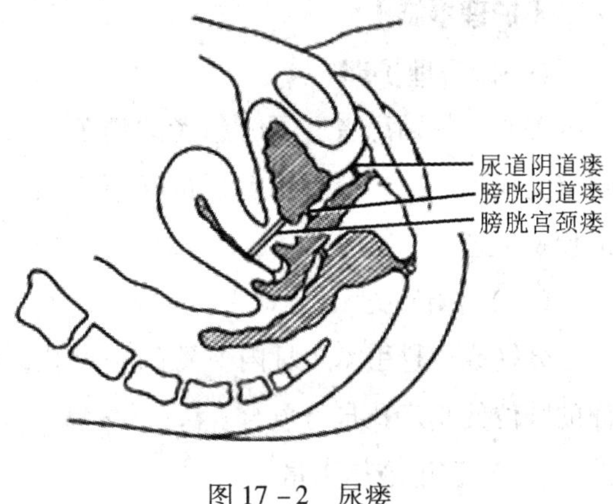

图17－2 尿瘘

【护理评估】

（一）健康史

详细了解其既往史，尤其有无产伤（如压迫坏死、产道撕裂、检查不遵守操作规程）；妇科手术损伤等。

（二）身体状况

1. 漏尿 为主要的临床表现。开始漏尿的时间与尿瘘的病因有密切关系。滞产所造成的压迫坏死性尿瘘，一般在产后1周左右开始漏尿，亦有数周后发生者。瘘孔的位置不同，漏尿的形式也有区别。

2. 外阴皮炎 由于尿液长期刺激，患者常感到外阴瘙痒和烧灼痛、行动困难等。

3. 尿路感染 患者可出现尿频、尿急、尿痛等尿路感染的症状。

4. 闭经 有的患者出现长期闭经或月经失调，可能与精神创伤有关。

（三）辅助检查与处理

1. 辅助检查

（1）亚甲蓝试验　目的在于鉴别膀胱阴道瘘、膀胱宫颈瘘、输尿管阴道瘘。

（2）靛胭脂试验　靛胭脂试验阳性，诊断为输尿管阴道瘘。

（3）膀胱镜检查　了解瘘孔的位置及数目。

2. 处理　手术为主要的治疗方法，手术时间的选择应根据病情而定，产伤或器械损伤的新鲜清洁瘘孔，一经发现应立即手术修补。坏死型尿瘘或伴感染的应在3～6个月，待炎症消除、瘢痕软化、局部血供恢复正常后再行手术。根据瘘孔的类型及部位选择经阴道、经腹、或经阴道经腹联合手术的方式。

【护理问题】

1. 焦虑　与疾病造成的生活质量下降有关。

2. 自尊紊乱　与漏尿带来的精神压力有关。

3. 皮肤完整性受损　与漏尿时尿液刺激皮肤有关。

【护理措施】

（一）心理护理

关心、体贴患者，了解患者的痛苦，鼓励患者说出内心的感受。向患者及家属介绍有关疾病的知识及手术前后的注意事项。消除患者的心理顾虑，树立信心，并配合治疗及护理。

（二）体位

分娩或妇科手术7日内所致的小瘘孔，给予保留尿管或采取使用瘘孔高于尿液平面的卧位使小瘘孔自行愈合。

（三）保证液体入量

一般每天饮水不要少于3000ml，必要时遵医嘱输液，以保证液体入量，达到稀释尿液，自动冲洗膀胱的目的。

（四）术前准备

除一般外阴阴道手术前准备外，协助患者每天用低浓度消毒液坐浴，常用的有1:5000高锰酸钾溶液和0.02%的碘伏等。外阴局部有湿疹的患者，坐浴后进行红外线照射治疗，然后涂氧化锌软膏。遵医嘱使用抗生素治疗。

（五）术后护理

术后患者的护理是手术成功的重要环节。根据患者瘘孔的位置选择体位，如膀胱阴道瘘中如瘘孔在膀胱后底部者应取俯卧位；瘘孔在侧面者应采用健侧卧位，以减少尿液对修补伤口处的浸泡。对保留尿管者，特别要注意尿管的固定和通畅。术后通常保留尿管10～14天，每天饮水不要少于3000ml，防止发生尿路感染。拔管后协助患者每1～2h排尿一次，并逐渐延长排尿时间。避免膀胱过度膨胀。

【健康指导】

(1) 患者出院后应遵医嘱服用药物。3个月内禁止性生活及重体力劳动。

(2) 如再次出现尿瘘应及时就诊。

(3) 保持外阴清洁干燥。保证营养物质的摄入。

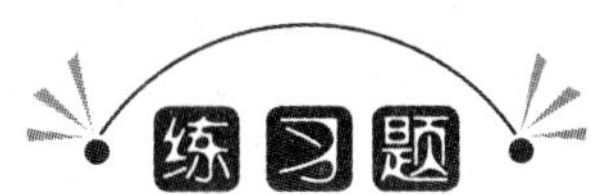

1. 外阴阴道创伤主要症状是

   A. 疼痛　　B. 局部肿胀　　C. 外出血

   D. 行走困难　　E. 感染

2. 外阴、阴道手术皮肤准备不包括

   A. 常在术前3天进行　　B. 其范围上至耻骨联合上10cm

   C. 下包括外阴部　　D. 肛门周围

   E. 臀部及大腿内侧上1/3

3. 尿瘘最多见

   A. 膀胱阴道瘘　　B. 膀胱宫颈瘘　　C. 尿道阴道瘘

   D. 膀胱宫颈阴道瘘　　E. 输尿管阴道瘘

4. 患者，42岁，13年前产一体重4kg男婴，3天后，阴道有液体流出，不能自控，确诊为阴道膀胱瘘。护理时不正确的是

   A. 采取使瘘孔高于尿液面的体位　　B. 嘱限制饮水

   C. 每天用1:5000的高锰酸钾溶液坐浴　　D. 湿疹涂氧化锌软膏

   E. 保持局部干燥

5. 患者，65岁，产5女2男，自诉生产第1胎后过早下地劳动，即出现阴道口脱出一肿物，休息后回缩，感冒咳嗽、用力解大便、行走或活动时突出。诊断为子宫脱垂，医生建议使用子宫托，不正确的方法是

   A. 放置之前先排尽大小便

   B. 托柄弯度朝前，对正耻骨弓后面

   C. 每天早上放入，睡前取出消毒

   D. 取出时直接捏住柄部向外牵拉

   E. 取出时轻轻摇动柄部待托盘松动后向外牵拉

6. 行阴道前后壁修补术后，大便时间宜控制在术后第

   A. 1天　　B. 3天　　C. 5天

   D. 7天　　E. 9天

（蔡艳芳）

第十八章 不孕症与辅助生育技术

要点导航

◎ **学习要点**

熟悉不孕症的定义、护理评估和护理措施。

了解辅助生育技术及护理。

◎ **技能要点**

能对不孕妇女及需要辅助生育技术的妇女进行健康指导，指导患者正确应对不孕及辅助生育的相关问题。

第一节 不孕症

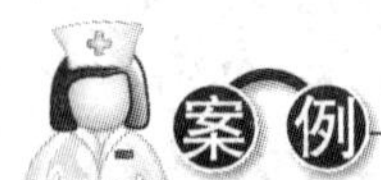

患者，28岁，初婚，结婚3年未孕，前来就诊。

问题：(1) 引起不孕的原因有哪些？

(2) 如何进行健康指导？

【疾病概述】

不孕症（infertility）指婚后同居，有正常性生活，未避孕1年而未妊娠者。未避孕而从未妊娠者称原发性不孕；曾有过妊娠而后未妊娠者称继发性不孕。

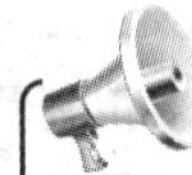
知识链接

正常精液量为2～6ml；pH 7.0～7.8；在室温中放置30min内液化；精子密度为（20～200）$\times 10^9$/L；精子活率>50%；正常形态精子占66%～88%。

【护理评估】

（一）健康史

1. 女性不孕因素 占40%。最常见的输卵管因素，其他为卵巢、子宫或阴道等因素。

2. 男性不孕因素 占30%～40%。如精液异常、精子运送障碍。

3. 男女双方因素 占10%～20%。如缺乏性生活常识、精神过度紧张等。

需了解结婚年龄、既往史、家族史；女方月经史、生育史；继发不孕者需了解以往流产或分娩经过，有无感染史等。

（二）身体状况

双方检查外生殖器有无异常，并进行全身检查。

（三）心理－社会状况

不孕者因承受巨大的社会、精神压力而常常出现心理变化，常有焦虑、沮丧、压抑、抑郁、悲观等不良情绪。

（四）辅助检查

1. 女方检查 B超检查、基础体温及性激素测定、输卵管通畅检查、宫腔镜或腹腔镜检查等。

2. 男方检查 精液分析。

【护理问题】

1. 知识缺乏 缺乏生育及不孕的相关知识。

2. 焦虑 与不孕有关。

【护理措施】

（一）一般护理

增强体质、改善营养，纠正贫血、营养不良。改掉不良的生活习惯。

（二）对症护理

协助进行各种检查和治疗，如协助进行输卵管手术、遵医嘱用药等。

（三）心理护理

鼓励患者主动倾述内心感受，积极疏导其心理压力。帮助患者主动进行认知调整或转移注意力以促进其情绪放松。保护患者隐私，尊重不孕夫妇的选择。

【健康指导】

1. 最佳生育年龄 女性为23～30岁，男性为30～35岁。

2. 营养 指导患者保持平衡、合理的膳食结构，适当运动，保持适中体重。

3. 性生活指导 教会患者推算排卵期。应在排卵日或排卵后24h内同房；性生活次数每周1～2次为宜，并注意性生活卫生。

4. 提倡健康的生活方式 不吸烟、饮酒，控制使用电脑时间，加强体育锻炼，尽量不穿紧身衣裤，不随便用药和接受检查；注意生殖卫生，尽量减少不必要的宫腔操作和人工流产；少熬夜，尽量避免精神过度紧张。

第二节　辅助生殖技术

辅助生殖技术（assisted reproductive techniques，ART）是指对配子、胚胎或基因物

质进行体内外的系统操作，获得新生命的技术。

【概述】

（一）人工受精（AI）

指用人工方法将精液注入宫颈或宫腔使患者妊娠。主要用于男性不育症。包括丈夫精液、供精者精液及混合精液人工受精。

（二）体外受精和胚胎移植（IVF－ET）

又称试管婴儿，指用药物诱导多卵泡发育，成熟后经阴道超声取卵，在体外受精并待其发育成早期胚胎后，移入宫腔内使其着床发育。主要用于输卵管阻塞者。

（三）配子输卵管内移植（GIFT）

将取出的成熟卵子与处理过的精子注入输卵管壶腹部，使精子、卵子在输卵管受精，并自动移行至宫腔着床。

【护理措施】

（一）心理护理

护理人员应理解患者的心情，主动介绍治疗的准备过程、步骤和效果，消除患者的疑虑，使其配合治疗。解释辅助生育技术只有50%的成功率，使患者既要有成功的信心，又要有承受失败的心理准备，以最佳的心态接受治疗。

（二）对症护理

指导患者严格按医嘱正确用药。定期B超监测卵泡发育。预防并发症。协助准时取卵。嘱移植后患者取仰卧位休息2h后方能活动。遵医嘱每天肌内注射黄体酮。

【健康指导】

注意休息，避免剧烈活动和体力劳动。鼓励患者加强营养，保持大便通畅。禁止盆浴、性生活。术后14日复诊。

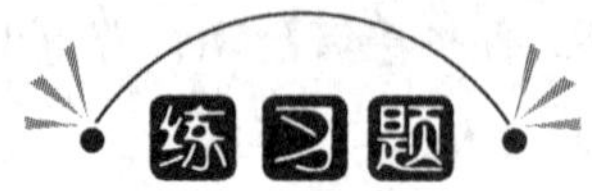

1. 原发性不孕是指
   A. 性生活正常，未避孕1年未孕者　　B. 性生活正常，未避孕2年未孕者
   C. 性生活正常，未避孕3年未孕者　　D. 有过妊娠而后1年未孕者
   E. 有过妊娠，性生活正常，而后未避孕2年未孕者
2. 不孕症妇女了解有无排卵最简单的方法是
   A. 诊断性刮宫　　B. 阴道侧壁涂片
   C. 子宫颈黏液检查　　D. 激素水平测定
   E. 基础体温测定

（贾　微）

计划生育与妇女保健　第十九章

要点导航

◎ 学习要点

掌握各种避孕法及人工终止妊娠法的适应证、不良反应、并发症、护理措施。

熟悉避孕药的原理及避孕方法的选择。

了解妇女保健的目的、意义、工作重要性及妇女保健的工作范围。

◎ 技能要点

应用所学知识对育龄期妇女进行计划生育的宣传教育。

第一节　计划生育

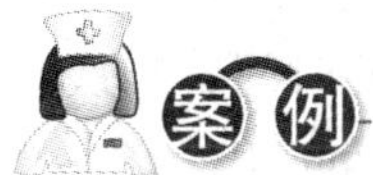

某女士，28 岁，孕 1 产 1，月经规律，量中等，妇科检查：阴道前后壁轻度膨出，宫颈轻度糜烂，子宫后位，正常大小，活动，无压痛，双侧附件未触及。

问题：(1) 该妇女要求避孕，请问采用何种避孕方法最好？

(2) 一旦选择好避孕方法，应如何对其进行护理？

计划生育是我国的一项基本国策。实行计划生育可以科学控制人口数量，提高人口素质，使人口增长与国民经济发展相适应。其具体内容包括以下方面。①晚婚：是指按国家法定年龄推迟 3 年以上结婚的；②晚育：是指按国家法定年龄推迟 3 年以上生育的；③节育：国家提倡一对夫妇只生育一个孩子；④优生优育：通过计划生育避免先天性缺陷代代相传，防止后天因素影响后天发育，以提高人口质量。计划生育措施包括避孕、绝育及避孕失败后的补救措施。

一、避孕方法及护理

避孕是通过采用药物、器具以及利用妇女的生殖生理自然规律，使妇女暂时不受孕。避孕方法有工具避孕、药物避孕、紧急避孕、安全期避孕等。

二、工具避孕

【概述】

工具避孕是利用工具阻止精子和卵子结合或通过改变宫腔内环境达到避孕目的方法。目前常用的有宫内节育器、阴茎套等。

（一）宫内节育器

宫内节育器（IUD）是一种相对安全、有效、简便、经济、可逆的避孕工具，是目前我国育龄妇女的主要避孕措施。其避孕原理主要是通过改变宫腔内环境和导致子宫内膜的非细菌性炎症，阻碍受精卵的着床及发育而达到避孕的目的。宫内节育器大致分两大类。①惰性宫内节育器（为第一代 IUD），国内应用的主要为不锈钢圆环及宫形环等。用后不良反应轻，但其带器妊娠率和脱落率高。②活性宫内节育器（为第二代 IUD），节育器内含活性物质如金属、药物、激素等，以提高避孕效果、减轻不良反应。

（二）阴茎套

又称避孕套，为男用避孕工具，使精液排在避孕套的小囊内，精子不能进入宫腔而达到避孕目的。阴茎套还有防止性病传播的作用，又无明显禁忌证，故应用广泛，正确使用避孕套避孕有效率达 93% ~95%。

【护理评估】

（一）健康史

了解月经史、生育史、既往健康状况，注意末次分娩或末次流产的时间、末次月经的时间及术前 3 天有无性生活史，取器者的 IUD 类型、放置时间及取器原因。

（二）身体状况

询问有无自觉不适，通过全身及妇科检查判定有无手术禁忌证或暂不宜手术的情况，尤其注意术前体温 $<37.5℃$。

（三）辅助检查

血常规、出凝血时间、白带常规检查，必要时选择心电图、肝肾功能等。取出宫内节育器者需要 B 超或 X 线检查来了解是否存在、节育器类型及位置。

（四）心理 - 社会状况

受术者因害怕疼痛、担心手术对身体的影响及有无危险而产生恐惧和不安。

（五）处理要点

确定手术时机，实施手术。

【护理问题】

1. 焦虑 与担心手术疼痛有关。

2. 知识缺乏 与缺乏计划生育的医学常识有关。

3. 潜在并发症 子宫穿孔、感染等。

【护理措施】

（一）术前护理

协助术者进一步筛选适应证及禁忌证，嘱受术者术前3天禁止性生活；给受术者测量体温；检查无菌手术包消毒时间和有效期，备各型号宫内节育器、消毒手套等。

考点提示

放置IUD的禁忌证。

直通护考

避孕方法中，失败率最高的是

A.安全期避孕法

B.应用避孕套

C.按规定定时服用口服避孕药

D.外用杀精剂

E.放置宫内节育器

答案：A

（二）IUD放置术

1. 适应证 凡育龄妇女要求放置IUD而无禁忌证者均可放置。

2. 禁忌证 月经过多过频或不规则出血、生殖道急性炎症、生殖器官肿瘤、宫颈口松弛、重度宫颈裂伤、子宫脱垂或畸形、严重全身性疾患、妊娠或可疑妊娠者以及人工流产、分娩、剖宫产术后有胚胎组织残留、感染或子宫复旧不良者。

3. 时间 一般选择月经干净后3～7日放置；人工流产术后立即放置（出血少、宫腔深度小于10cm者）、产后满3个月、剖宫产后半年放置；哺乳期放置先排除早孕。

4. 术中配合 ①嘱其排空膀胱，取膀胱截石位；②打开手术包，检查器械及用物是否齐全，并准备手术用物，如消毒棉球；③常规消毒外阴和阴道；④协助术者选择与宫腔大小相匹配且表面光滑的节育器，并在放置前让受术者看清要放置的节育器的形状，告知其有效期；⑤术中保证用物的供应，积极配合手术顺利完成；同时注意观察受术者，有异常及时报告医生。

（三）IUD取出术

1. 适应证 因不良反应治疗无效或出现并发症、改用其他节育方法或绝育者、带器妊娠、计划再生育、放置期限已满需更换、绝经1年以上。

2. 禁忌证 患生殖器官急性、亚急性炎症或严重全身性疾病。

3. 时间 以月经干净后3～7日为宜，出血多者随时可取，带器妊娠者于人工流产时取出。

（四）术后护理

术后可能有少量阴道出血及下腹部不适，嘱若有发热、下腹痛及阴道流血量多时，应随时就诊。

（五）宫内节育器的不良反应及护理

1. 出血 主要表现为经量增多、经期延长或不规则阴道出血。可用止血剂做对症处理，无效者，应建议其更换节育器或改为其他避孕措施。

2. 腰酸、腹部坠胀感 主要是宫内节育器与宫腔的大小及形状不符，导致子宫频繁收缩而致。轻者不需处理，重者可解痉治疗或更换合适的节育器。

（六）宫内节育器的并发症及护理

1. 感染 应取出节育器，并给予抗生素治疗。

2. 节育器嵌顿或断裂 一旦发现应及时取出。

3. 子宫穿孔、节育器异位 一经确诊，立即取出。

（七）心理护理

鼓励受术者表达内心感受，关心体贴受术者，向受术者介绍手术过程，告知术中仅出现腰酸及轻微腹痛，消除顾虑，积极配合手术，术中给予及时的安慰和鼓励。

【健康指导】

1. 放置IUD者 ①术后休息3天，1周内避免重体力劳动；②2周内禁止性生活及盆浴，保持外阴清洁、干燥；③3个月内月经期、排便时应注意有无节育器脱出；④术后1个月、3个月、半年、一年各复查1次，以后每年复查1次；复查时间一般在月经干净后；⑤惰性IUD一般放置15~20年，活性IUD一般放置5~8年。

2. 取出IUD者 术后休息1天，2周内禁止性生活及盆浴，并保持外阴清洁。

三、药物避孕

药物避孕也称激素避孕。目前国内应用的避孕药为人工合成的甾体激素避孕药，由雌、孕激素配伍组成。其特点为经济、方便、安全、有效，是一种应用最广的女用避孕药，如能按规律服药，避孕成功率达99%以上。其避孕原理是：抑制排卵、阻碍受精、不适于受精卵着床。避孕药的制剂主要有3类：①睾酮衍生物，如炔诺酮等；②黄体酮衍生物，如甲地孕酮等；③雌激素衍生物，如炔雌醇等。

【护理评估】

（一）健康史

了解既往月经情况及所采取的避孕方法。评估有无药物避孕的禁忌证：①严重全身性疾病，如心血管疾病；②恶性肿瘤、癌前病变、子宫或乳房肿块；③严重精神病；④月经稀少或年龄大于45岁；⑤年龄大于35岁的吸烟妇女；⑥哺乳期、产后未满6个月或月经尚未来潮者。

（二）身体状况

进行全身体格检查、妇科检查，评估是否有使用避孕药的禁忌证。

（三）心理-社会状况

评估夫妻双方对药物避孕知识的了解程度，是否自愿接受药物避孕，是否顾虑避孕药的不良反应，如体重增加、色素沉着等影响自我形象。

（四）辅助检查

了解血常规，出、凝血时间，肝、肾功能及甲状腺功能检查结果。

【护理问题】

1. 知识缺乏 缺乏药物避孕的相关知识。

2. 焦虑 与药物不良反应有关。

【护理措施】

（一）加强知识宣传教育，指导正确用药

介绍避孕药物的种类、用法及注意事项，帮助育龄妇女选择适宜的避孕药物并正确使用。

1. 短效口服避孕药 应用最广。常用的制剂有复方炔诺酮片（避孕片1号）、复方甲地孕酮片（避孕片2号）。使用时注意：①若漏服须于次晨（12h内）补服，以免发生突破性出血或避孕失败；②停药后7日内发生撤药性出血即月经；③如停药7天后无撤药性出血，则从停药后第8天开始下周期的用药。

2. 长效口服避孕药 因不良反应多，现已少用。

3. 速效避孕药（探亲避孕药） 适用于短期探亲夫妇。

4. 缓释系统避孕药 将避孕药（主要是孕激素）与具备缓释性能的高分子化合物制成多种剂型，在体内持续恒定进行微量释放，起长效避孕作用。类型有皮下埋置剂、微球和微囊避孕针、缓释避孕药阴道环等。

（二）减轻不良反应，缓解焦虑

1. 类早孕反应 服药初期可出现食欲缺乏、恶心，严重者出现呕吐，坚持服药数日后减轻或消失。较重者可服维生素B_6及山莨菪碱、甲氧氯普胺等，或停药改用其他避孕措施。

2. 月经改变 一般服药后可改变月经周期，使经期缩短、经血量减少、痛经症状减轻或消失，个别妇女可出现：①闭经，连续用药两个周期无月经来潮，遵医嘱停药；②突破性出血，因漏服、迟服引起服药期间不规则少量出血，多发生在漏服后，少数人虽未漏服也可发生。

3. 体重增加及色素沉着 一般不需处理，若症状重者改用其他避孕措施。

（三）心理护理

指导妇女选择避孕药物，耐心解答各种疑问，解除思想顾虑，使其乐于接受药物避孕。

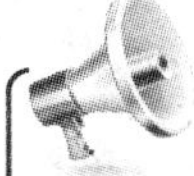

知识链接

避孕措施的选择

1. 新婚夫妇短期避孕可选择避孕套或女性外用避孕药，必要时采用紧急避孕。
2. 已生育需长期避孕者首选宫内节育器。
3. 哺乳期可选用IUD、避孕套，不宜选用药物避孕。
4. 两个或多个子女夫妇最好选择绝育措施。
5. 围绝经期可选用工具避孕，禁用或慎用避孕药。

【健康指导】

（1）妥善保管药物，防止儿童误服；存放于阴凉干燥处，因避孕药片的有效成分在糖衣上，潮解、脱落可影响避孕效果。

（2）按时服药，漏服后12h内及时补服；注射避孕针剂时，应注意将药液吸进注完，行深部肌内注射；定期随访。

（3）要求生育者停用药6个月后再受孕；哺乳期妇女不宜服用。

四、其他避孕方法

（一）紧急避孕

紧急避孕（房事后避孕）指在无保护性生活后或避孕失败或遭到性暴力后3～5日内，妇女为防止非意愿妊娠而采取的避孕方法。已肯定妊娠者不再用此方法。紧急避孕是通过阻止或延迟排卵，干扰受精或抗着床来实现的。常用的方法有宫内节育器和避孕药物。

1. 放置IUD 5日内放置，有效率可达99%以上。

2. 紧急避孕药 3日内服用。只能起一次性保护作用，不应作为常规避孕方法。紧急避孕药有2种：①激素类，如复方炔诺孕酮；②非激素类，如米非司酮。

（二）安全期避孕法

精子进入女性生殖道可存活2～3天，而成熟卵子排出后可存活约1～2天，但受精能力最强的时间是排卵后24h内，故排卵前后4～5天内为易受孕期，其余时间均不易受孕，被视为安全期。安全期避孕法是指采用单靠避开易受孕期进行性生活（即安全期性生活），不用其他药具避孕而达到避孕目的，故又称自然避孕法。而安全期避孕法并不可靠，其失败率可达20%，一般不主张采用安全期避孕法。

五、终止妊娠方法及护理

【概述】

人工终止妊娠指用人工的方法使妊娠终止，是避孕失败的补救措施。常用方法有药物流产、人工流产术、中期妊娠引产术（乳酸依沙吖啶引产、水囊引产等）。

（一）药物流产

是指用药物终止早孕的一种方法，又称药物抗早孕。其特点：安全、高效、简单、不需宫腔内操作、痛苦小、不良反应轻或少、效果肯定。目前临床上最常应用的药物是米非司酮和米索前列醇配伍，完全流产率90%～95%。

1. 适应证

（1）妊娠7周内的宫内妊娠，且自愿要求使用药物流产者。

（2）手术流产的高危人群如瘢痕子宫、多次手术流产等。

2. 禁忌证

（1）使用米非司酮的禁忌证　与甾体类激素有关的肿瘤、肾上腺疾病、糖尿病、血液疾病、血栓性疾病、妊娠期皮肤瘙痒病史、肝肾功能受损等。

（2）使用米索前列醇的禁忌证　高血压、低血压、哮喘、二尖瓣狭窄、青光眼、癫痫、带器妊娠、疑为宫外孕，长期应用抗结核药物、抗抑郁药物、前列腺素生物合成抑制剂、吸烟等。

（3）过敏体质者。

3. 用法　米非司酮 25mg，口服，一天 2 次，共用 3 天，第 4 天上午空腹顿服米索前列醇 0. 6mg。

4. 注意事项

（1）选择药物流产前必须行 B 超检查以排除异位妊娠，避免发生危险。

（2）服用米索前列醇需入院观察，通常服药后 1h 出现宫缩及少量阴道流血，胚胎多于服药后 6h 内排出。注意生命体征、腹痛及阴道流血情况，检查阴道排出物有无绒毛组织，必要时送病理检查。

（二）人工流产

人工流产术是指在妊娠 14 周以内，采用人工方法终止妊娠的手术。人工流产术分为负压吸引术（孕 6 ~ 10 周）和钳刮术（孕 11 ~ 14 周）两种。妊娠月份越小，操作越简单、安全，出血和损伤也越少。

1. 适应证

（1）因避孕失败自愿要求终止妊娠者。

（2）因各种疾病（如心力衰竭）不宜继续妊娠者。

2. 禁忌证

（1）各种疾病的急性期或严重的全身性疾患，需待治疗好转后住院手术。

（2）急性生殖器官炎症。

（3）妊娠剧吐酸中毒尚未纠正者。

（4）手术当日有 2 次体温达到或超过 37. 5℃者。

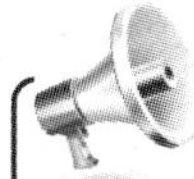
知识链接

无痛人工流产术

为减轻受术者痛苦，临床上开展了无痛流产术，即在麻醉下行人工流产术，可有效预防和减少并发症。①依托咪酯静脉注射法是目前最常用的方法。药物显效后立即手术。②氧化亚氮吸入法，麻醉起效快，作用消失快，操作方便。③1% ~2% 利多卡因宫旁神经阻滞麻醉或宫腔、宫颈表面麻醉法。

3. 人工流产并发症及处理

(1) 人工流产综合反应　受术者在术中或术后出现心动过缓、血压下降、面色苍白、出冷汗、头晕、胸闷，甚至昏厥等症状。暂停手术，安慰受术者，静脉注射阿托品0.5～1mg，多可缓解。

(2) 子宫穿孔　子宫穿孔发生率低，却是最严重的并发症之一，应立即停止手术，住院观察生命体征、腹痛及有无内出血情况，必要时手术。

(3) 吸宫不全　手术后宫腔内有部分妊娠物残留，是常见并发症，术后流血超过10日，流血量多，B超检查有助于诊断。按不全流产处理。

(三) 乳酸依沙吖啶（利凡诺）引产术

乳酸依沙吖啶（利凡诺）是一种强力杀菌剂，临床上多将其经腹壁注入羊膜腔内引产，可使胎儿中毒死亡，同时使胎盘组织变性、坏死而增加前列腺素合成，并引起宫颈软化、成熟、扩张及子宫收缩，促使胎儿及其附属物排出。适用于妊娠在15～24周，方法简便，成功率高，一般为90%～100%。

(四) 水囊引产

水囊引产是将事先制备好并消毒的水囊放于宫壁和胎膜之间，囊内注入一定量的生理盐水，使子宫腔内压力增高而诱发宫缩，使胎儿及其附属物排出的方法。是中期妊娠引产的另一种方法，可用于乳酸依沙吖啶过敏或肝肾疾患稳定期且要求中期引产者。操作过程中注意无菌操作，同时预防性应用抗生素。水囊放置后，不论有无宫缩，要注意水囊放置的时间最长不超过48h。若宫缩频强、出血较多或体温超过38℃者，则应提前取出，并报告医生协助处理，设法结束妊娠。

【护理评估】

(一) 健康史

了解生育史，既往避孕措施，本次妊娠经过及诊疗过程，有无妊娠合并症等。

(二) 身体状况

询问末次月经，评估生命体征，有无白带异常及上呼吸道感染，通过盆腔检查确定子宫大小，选择合适的终止妊娠方法。

(三) 心理-社会状况

因对终止妊娠的方法缺乏了解，害怕疼痛，担心术后影响月经及生育，常表现为焦虑、紧张、顾虑重重。

(四) 辅助检查

术前了解血、尿、白带常规、血小板计数、出血和凝血时间、肝功能、肾功能及B超检查情况。胎死宫内引产，应注意凝血功能的检查。

【护理问题】

1. 恐惧　与手术可能引起的疼痛及并发症有关。

2. 知识缺乏 缺乏终止妊娠的相关知识。

3. 有感染的危险 与施行手术有关。

【护理措施】

（一）病情观察

> **考点提示**
>
> 1．药物流产的适应证。
>
> 2．人工终止妊娠的护理要点。

1. 药物流产 观察服药者的面色、腹痛及阴道流血等情况，发现异常及时报告医生处理。

2. 人工流产术 观察受术者的面色、腹痛等情况，注意负压瓶内出血量。

3. 中期妊娠引产术 严密观察产程进展；产后注意观察宫缩及阴道流血情况，发现宫缩乏力应立即按摩子宫并通知医生。

（二）对症护理

（1）药物流产服用米索前列醇后以及人工流产、引产术分娩过程中，护理人员尽可能在床旁陪护，使患者有安全感。

（2）必要时遵医嘱给予镇静、止痛剂和缩宫素。

（3）协助手术者认真检查药物流产排出物及人工流产的吸出物，有无绒毛及胚胎组织，与妊娠周数是否相符，必要时送病理检查。引产后检查胎盘、胎膜是否完整。

（三）心理护理

护士热情接待，关心和尊重患者。主动向选择药物流产的妇女介绍流产原理，服药方法，可能出现的不良反应等；向选择人工流产及中期引产的妇女介绍手术过程及可能出现的不良反应等，减轻患者的恐惧，保持情绪稳定。

【健康指导】

（1）嘱受术者保持外阴清洁干燥，1 个月内禁止盆浴及性生活。

（2）吸宫术后休息 2 周；钳刮术后休息 2～4 周。

（3）指导夫妻双方采用安全可靠的避孕措施。

六、女性绝育方法及护理

【概述】

女性绝育的主要方法是输卵管绝育术，通过切断、结扎、电凝输卵管或用药物粘堵输卵管管腔，使精子和卵子不能相遇而达到永久不孕的目的。方法有经腹输卵管结扎术、经腹腔镜输卵管绝育术等。

（一）经腹输卵管结扎术

1. 手术适应证 已婚妇女自愿接受绝育手术且无禁忌证者，患遗传性疾病或严重全身性疾病不宜生育者。

2. 手术禁忌证 ①各种疾病的急性期；②全身健康情况不佳，不能胜任手术者，如心力衰竭、血液病等；③腹部皮肤有感染或患有急、慢性盆腔炎者；④患有严重的神经官能症者；⑤24h 内有 2 次体温达到或超过 37.5℃者。

3. 手术时间 一般选择月经干净后 3～7 日，人工流产术后、中期妊娠引产或分娩后 48h 内，剖宫产、剖宫取胎术同时进行，哺乳期或闭经者排除早孕后。

（二）经腹腔镜输卵管绝育手术

1. 手术适应证 同经腹输卵管结扎术。

2. 手术禁忌证 多次腹部手术或腹腔粘连，心肺功能不全，多部位疝病史等。余同经腹输卵管结扎术。

【护理评估】

（一）健康史

了解受术者的年龄、月经史、生育史、既往史（尤其是腹部手术史、药物过敏史等）；同时注意末次月经、末次分娩或末次流产时间等。

（二）身体状况

系统进行全身检查、妇科检查，排除禁忌证。

（三）辅助检查

常规检查血常规、尿常规、出凝血时间、血小板计数、肝肾功能、白带检查，并注意了解检查结果，同时要做心电图，必要的时候做 B 型超声检查等。

（四）心理－社会状况

受术者因害怕手术而恐惧，同时担心手术效果及手术对个人以后生活质量、女性特征、家庭生活及夫妻生活等的负面影响，故对手术多存有思想顾虑。

【护理问题】

1. 疼痛 与手术有关。

2. 潜在并发症 与出血、感染、脏器损伤有关。

3. 恐惧 与害怕手术及担心手术对以后的影响有关。

4. 知识缺乏 缺乏绝育术的相关知识。

考点提示

1. 绝育术的禁忌证。
2. 术后护理措施。

【护理措施】

（一）术前护理

向受术者介绍手术过程，使其了解该手术简单、时间短、效果可靠，对生理功能无不良影响，消除思想顾虑，使其轻松愉快接受手术；对受术者进行全面身心评估，并注意各项检查结果是否正常，排除禁忌证，且核实手术时间；

作普鲁卡因皮试，按妇科腹部手术常规备皮。

（二）术中配合

协助受术者取平卧位。术中按顺序正确递送器械和敷料，确保手术顺利进行；术前、术后清点纱布、器械，确保无误。术中严密观察受术者的生命体征及反应，有异常情况及时报告医生并处理。

（三）术后护理

术后密切观察生命体征、有无腹痛及内出血等。保持伤口敷料清洁干燥，并注意观察伤口的恢复情况。鼓励早日下床活动，减少腹部和肺部并发症的发生，促进身体恢复。

（四）并发症及护理

手术可能导致出血、感染、脏器损伤和绝育失败等，做好术前准备，应严格手术适应证及无菌操作，做好术中配合，术后注意观察生命体征，有无腹痛及腹壁切口感染征象。发现异常及时报告医师，遵医嘱处理。

（五）心理护理

关心体贴患者，取得患者的信任与合作。介绍手术的大致步骤，将手术中可能发生的情况及术后并发症向患者讲明，消除恐惧、紧张心理，安定患者情绪，解除思想顾虑。

【健康指导】

术后卧床4~6h，自主排尿，早下床活动，术后5日拆线。术后休息3~4周，1个月禁止性生活和盆浴，1个月后到医院复查。

第二节　妇女保健

妇女保健是针对妇女一生各阶段不同的生理特点和心理特点，采取以预防为主，以保健为中心，以群体为服务对象，以社区为重点，以保健与临床相结合的方法，开展以保障生殖健康为核心的妇女保健工作。妇女保健工作的目的是通过积极的预防、普查、监护和保健措施，做好妇女各期保健，降低孕产妇及围生儿死亡率、患病率和伤残率，控制某些疾病及遗传病的发生，阻断性传播疾病的播散，促进妇女身心健康。

一、妇女保健的工作任务

（1）加强妇女各期保健工作。

（2）实行孕产妇的系统管理，提高产科质量，降低孕产妇及围生儿死亡率。

（3）定期做好普查普治工作，降低妇科常见病及恶性肿瘤的发病率，提高治愈率。30岁以上已婚妇女每1~2年普查1次。

（4）进行计划生育指导。

（5）建立健全妇女劳动保护制度。

（6）根据妇女不同阶段的生理特点做好心理保健。

二、妇女保健工作的方法

妇女保健工作是各级妇幼保健专业机构与基层三级妇幼保健网协同完成的，属于社会系统工程。①制订详细的切实可行的工作计划和防治措施；②根据具体情况有计划地组织培训、复训及继续教育，以提高相关人员的业务水平；③做到群体保健与临床保健相结合，防、治结合；④广泛开展社会宣传和健康教育；⑤提高群众的自我保健和参与意识；⑥建立健全相关的规章制度，加强目标管理及监督管理；⑦注意各种相关资料的收集、整理、汇总，定期做好统计分析，并加强资料和信息的管理。

三、妇女各期保健的特点

（一）青春期保健

指导合理营养、养成良好的个人生活习惯、适当进行体育锻炼和参与体力劳动、进行心理卫生和性知识等教育；早期发现各种疾病及行为偏异，减少危险因素；对女性青少年疾病进行积极治疗和康复。

（二）围婚期保健

包括婚前医学检查、围婚期健康教育及婚前卫生咨询。婚前医学检查是对准备结婚的男女双方进行可能患有的影响结婚和生育的疾病进行医学检查。围婚期健康教育是对准备结婚的男女双方和已婚未育的夫妇进行的以生殖健康为核心，与结婚及生育有关的保健知识的教育。婚前卫生咨询是指对医学检查发现的异常情况以及服务对象提出的具体问题进行解答、提供信息、交换意见，帮助受检对象在知情基础上作出适宜的决定。

（三）生育期（性成熟期）保健

普及孕产期保健知识和计划生育技术指导，降低孕产妇及围生儿的死亡率。加强疾病普查及卫生宣传，降低妇女疾病的发病率，以保障其身心健康。

（四）围生期保健

是指一次妊娠期（包括妊娠前、妊娠期、分娩期、产褥期、哺乳期、新生儿期）为保证孕妇、胎儿、新生儿的健康而进行的一系列保健措施。

1. 孕前保健 主要是选择最佳的受孕时机，如有不良病史或孕产史者，要进行孕前咨询，充分做好孕前准备，以减少高危妊娠及高危儿的发生。

2. 孕期保健 该工作从妊娠早期开始，主要目的是保护孕妇和胎儿在妊娠期的安全。包括加强产前检查，及时发现和治疗合并症和并发症；避免接触有毒因素；注意营养，保证充足睡眠；做好高危妊娠的筛查工作；做好分娩前的心理准备等，并指导产妇做好乳房的护理以利于产后哺乳。

3. 分娩期保健 关键内容是“五防一加强”。“五防”是指：防滞产、防感染、防产伤、防产后出血、防新生儿窒息；“一加强”是指加强对高危妊娠产妇的产时监护和产程处理。

4. 产褥期保健 见第五章第二节产褥期妇女的护理。

5. 哺乳期保健 广泛宣传母乳喂养的优越性，指导正确的母乳喂养，按需哺乳，哺乳期的时间一般是 10~12 个月；指导产妇沐浴更衣，养成良好的卫生习惯，并保持室内空气流通；指导产妇正确合理避孕等。

（五）围绝经期保健

围绝经期因卵巢功能的衰退，可出现更年期症状，应加强围绝经期卫生宣传教育，指导合理膳食，保持良好心态，定期体健，防治各种妇科疾病等；指导避孕至月经停止 1 年以上；放置宫内节育器者，应于绝经 1 年后取出。

（六）老年期保健

老年期妇女由于各脏器功能减退带来的生理、心理和生活改变，容易产生各种心理障碍及疾病（如老年性阴道炎、恶性肿瘤、骨质疏松等），应指导老年人定期体检，加强身体锻炼，注意劳逸结合，以利健康长寿。

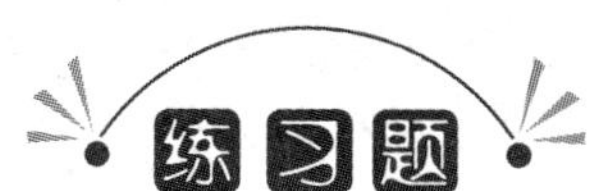

1. 关于宫内节育器的放置时间，下列哪项不妥
   A. 常规月经干净后 3~7 日　　B. 足月产后 3~6 个月
   C. 哺乳期闭经者，随时可放　　D. 自然流产转经后
   E. 人工流产同时可放
2. 有关使用避孕药的注意事项，下述哪项是错误的
   A. 乳房有肿块者忌服　　B. 针剂应深部肌内注射
   C. 肾炎患者忌服　　D. 防止避孕药片潮解，影响效果
   E. 哺乳期妇女适宜服避孕药
3. 下述哪项不是放置宫内节育器的并发症
   A. 感染　　B. 节育器异位
   C. 脱环　　D. 带环妊娠
   E. 血肿
4. 人工流产吸宫术适用于妊娠
   A. 6 周内　　B. 8 周内
   C. 10 周内　　D. 12 周内
   E. 14 周内
5. 吸宫术后注意事项，不正确的是
   A. 术毕，应在休息室休息 1~2h　　B. 1 周或阴道流血未尽前禁止盆浴
   C. 半个月内禁止性生活　　D. 保持外阴清洁
   E. 持续不规则阴道流血 100ml 以上，须及时复诊
6. 某女，30 岁，产后半年，现患急性病毒性肝炎，最好的避孕方法是
   A. 口服避孕药　　B. 宫内节育器

C. 避孕套　　D. 注射长效避孕针

E. 安全期避孕

7. 某女，口服短效避孕药 1 年，到门诊咨询，哪种情况应停药

A. 经量减少　　B. 闭经

C. 阴道点滴样流血　　D. 体重增加

E. 恶心呕吐

8. 患者，孕 2 月行人工流产，术后护理措施中错误的是

A. 术后保持外阴清洁　　B. 术后休息 1 ~ 2h，无异常可离院

C. 术后 1 个月内禁止盆浴　　D. 术后 6 个月内禁止性生活

E. 有明显腹痛持续 10 日以上，随时就诊。

（陈明秀）

妇产科常用局部护理技术　第二十章

要点导航

◎ **学习要点**

掌握会阴擦洗/冲洗、阴道灌洗、会阴湿热敷、坐浴、阴道宫颈上药等局部护理技术。

熟悉会阴擦洗/冲洗、阴道灌洗、会阴湿热敷、坐浴、阴道宫颈上药患者的护理目的、操作方法及物品准备。

◎ **技能要点**

通过学习与实践训练，要求操作正规，熟练掌握各项护理操作要点，手法正确。在学习知识与技能时，渗透自己的情感，关心体贴患者，治疗性沟通有效，取得患者配合操作。

第一节　会阴擦洗/冲洗

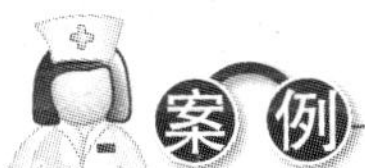

某女士，足月妊娠，在会阴侧切下分娩一男婴。产后24h，行会阴擦洗。

问题：(1) 行会阴擦洗的目的是什么？

(2) 会阴擦洗最常选用的溶液是什么？

(3) 行会阴擦洗操作步骤有哪些？

会阴擦洗/冲洗是妇产科临床工作中最常用的护理技术，可减少阴道分泌物，缓解局部充血。

【适应证与目的】

(一) 适应证

会阴擦洗/冲洗适用于长期卧床、妇科或产科手术后留置导尿管的患者、会阴阴道手术后、产后会阴有伤口者、急性外阴炎或长期阴道流血的患者。

（二）目的

会阴擦洗/冲洗可以保持患者会阴部清洁，促进舒适和会阴伤口愈合；防止生殖系统、泌尿系统逆行感染。

【物品准备】

（1）无菌会阴垫或橡皮垫、治疗巾各1块。

（2）会阴擦洗盘1只（图20－1）。盘内放置无菌弯盘2只，无菌镊子或消毒止血钳2把，无菌棉球若干，无菌干纱布2块，冲洗壶1个、便盆1个。

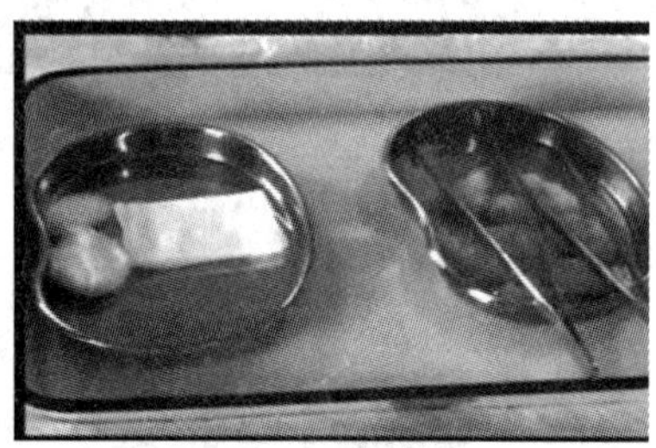

图20－1　会阴擦洗盘

（3）擦洗溶液　常用的擦洗/冲洗液500ml（如0.05%聚维酮碘溶液、0.1%活力碘溶液、0.1%苯扎溴铵溶液、1∶5000高锰酸钾溶液、2%～4%碳酸氢钠溶液等）。

【操作方法】

（1）知情介绍，向患者说明操作目的，取得患者配合。

（2）用屏风遮挡患者，嘱患者排空膀胱，铺橡皮垫、治疗巾，脱下一条裤腿，注意保暖，取膀胱截石位暴露外阴，放置便盆。

（3）将会阴擦洗盘放置床边，用左手持镊子夹取干净的药液棉球，用右手持镊子从下方夹取棉球进行擦洗。擦洗顺序（图20－2）。第1遍自上而下，由外向内，先阴阜后大腿内上1/3，然后大小阴唇，最后会阴及肛门周围。初步擦净会阴部的分泌物及血迹。第2遍以伤口为中心，由内向外，自上而下，最后会阴及肛门周围。1个棉球限用1次，可根据患者伤口情况决定擦洗次数，直至擦洗干净。

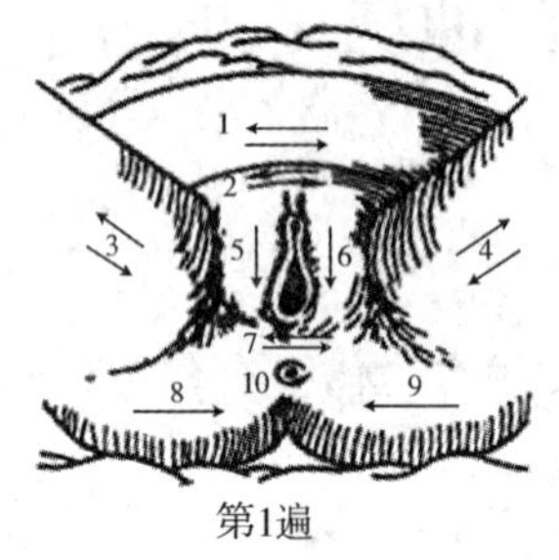

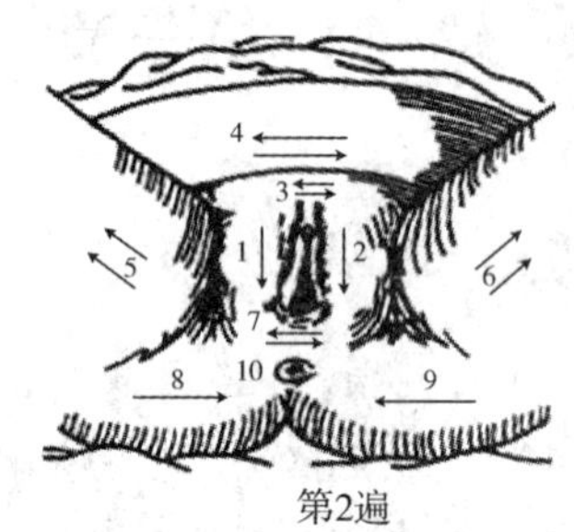

图20－2　会阴擦洗顺序

（4）最后用干棉球或干纱布擦干，并换上清洁的会阴垫。

（5）撤离便盆，协助患者穿上裤子，整理床单，清理用物。

【护理要点】

（1）擦洗时动作轻稳，擦洗顺序清楚。

（2）在擦洗时应注意观察会阴伤口有无红肿、分泌物的性状、伤口愈合情况，如发现异常应向医生汇报，并配合处理。

（3）对留置导尿管的患者，应注意导尿管是否通畅，避免脱落或打结。

（4）每擦洗 1 个患者后护理人员应清洗双手，并注意最后擦洗伤口有感染的患者，以免交叉感染。

（5）擦洗溶液温度适中，冬天注意保暖。

（6）会阴擦洗每日 2 次，大便后应及时擦洗。

第二节　阴道灌洗

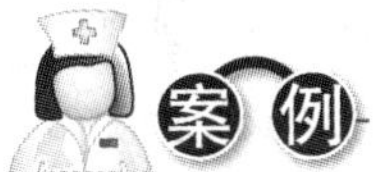

某女士，因外阴瘙痒、分泌物增多，分泌物悬滴法检查见到阴道毛滴虫，诊断为滴虫阴道炎，行阴道灌洗。

问题：（1）应选择的灌洗液是什么？

（2）其操作方法是什么？

【适应证与目的】

（一）适应证

阴道灌洗常用于各种阴道炎、宫颈炎的控制和治疗；子宫切除术前或阴道手术前常规准备。

（二）目的

阴道灌洗有收敛、热疗、消炎的作用。可促进阴道血液循环，缓解局部充血，减少阴道分泌物，达到控制和治疗炎症的效果。是妇科某些手术前的常规阴道准备内容之一。

【物品准备】

（一）灌洗装置

灌洗筒 1 个、橡皮管 1 根、灌洗头 1 个、输液架 1 个、弯盘 1 个、橡皮垫 1 块、便盆 1 个。

（二）灌洗溶液

1:5000 高锰酸钾溶液、0.05% 聚维酮碘溶液、0.25% 活力碘溶液、0.2% 苯扎溴铵溶液、2% ~4% 碳酸氢钠溶液、1% 醋酸溶液、生理盐水等。

（三）灌洗包

内装长柄卵圆钳、干纱球、小碗、窥阴器。

【操作方法】

（1）知情介绍，向患者说明以取得患者配合。

（2）将患者接到治疗室，用屏风遮挡患者，嘱患者排空膀胱，铺橡皮垫、治疗巾，脱下一条裤腿，注意保暖，取膀胱截石位暴露外阴，放置便盆。

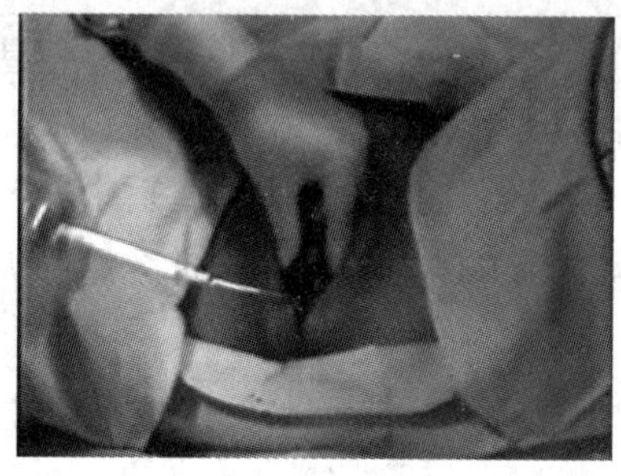

图 20－3　灌洗溶液冲洗外阴

(3) 按需要配制灌洗液 500～1000ml，将灌洗筒挂于距床沿 60～70cm 的高处，排去管内空气，试水温适当后备用。

(4) 先用灌洗溶液冲洗外阴（图 20－3），然后分开大小阴唇，将灌洗头沿阴道侧壁插入至后穹隆处，边冲洗边在阴道内左右上下移动。灌洗液剩下 100ml，拔出灌洗头，再冲洗一次外阴部。

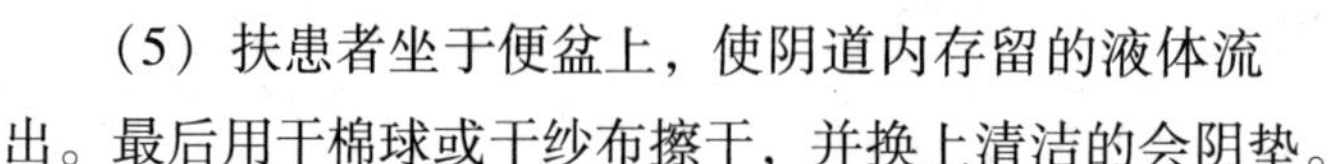

(5) 扶患者坐于便盆上，使阴道内存留的液体流出。最后用干棉球或干纱布擦干，并换上清洁的会阴垫。

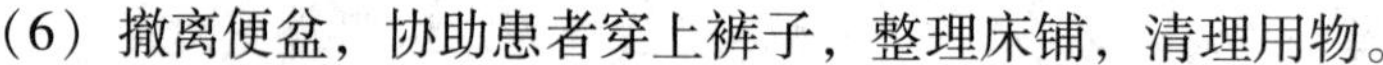

(6) 撤离便盆，协助患者穿上裤子，整理床铺，清理用物。

【护理要点】

(1) 灌洗液以 41℃～43℃为宜，温度过低，使患者不舒服，温度过高则可能烫伤患者的阴道黏膜。

(2) 灌洗袋与床沿距离不超过 70cm，以免压力过大，水流过速，使液体和污物进入子宫腔或灌洗液与局部作用时间不足。

(3) 灌洗头不能插入过深，灌洗时动作要轻柔，勿损伤阴道和宫颈组织。未婚女子可用导尿管灌洗阴道，不能使用窥阴器

(4) 必要时可在妇科检查床上用窥阴器将阴道撑开，直视下进行冲洗，能够达到更好的效果。

(5) 产后 10 日或妇产科手术 2 周后的患者，若合并阴道分泌物混浊、阴道伤口愈合不良等，可行低位灌洗，灌洗筒与床沿距离不超过 30cm，以免污物进入宫腔或损伤阴道伤口。

(6) 滴虫性阴道炎患者，用酸性溶液灌洗；假丝酵母菌性阴道炎患者，则用碱性溶液灌洗；非特异性阴道炎患者，用一般消毒液或生理盐水灌洗。

(7) 禁忌证　宫颈癌有活动性出血者、月经期、产后 10 日内或人流术后宫颈内口未关闭。

第三节　会阴湿热敷

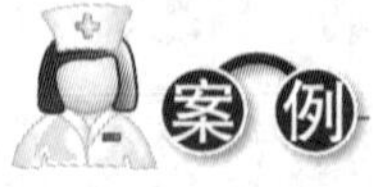

某女士，阴道分娩后 48h，严重会阴水肿，给予会阴湿热敷。

问题：(1) 常用药物是什么？应作哪些准备？

(2) 应该怎样操作？

【适应证与目的】

（一）适应证

会阴湿热敷常用于会阴水肿，会阴血肿的吸收期，伤口硬结及早期感染等患者。

（二）目的

会阴湿热敷是利用热源和药物直接接触患处，改善局部血液循环，促进局部组织生长和修复，达到消炎、止痛、促进伤口愈合的目的。

【物品准备】

会阴擦洗盘。橡皮布 1 块，治疗巾 1 块，棉垫，干纱布，凡士林，一次性垫单、一次性手套，有盖敷料罐，沸水或煮沸的 50% 硫酸镁溶液，纱布若干，红外线灯或热水袋或电热包。

【操作方法】

（1）向患者介绍操作目的及方法以取得患者配合。

（2）铺橡皮垫、治疗巾，行会阴擦洗，清洁局部伤口。

（3）进行会阴湿热敷（图 20－4）。其步骤是：在热敷部位先涂一薄层凡士林；盖上干纱布；再轻轻敷上湿纱布（煮沸 50% 硫酸镁溶液中有若干纱布），外置棉垫，每 3～5min 更换热敷垫一次或将热水袋放在棉垫外延长更换时间，一次热敷约 15～30min；每日 2～3 次。

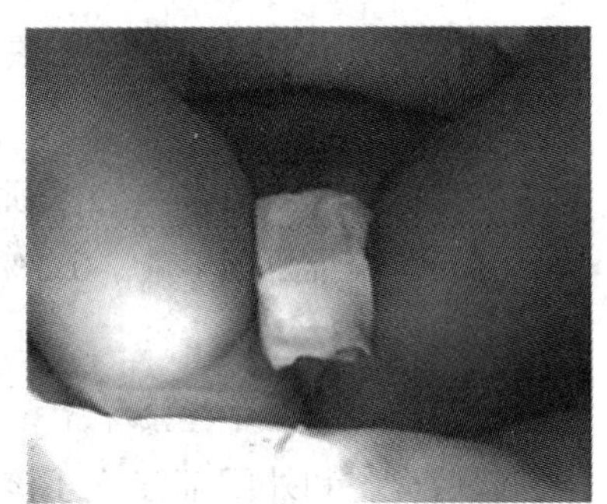

图 20－4　会阴湿热敷

（4）热敷完毕更换清洁会阴垫，整理床铺。

【护理要点】

（1）热敷面积是病损范围的 2 倍。

（2）湿热敷温度一般为 41℃～48℃，热敷过程中应注意观察局部有无发红，以防止烫伤。

（3）应注意观察患者的全身反应，对休克、虚脱、昏迷及感觉迟钝者应警惕烫伤及其他并发症。

考点提示

1.热敷面积是病损范围的2倍。

2.湿热敷温度一般为41℃～48℃。

第四节　坐　　浴

【适应证与目的】

（一）适应证

坐浴适用于外阴炎、阴道炎的辅助治疗，外阴阴道手术的术前准备。患者可在家自行坐浴，操作方法简单易行。

（二）目的

坐浴是通过水温和药液的作用，促进会阴局部血液循环，增强局部抵抗力，减轻炎症和疼痛，并使创面清洁，有利于组织修复。

【物品准备】

1. 器具 坐浴盆1个，41℃～43℃的温热溶液1000～2000ml，30cm高的坐浴架1个，无菌纱布或小毛巾1块。

2. 坐浴液的配制

（1）滴虫阴道炎 用酸性溶液坐浴，如1∶5000高锰酸钾溶液、1%乳酸溶液、0.5%醋酸溶液。

（2）外阴阴道假丝酵母菌病 用碱性溶液坐浴，如2%～4%碳酸氢钠溶液。

（3）老年性阴道炎 用酸性溶液或一般消毒溶液坐浴，如1%乳酸溶液、0.5%醋酸溶液、0.1%苯扎溴铵。

（4）外阴炎、非特异性炎症及外阴阴道手术的术前准备 用1∶5000高锰酸钾溶液、0.05%聚维酮碘溶液、0.1%活力碘溶液、0.1%苯扎溴铵溶液、或洁尔阴等。

【操作方法】

将坐浴盆放置于坐浴架上，内装坐浴液（根据病情按比例配置）2000ml，患者排空膀胱后全臀和外阴部浸泡于溶液中，持续20min左右。结束后用无菌干纱布擦干外阴，清理用物，消毒浴盆。根据水温不同，分为3种。

1. 热浴 水温在41℃～43℃，适用于急性炎症有渗出性病变者。

2. 温浴 水温在35℃～37℃，适用于慢性盆腔炎、术前准备。

3. 冷浴 水温在14℃～15℃，适用于膀胱、阴道松弛等。持续2～5min即可。

【护理要点】

（1）月经期、阴道流血者，孕妇及产后7日内的产妇禁止坐浴。

（2）坐浴液应严格按比例配制，浓度过高易造成黏膜灼伤，浓度太低影响疗效；温度不能过高，以免烫伤皮肤。

（3）坐浴前先将外阴及肛门周围擦洗干净。

（4）坐浴时全臀应全部浸于药液之中，注意保暖，以免受凉。

第五节 阴道、宫颈上药

阴道及宫颈上药，是一种应用广泛且简单的妇科护理技术操作，即可由护士操作，有的还可教会患者或其家属在家自行上药。

【适应证与目的】

（一）适应证

各种阴道炎，急、慢性子宫颈炎，术后阴道残端炎，需要行阴道、宫颈上药者。

（二）目的

阴道、宫颈上药可以使药物直接作用于局部炎性病变部位。

【物品准备】

阴道灌洗用物一套、消毒干棉球、长棉签、带尾线的大棉球、长镊子、药品、手套1双、窥阴器等。

【操作方法】

（一）核对解释

核对患者，同时说明目的及操作过程，适当遮蔽患者，解除患者思想顾虑，取得配合。

（二）阴道准备

嘱患者排空膀胱，取膀胱截石位，仰卧于妇科治疗台上，先行阴道灌洗，用窥阴器暴露宫颈，长镊子夹取消毒干棉球擦拭宫颈及阴道穹隆的炎性分泌物。

（三）上药

根据病情及药物性状的不同，采用以下4种方法进行阴道及宫颈上药。

1. 纳入法 也叫阴道后穹隆塞药，凡栓剂、片剂、丸剂可由操作者带上无菌手套直接放入后穹隆或紧贴宫颈；也可以用窥阴器暴露宫颈后，用长镊子或卵圆钳夹药片放入；有些药片可教会患者自行放置，指导患者在临睡前上药，以保证药物局部作用时间。方法是：上药前须洗尽双手或带上无菌手套，分开阴唇，用示指及中指夹住药片沿阴道后壁推至深处。阴道炎及慢性宫颈炎常用阴道后穹隆塞药。

2. 涂擦法 用长棉棒蘸少许药液均匀涂于宫颈病变处糜烂面并插入宫颈管内约0.5cm，或将药液均匀涂于阴道病变处，然后用生理盐水棉球洗去表面残留药液，再用棉球吸干。如为腐蚀性药物上药，应注意保护正常组织。可用于治疗宫颈炎、阴道炎。

3. 喷撒法 药粉可用喷粉器喷药，使药物粉末均匀散布于炎性组织表面上；或撒于带线大棉球，暴露宫颈后即将带药棉球塞于宫颈部，然后再退出窥阴器，线尾留在阴道口外，嘱咐患者于12~24h后将棉球取出。

4. 子宫颈棉球上药 适用于宫颈炎症伴有出血者。先将带尾线的大棉球蘸上药液和药粉，再将棉球置于子宫颈处，将棉球尾线留于阴道，或用胶布将尾线固定于阴阜侧上方，嘱患者12~24h后自行牵引尾线取出棉球。

（四）整理

协助患者穿上裤子，整理床单，清理用物。

（五）记录

记录给药原因、时间、结果等。

【护理要点】

（1）应用腐蚀性药物，要注意保护阴道壁及正常组织。

（2）上非腐蚀性药物时，应转动窥阴器，使阴道四壁均能涂上药物。

(3) 月经期或子宫出血者不宜阴道给药。

(4) 上药期间禁止性生活。

(5) 给未婚妇女上药时，可用长棉签涂抹。棉签上的棉花必须捻紧，涂药须顺同一方向转动，以防止棉花脱落到阴道内难以取出。

(6) 用药期间使用卫生巾可保持内裤清洁。

(7) 阴道、宫颈局部上药一般每天1次，7～10次为一疗程。在晚间临睡前上药，可延长药物局部作用时间，提高疗效。

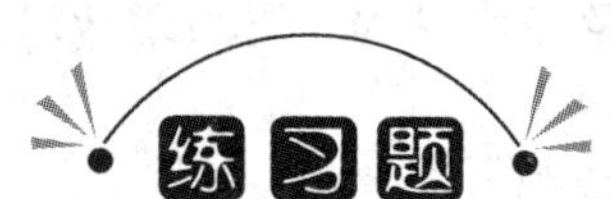

1. 阴道灌洗的最佳温度是

A. 34℃～35℃　B. 36℃～37℃　C. 30℃～40℃　D. 41℃～43℃　E. 43℃～45℃

2. 会阴湿热敷最常用的药液是

A. 50%硫酸镁溶液　B. 4%碳酸氢钠溶液　C. 1∶5000高锰酸钾溶液　D. 2.5%乳酸溶液　E. 75%乙醇

3. 有关阴道及宫颈上药，不正确的是

A. 适用于各种阴道炎　B. 月经期继续上药　C. 适用于宫颈炎　D. 上药期间禁止性生活　E. 阴道残端炎症的治疗

4. 患者，35岁，患滴虫阴道炎。医嘱0.5%～1%乳酸溶液坐浴。护士给予操作方法的指导，哪项不妥

A. 严格按比例配制溶液2000ml　B. 水温41℃～43℃　C. 嘱患者将全臀及外阴部浸泡于溶液中　D. 一般持续20min左右　E. 如果治疗效果不佳，可以增加药物浓度

(5～6题共用题干)

患者，因患外阴阴道假丝酵母菌病，行阴道局部治疗。

5. 行阴道灌洗，选择灌洗液是

A. 生理盐水　B. 0.5%醋酸溶液　C. 2%～4%碳酸氢钠溶液　D. 10%乳酸溶液　E. 1∶5000高锰酸钾溶液

6. 阴道用药应选择

A. 咪康唑栓剂　B. 甲硝唑栓剂　C. 新霉素药膏　D. 结合雌激素软膏　E. 氯霉素软膏

（7～9 题共用题干）

某产妇，足月妊娠，在会阴侧切下分娩一男婴。产后 24h，行会阴擦洗。

7. 会阴擦洗的目的不包括

A. 保持会阴清洁

B. 促使患者舒适

C. 促使会阴伤口愈合

D. 防止生殖系统和泌尿系统感染

E. 有利于恶露排出

8. 会阴擦洗最常选用的溶液是

A. 0.02% 碘伏溶液　　B. 0.5% 的过氧乙酸溶液

C. 0.5% 醋酸溶液　　D. 2%～4% 碳酸氢钠溶液

E. 20% 温无菌肥皂溶液

9. 其操作步骤哪项不妥

A. 做好解释工作，以取得配合

B. 取膀胱截石位、导尿排空膀胱

C. 第 1 遍为自上而下，由外向内擦洗

D. 第 2 遍以伤口为中心向外擦洗

E. 最后擦洗肛周及肛门

（10～11 题共用题干）

患者，30 岁，已婚。因外阴瘙痒、分泌物增多，分泌物悬滴法检查见到阴道毛滴虫，诊断为滴虫阴道炎，行阴道灌洗。

10. 应选择的灌洗液是

A. 生理盐水　　B. 0.5% 醋酸溶液　　C. 2%～4% 碳酸氢钠溶液

D. 10% 乳酸溶液　　E. 1∶5000 高锰酸钾溶液

11. 其操作方法哪项不妥

A. 取膀胱截石位　　B. 灌洗筒距离床面 >70cm

C. 灌洗液为 800～1000ml　　D. 温度 41℃～43℃

E. 灌洗头不宜插入过深，动作轻柔

（12～15 题共用题干）

某产妇，28 岁，分娩时第二产程延长行左侧会阴切开术娩出一女婴。阴道分娩后 48h，严重会阴水肿，给予会阴湿热敷。

12. 常用药物是

A. 凡士林　　B. 硫酸镁　　C. 碘伏

D. 碳酸氢钠　　E. 碘酊

13. 其药物浓度为

A. 10%　　B. 20%　　C. 30%

D. 40%　　E. 50%

14. 会阴热敷的目的以下哪项不正确

A. 增加白细胞的吞噬功能　　B. 促进血液循环

C. 加速创面修复　　D. 促进局部组织的生长

E. 有助于炎症扩散

15. 会阴热敷的护理哪项不妥

A. 先行会阴擦洗，清洁会阴后热敷

B. 温度一般为41℃～48℃

C. 更换敷料1次/（3～5）min

D. 热敷1次/（15～30）min

E. 热敷面积一般为病变范围的3倍

（付志绪）

第二十一章 妇产科诊疗技术及产科手术患者的护理

要点导航

◎ **学习要点**

掌握妇产科诊疗技术和产科手术的护理要点。

熟悉妇产科诊疗技术和产科手术的适应证和操作方法。

◎ **技能要点**

能熟练对妇产科诊疗技术和产科手术患者进行相应的护理；学会保护患者的隐私，培养良好的医德医风。

第一节 生殖道细胞学检查

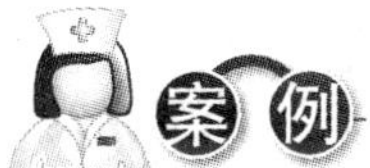

案例

患者，40岁，因“性生活后出血4个月”就诊。妇科检查：外阴已婚经产式，阴道通畅，有少量鲜红色血液，宫颈Ⅲ度糜烂，呈颗粒型，子宫前位，大小正常，无压痛，双侧附件区无异常。

问题：护士应指导患者进行哪些检查？

【适应证】

卵巢或胎盘功能检查。早期宫颈癌筛查。

【操作方法】

1. 阴道侧壁刮片 在阴道侧壁上1/3段刮片、固定、送检。

2. 宫颈刮片 在宫颈鳞－柱状上皮交界处刮片、固定、送检（图21－1）。

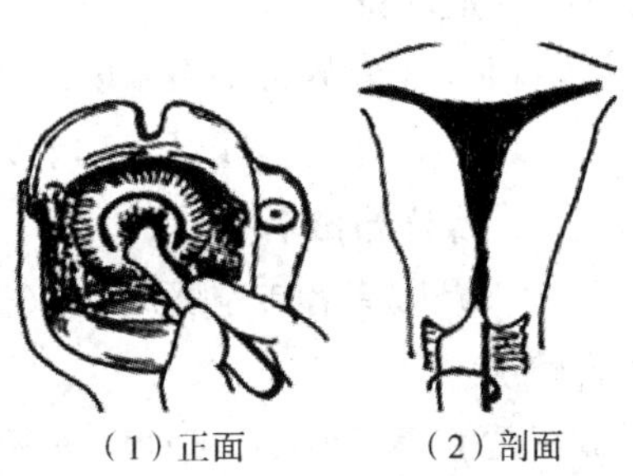

（1）正面 （2）剖面

图21－1 宫颈刮片

3. 宫颈管涂片 用于了解宫颈管内的状况。目前多采用液基超薄细胞学监测技术（TCT），用取样刷在宫颈管内及宫颈表面刷取细胞后，放入细胞保存液内，然后分离、涂片、镜检。

【护理要点】

（1）嘱取材前24h内禁止阴道灌洗、上药、检查及性生活，做好解释工作。

（2）检查前准备好用物。协助摆好体位，取标本时动作应“轻、稳、准”。如白带较多，可先用无菌干棉球擦拭后再取标本。

（3）涂片必须向一个方向、均匀地涂抹，切忌来回涂抹。玻片应作好标记，放入装有固定液的标本瓶中固定并及时送检。

第二节　子宫颈活组织检查

【适应证】

（1）宫颈刮片巴氏Ⅲ级及以上或TBS分类鳞状上皮细胞异常者。

（2）阴道镜检查反复可疑阳性或阳性者。

（3）疑有宫颈癌或慢性特异性炎症，需进一步明确诊断者。

【操作方法】

排空膀胱，取膀胱截石位。在宫颈外口鳞－柱状上皮交接处或可疑病变区钳取组织；可疑癌变者，在宫颈3、6、9、12点取标本（图21－2）。标本分别装瓶、送检。

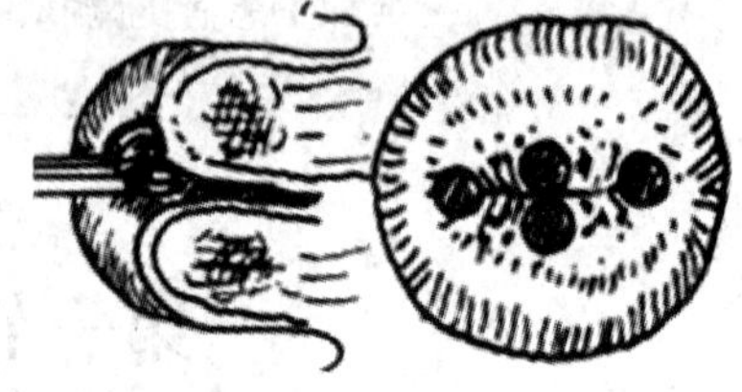

（1）方法　（2）部位

图21－2　宫颈活检

【护理要点】

（1）术前做好解释工作。嘱患者月经干净后3～7日内检查，有生殖道急性炎症者需治愈后再活检。

（2）术中陪伴患者，给予心理支持并观察生命体征。

（3）术后嘱患者12～24h内自行取出阴道内棉球或纱布，出血多时及时就诊。保持外阴清洁，禁盆浴及性生活1个月。

第三节　诊断性刮宫术

【适应证】

（1）子宫异常出血或阴道排液需排除癌变者；疑有宫腔内组织残留者。

（2）不孕症、闭经、功能失调性子宫出血患者，需了解内膜情况及有无排卵。

【操作方法】

（1）嘱患者排空膀胱后取膀胱截石位，消毒、铺巾。查清子宫的大小、位置、附件情况。

（2）暴露宫颈，消毒，宫颈钳钳夹宫颈前唇，子宫探针探测宫腔方向及深度，宫颈扩张器逐号扩张宫颈管。

（3）用刮匙分别沿宫腔前壁、侧壁、后壁自上而下刮取组织，注意宫底和双侧宫角部。若刮取物高度怀疑子宫内膜癌不可继续刮宫，以免造成穿孔及癌扩散；功能失调性子宫出血或疑有组织物残留致大出血者应全面刮宫；若疑宫颈管病变应行分段诊刮，先刮宫颈管，再刮取子宫内膜。

（4）将标本分别装瓶、固定、送检。

【护理要点】

（1）术前做好解释工作，刮宫前5日内禁止性生活；术前禁用任何激素类药物。需判断有无排卵者，嘱经前期或月经来潮6h内刮宫；疑子宫内膜不规则脱落者嘱月经第5~6日刮宫；疑子宫内膜癌者随时刮宫。做好输液、配血准备。

（2）术中陪伴患者，给予心理支持并观察生命体征、腹痛等。

（3）术后留观1h，注意观察病情。嘱患者保持外阴清洁，禁性生活及盆浴2周，遵医嘱服用抗生素，1周后复查。

第四节　输卵管通畅术

【适应证】

（1）女性不孕症，疑输卵管阻塞者。疏通输卵管黏膜轻度粘连。

（2）评价输卵管绝育术或再通术的手术效果。

（3）造影术还可了解输卵管和宫腔的形态、有无畸形等。

【操作方法】

1. 输卵管通液术　排空膀胱，取膀胱截石位。查清子宫情况。将导管插入宫腔，缓慢注入无菌生理盐水（内加庆大霉素、地塞米松、α-糜蛋白酶）。

2. 子宫输卵管造影术　向导管内缓慢注入碘化油或76%泛影葡胺液，在X线透视下观察造影剂流经输卵管及宫腔的情况并摄片。

【护理要点】

（1）术前做好解释工作。嘱患者月经干净后3~7日内检查，术前3日内禁性生活。询问有无过敏史，并做碘过敏试验。便秘者行清洁灌肠。术前30min肌内注射阿托品0.5mg。

（2）术中导管必须紧贴宫颈外口，不可插入过深；生理盐水最好接近体温；推注速度不可过快。观察患者反应，发现异常立即处理；若发现造影剂进入异常通道且患者出现咳嗽症状，应立即停止推注，取头低脚高位并严密观察。

（3）术后整理用物，嘱患者休息并注意观察病情。遵医嘱服用抗生素，禁性生活和盆浴2周。

第五节　阴道后穹窿穿刺术

【适应证】

（1）疑盆、腹腔内出血或有积液、积脓。

（2）B超引导下经后穹隆穿刺取卵或病变部位注药。

【操作方法】

排空膀胱，取膀胱截石位。钳夹宫颈后唇并向前提拉，暴露后穹隆，用长针头在后穹隆中央或稍偏病侧、平行宫颈管刺入，进针约2～3cm（图21－3），有落空感后立即抽吸。

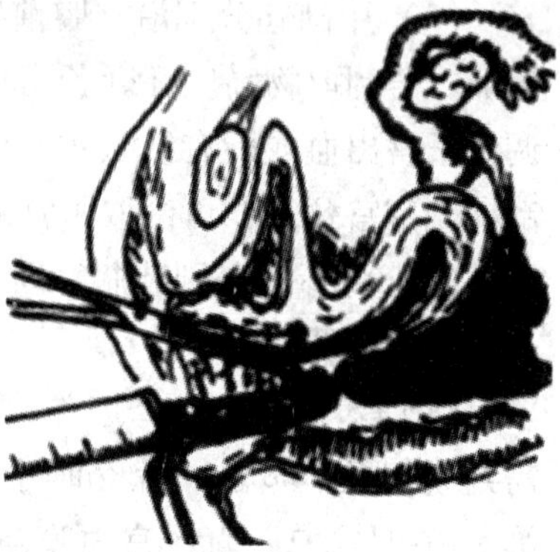

图21－3 阴道后穹隆穿刺

【护理要点】

（1）术前做好解释工作。

（2）术中及时提供用物。陪伴患者，观察生命体征。穿刺时要注意进针部位、方向和深度。观察抽出液的性状颜色并及时送检；呈暗红色不凝血者为腹腔内出血。

（3）术后整理用物，嘱患者休息并观察病情。保持外阴清洁，24h后取出阴道内纱布。

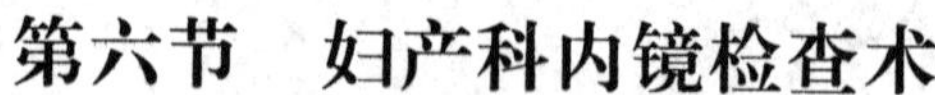

第六节 妇产科内镜检查术

一、阴道镜检查

【适应证】

（1）宫颈刮片巴氏Ⅲ级及以上、TBS提示上皮细胞异常或肉眼观察宫颈可疑癌变者。有接触性出血，但肉眼观察宫颈无明显病变者。

（2）可疑阴道腺病、阴道恶性肿瘤或尖锐湿疣者。

【操作方法】

排空膀胱，取膀胱截石位。调整阴道镜，用低倍镜观察宫颈。正常鳞状上皮光滑呈粉红色；柱状上皮呈红色绒毛状。宫颈表面涂3%醋酸溶液，正常鳞状上皮不变色；柱状上皮呈水肿、微白、葡萄状结构。再涂以复方碘液，正常鳞状上皮呈棕褐色；柱状上皮、未成熟化生上皮、不典型增生和癌变上皮不着色。在不着色区取活检。

【护理要点】

（1）术前做好解释工作。有生殖道急性炎症者应先治愈。检查时间为月经干净后3～7日内。嘱术前24h内避免性生活及阴道宫颈操作、检查或治疗。

（2）术中配合医生调整光源，传递手术用物。禁止使用涂润滑剂的阴道窥器。

（3）术后整理用物，标本及时装瓶、填单、送检。

二、宫腔镜检查

【适应证】

（1）异常子宫出血或不孕症、复发性流产、疑宫腔粘连或子宫造影异常者。

（2）IUD 的定位及取出。评价超声检查的异常宫腔回声及占位性病变。

【操作方法】

排空膀胱，取膀胱截石位。探查宫腔，扩张宫颈至大于镜体外鞘直径半号。接通液体膨宫泵，调整压力，注入葡萄糖液。将宫腔镜插入宫腔，移动宫腔镜管按顺序检查宫腔全貌、底、前后壁和输卵管开口，退出时检查宫颈内口和宫颈管。

【护理要点】

（1）术前做好解释工作；检查时间为月经干净后 1 周内；仔细询问病史、体检和协助行辅助检查；嘱术前禁食 6 ~ 8h。

（2）术中陪伴患者，给予心理护理，并严密观察其反应。

（3）术后嘱卧床休息 30min，观察病情，出现异常及时处理。遵医嘱应用抗生素。保持会阴清洁，禁性生活及盆浴 2 周。

三、腹腔镜检查

【适应证】

（1）疑子宫内膜异位症；原因不明的急慢性盆腔痛或盆腔肿块。

（2）不孕症或计划生育并发症的诊断。

【操作方法】

麻醉、消毒。受检者取平卧位，切开脐孔下缘皮肤，将气腹针沿切口刺入腹腔，连接自动 CO_2 气腹机，充气并调整患者体位为头低臀高 15°位，拔出气腹针。将套管针沿切口刺入腹腔，插入腹腔镜，连接气腹机，打开冷光源，按顺序检查盆腔内各器官。冲洗盆腔，检查无异常后停止充气，放尽气体，取出腹腔镜。

【护理要点】

（1）术前做好解释工作；采集病史，准确掌握适应证和禁忌证；做好术前准备，注意脐孔处的清洁。

（2）术中观察患者病情，发现异常及时汇报医生。

（3）术后拔出导尿管；嘱卧床休息至少 30min；观察穿刺口有无红肿、渗出；鼓励下床活动。禁性生活和盆浴 2 周，遵医嘱服用抗生素。

第七节　会阴切开缝合术

【适应证】

（1）产妇需缩短第二产程、行阴道助产术或可能发生会阴严重撕裂者。

（2）持续性枕后位、巨大儿、早产儿需预防颅内出血者。

【操作方法】

取膀胱截石位，局部麻醉（图 21 - 4），多采用会阴左 - 后侧切开（图 21 - 5）。左手示、中两指伸入胎先露和阴道壁之间，右手持剪刀在会阴后联合正中偏左 0.5cm 处与正中线呈45°剪开皮肤和黏膜，长约3～4cm。正中切开切口长度不超过2～3cm。按解剖关系缝合完毕后，常规行肛门检查。

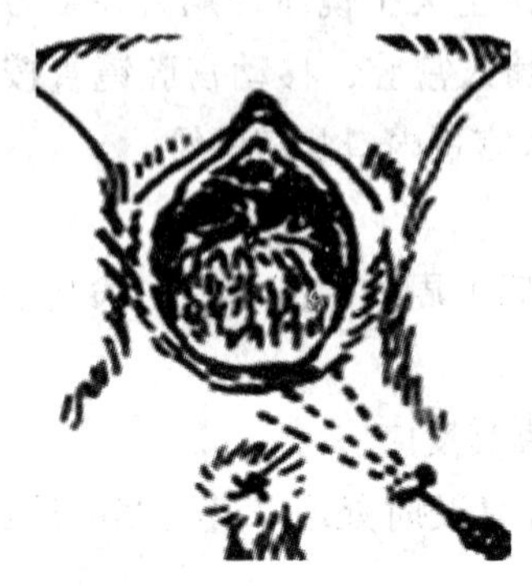

图21－4　局部浸润麻醉

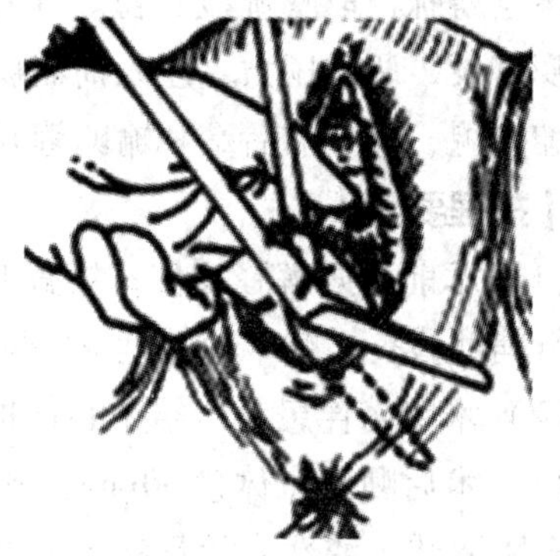

图21－5　会阴侧切

【护理要点】

（1）术前做好解释工作。密切观察产妇情况，协助医生掌握会阴切开的时机。

（2）术中指导产妇正确运用腹压，注意保护会阴体。

（3）术后嘱产妇取健侧卧位，保持外阴清洁干燥，勤换消毒会阴垫，每日用0.1%苯扎溴铵棉球擦洗外阴2次，排便后及时清洗。观察伤口有无异常，若伤口水肿，用50%硫酸镁湿热敷或95%乙醇湿敷，并用红外线理疗；若伤口化脓，应报告医生提前拆线引流；若伤口愈合不佳，于产后7～10日用1:5000高锰酸钾溶液坐浴，每日2次。会阴侧切术后5日拆线，正中切开术后3日拆线。

考点提示

会阴切开缝合术的护理。

直通护考

1. 某产妇分娩时行会阴左侧切开术，关于其产后护理，错误的是

A．0.1%苯扎溴铵液擦洗，每日2次　B．外阴水肿时用50%硫酸镁湿热敷

C．左侧卧位　D．伤口红肿者用红外线照射

E．术后5天拆线

2. 某产妇分娩时行会阴左侧切开术，产后第4天，切口红肿、疼痛、流脓。针对此患者的护理，错误的是

A．右侧卧位　B．红外线照射　C．会阴擦洗

D．坐浴　E．拆线引流

答案：1.C；2. D

第八节　胎头吸引术

【适应证】

(1) 需缩短第二产程或第二产程延长者。

(2) 有剖宫产史或子宫有瘢痕者。

【操作方法】

取膀胱截石位，查清胎位、宫口及骨盆情况后，导尿，协助行会阴侧切术。将胎头吸引器缓缓滑入阴道并与胎头顶端紧贴，检查未夹到软组织（图 21－6）。连接注射器和橡皮管，缓慢抽出空气 150～180ml，形成负压，钳夹橡皮管（图 21－7）。宫缩时边保护会阴体边按分娩机制进行牵拉。胎头娩出阴道口时，取下吸引器。

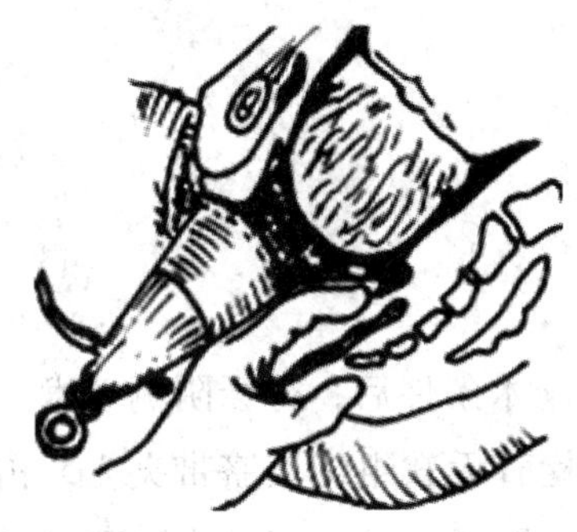

图 21－6　放置胎头吸引器

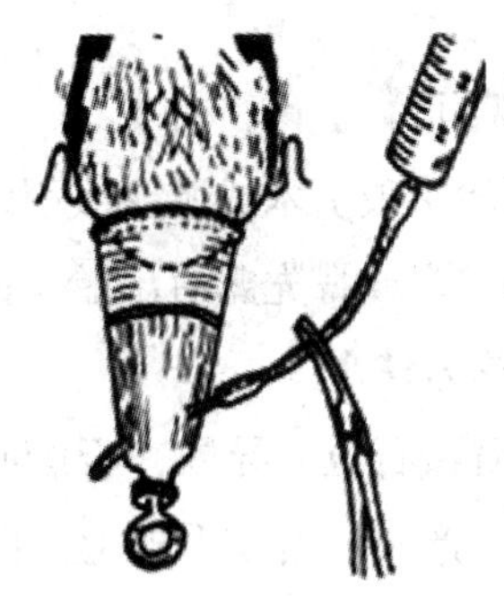

图 21－7　抽吸负压

【护理要点】

(1) 术前做好解释工作。

(2) 术中牵拉前检查吸引器放置的部位、有无漏气；抽吸负压要适当；发生滑脱可重新放置，但不应超过 2 次。牵引时间不超过 20min。牵引时用力要均匀。

(3) 术后仔细检查软产道，有裂伤者立即缝合。严密观察病情。保留导尿管 24～72h。嘱产妇卧床休息。其它护理同会阴切开缝合术。

(4) 新生儿护理。检查头皮产瘤情况，有无头皮血肿或损伤；观察新生儿面色、肌张力等。新生儿静卧 24h，头偏向一侧，避免搬动。禁止沐浴 3 日。遵医嘱肌内注射维生素 K_1 和青霉素。

第九节　人工剥离胎盘术

【适应证】

胎盘滞留或胎儿娩出后短时间内阴道流血已达 200ml 者。

【操作方法】

取膀胱截石位，导尿。术者一手在腹部按压宫底，另一手五指并拢沿脐带进入宫腔，摸到胎盘边缘，四指并拢，以手掌尺侧缘慢慢将胎盘从子宫壁剥离。待全部剥离后，将胎盘握于手中，另一手牵拉脐带，逐渐娩出胎盘。

【护理要点】

（1）术前做好解释工作，做好输血输液准备。

（2）术中严格无菌操作，动作轻柔，切忌粗暴，不可多次进出。若剥离确实困难，考虑可能为植入胎盘，切不可强行剥离。

（3）术后注意观察病情，宫缩不佳时应及时按摩子宫并按医嘱应用宫缩剂。仔细检查胎盘、胎膜是否完整，若有少量胎盘缺损，可用大刮匙轻刮宫腔。

第十节　产钳术

【适应证】

1. 同胎头吸引术或胎头吸引术失败者。

2. 剖宫产或臀先露后出胎头困难者。

【操作方法】

取膀胱截石位，导尿，听胎心音，查清胎位及施术条件后，行会阴侧切术。术者先放置左叶产钳，由助手固定；再放置右叶产钳。检查无软组织及脐带夹入，扣合钳锁。宫缩时按产轴方向牵拉、娩出胎头（图 21－8、图 21－9）。当胎头双顶径越过骨盆出口时，松开钳锁，先取出右叶产钳，后取出左叶产钳。

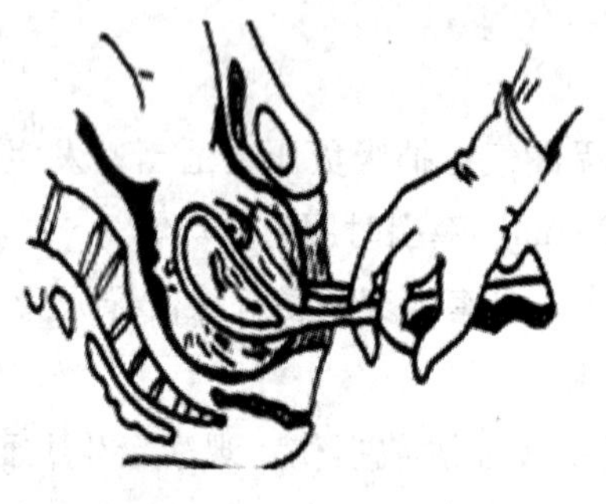

图 21－8　牵引方法

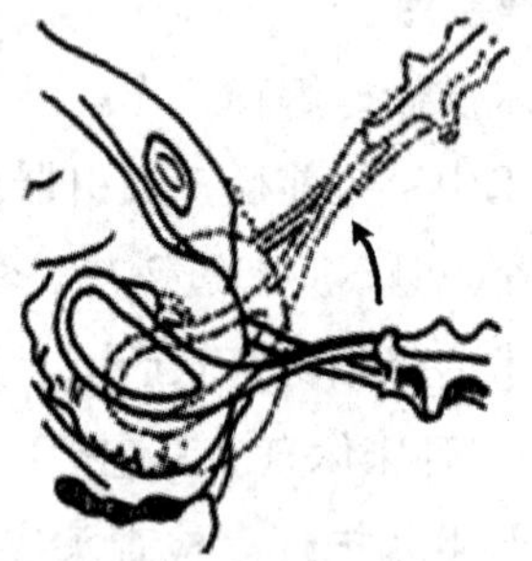

图 21－9　牵引方向

【护理要点】

（1）术前做好解释工作。

（2）术中密切观察宫缩和胎心变化，遵医嘱吸氧、补充能量、按摩下肢等。

（3）术后产妇和新生儿的护理同胎头吸引术。

第十一节　剖宫产术

【适应证】

（1）头盆不称、产道异常、产力异常或有妊娠并发症和合并症者。

（2）胎儿窘迫、珍贵儿、早产儿、过期妊娠儿等。

【操作方法】

多选择在硬膜外麻醉下行子宫下段剖宫产术。取下腹正中纵或横切口，逐层打开腹壁及腹膜，在子宫下段前壁正中做一小横切口，钝性撕开扩大切口，破膜，娩出胎儿胎盘，清理宫腔，清点器械敷料无误，逐层关腹。

【护理要点】

（一）术前准备

（1）做好解释工作。

（2）做好术前准备，同一般妇科腹部手术。

（3）密切观察胎心变化。做好新生儿保暖和窒息的抢救准备。

（4）协助产妇取侧斜仰卧位。

（二）术中配合

1. 巡回护士　观察生命体征，保证物品供应。遵医嘱输液。

2. 器械护士　递送器械及敷料要及时、准确、灵活、方法正确。

3. 助产士　胎儿娩出后及时清理呼吸道，做好新生儿护理。

（三）术后护理

1. 床边交接班　详细询问手术情况。及时测量生命体征，检查输液管、尿管，观察看伤口、阴道流血和引流等。认真做好床边交接班并详细记录。

2. 安排舒适的体位　术后去枕平卧位6～8h，头偏向一侧。术后第2日改半卧位。鼓励产妇床上活动肢体，勤翻身，拔尿管后下床活动。

3. 观察生命体征　术后4h内，每30min测量血压、脉搏、呼吸1次。平稳后改为每4～6h 1次；24h后改为每日4次，正常后再测3日。术后3日内，每日测体温4次。

4. 缓解疼痛　术后24h内最明显。应耐心解释疼痛的原因，指导产妇缓解疼痛的方法如翻身和咳嗽时轻按腹部两侧、系腹带、取舒适卧位、深呼吸、分散注意力等；提供安静舒适的休养环境；必要时遵医嘱给予止痛药物。

考点提示

剖宫产术患者的护理评估、护理措施。

直通护考

1. 关于剖宫产的术后护理，下述正确的是

A. 术后体温超过38℃不必处理
B. 术后取半卧位，有利恶露排出
C. 产后1周开始喂奶
D. 留置导尿管12h
E. 产后12h内观察阴道流血和宫缩

2. 剖宫产的术后护理，下列错误的是

A. 保持外阴清洁
B. 术后2～3日可坐起
C. 术后可立即拔出导尿管
D. 术后12h内密切注意阴道流血情况
E. 术后平卧，次日改半卧位

3. 关于剖宫产术的术前准备，哪项是错误的

A. 留置导尿管
B. 皮肤准备
C. 备皮
D. 禁食
E. 常规应用吗啡

答案：1.E；2.C；3. E

5. 病情观察 观察腹部切口、宫缩和阴道流血。定时按摩子宫。

6. 腹胀 多在术后48h自行排气。腹胀明显可行腹部热敷、肛管排气等。

7. 饮食 禁食6～12h后可进清淡流质，但禁食牛奶、糖水、甜果汁。1～2日后改为半流质饮食，肛门排气后进普食。

8. 导尿管 注意尿量、尿色。术后24h拔除导尿管，注意排尿情况。

9. 提供产褥期护理 乳房、会阴护理。

【健康指导】

指导营养丰富的的流质饮食。教会产妇做产后保健操。指导婴儿护理和母乳喂养。禁性生活6周，6周后复查。需生育者至少避孕2年。

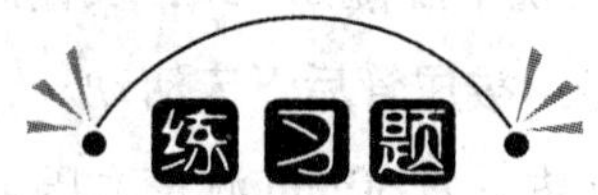

1. 某女士，48岁。拟行阴道脱落细胞学检查，阴道涂片的取材部位应在

A. 阴道前壁上1/3段
B. 阴道侧壁上1/3段
C. 阴道后壁上1/3段
D. 阴道前壁下1/3段
E. 阴道侧壁下1/3段

2. 某女士，42岁。查体发现“宫颈糜烂”4年，咨询筛查宫颈癌的方法，首选的方法是

A. 诊断性锥切
B. 诊刮

C. 宫颈刮片　　D. 宫颈活检

E. 阴道涂片

3. 某女士，28 岁。停经 50 天，少量阴道流血 1 天。今晨 4 时突发左侧下腹剧痛，伴恶心、呕吐。查体：血压 70/50mmHg。妇科检查：阴道后穹隆触痛（+），宫颈举痛明显，子宫稍大，质软，左侧附件区扪及一形状不规则的压痛包块。考虑为输卵管妊娠破裂或流产，此时最有价值的辅助检查方法是

A. 妊娠试验　　B. 宫腔镜

C. 阴道镜　　D. B 超

E. 后穹隆穿刺术

4. 初产妇，32 岁。妊娠 40 周，会阴左侧切术后 1 日。下列护理错误的是

A. 嘱产妇左侧卧位　　B. 术后保持外阴清洁

C. 伤口肿胀时可湿热敷　　D. 嘱产妇右侧卧位

E. 术后 5 天拆线

5. 某女士，46 岁。月经紊乱 2 年，长期应用性激素治疗。现需要了解卵巢功能，护士应指导其于诊断性刮宫术前停用性激素

A. 15 天　　B. 1 个月

C. 2 个月　　D. 3 个月

E. 6 个月

6. 初孕妇，30 岁。妊娠 41 周，因第二产程延长行胎头吸引术。关于胎头吸引术的操作方法，错误的是

A. 术前导尿　　B. 术前行阴道检查

C. 正确放置吸引器　　D. 抽吸形成负压约 150 ~ 180mmHg

E. 沿产轴方向牵拉

7. 初产妇，32 岁。剖宫产术后，出院时护士指导产妇术后至少避孕

A. 3 个月　　B. 6 个月

C. 1 年　　D. 1.5 年

E. 2 年

8. 初孕妇，29 岁。因第二产程延长行会阴侧切术，缝合完毕后，应常规行

A. 妇科检查　　B. 宫颈检查

C. 肛门检查　　D. 腹部检查

E. 阴道检查

（王雪芹）

实训指导

实训一 女性生殖系统解剖技能训练

【实训目的】

（1）掌握正常女性骨盆的结构、分界及骨性标志。

（2）熟悉正常女性内、外生殖器解剖结构及功能及正常内生殖器与邻近器官的关系。

【实训时间】

2 学时。

【实训地点】

学校妇产科实训室。

【实训准备】

相关多媒体教学资料。正常女性骨盆模型、内外生殖器模型、女性内生殖器与邻近器官模型等。

【实训方法】

一、观看多媒体教学资料

组织学生观看相关教学资料。

二、模型示教

教师操作示范讲解。

（一）女性骨盆

1. 女性骨盆的结构 骶骨、尾骨、左右两块髋骨的组成、形态及位置。

2. 骨性标志 髂前上棘、髂嵴、骶岬、耻骨联合、耻骨弓、坐骨棘、坐骨结节、骶髂关节、骶尾关节、髂耻隆突。

3. 骨盆分界线 前为耻骨联合上缘，两侧为髂耻线，后为骶岬上缘。

（二）女性生殖器

1. 外生殖器 阴阜、大阴唇、小阴唇、阴蒂、阴道前庭解剖结构。

2. 内生殖器 阴道、子宫、输卵管、卵巢解剖结构及组织结构。

3. 内生殖器与邻近器官 膀胱、尿道、输尿管、直肠、阑尾位置。

三、分组训练

学生4人1组分组训练，利用模型辨认骨盆及内、外生殖器解剖结构，骨性标志及其邻近器官；教师巡回矫正。

【实训小结】

1. 结果检测 随即抽查学生指认骨盆各部名称及骨性标志，说出骨盆平面重要径线，指出内生殖器的邻近器官及相互影响，不足之处可由其他同学补充纠正，评价后作为小组成绩。

2. 作业 完成实验报告，总结学习体会。

（王彩霞）

实训二 产前检查技能训练

【实训目的】

（1）掌握骨盆外测量的方法及其各经线的正常值，腹部四部触诊的检查方法、目的及意义。

（2）熟悉产前检查的程序。

【实训时间】

2学时

【实训地点】

学校妇产科实训室。

【实训准备】

（1）相关多媒体教学资料。

（2）孕妇人体模型、骨盆模型、检查床、骨盆外测量器、记录纸、笔。

【实训方法】

一、观看多媒体教学资料

组织学生观看多媒体教学资料。

二、教师操作示范

（一）骨盆外测量

1. 髂棘间径（IS） 孕妇取伸腿仰卧位，测量两侧髂前上棘外缘间的距离，正常值为 23 ~ 26cm。

2. 髂嵴间径（IC） 孕妇取伸腿仰卧位，测量两侧髂嵴外缘间最宽的距离，正常值为 25 ~ 28cm。

3. 骶耻外径（EC） 孕妇取左侧卧位，左腿屈曲、右腿伸直。测量耻骨联合上缘中点至第 5 腰椎棘突下（相当于米氏菱形窝的上角，或相当于髂嵴最高点与脊柱交点下 1.5cm 的距离），正常值为 18 ~ 20cm。

4. 坐骨结节间径 又称出口横径（TO）。孕妇取仰卧位，两腿屈曲、双手抱双膝，使髋关节和膝关节屈曲。测量两坐骨结节内侧缘间的距离，正常值为 8.5 ~ 9.5cm。若此径线值小于 8cm 时，应加测出口后矢状径。

5. 耻骨弓角度 用两手拇指指尖斜着对拢放置在耻骨联合下缘，两手拇指平放在耻骨降支上，测量两拇指间的角度即耻骨弓角度，正常值为 90°，小于 80°为异常。

（二）腹部四部触诊法

1. 体位 孕妇应排尿后仰卧于检查床上，露出腹部，双腿屈曲略分开使腹肌放松。检查者站在孕妇的右侧。

2. 视诊 观察腹部的形状及大小，有无手术瘢痕、妊娠纹及水肿等。

3. 测宫高和腹围 用手测量宫底高度或用软尺测量耻骨联合上子宫长度及腹围值。

4. 触诊 用四部触诊法了解胎产式、胎先露、胎方位及胎先露部是否衔接及羊水的情况等。做前三步时，检查者面对孕妇头端；做第四步时，检查者面向孕妇足端。

（1）第一步 检查者双手置于宫底部，了解子宫外形并测得宫底高度，估计胎儿大小与妊娠周数是否相符。然后以双手指腹相对轻推，判断宫底部的胎儿部分，若为胎头则硬而圆，且有浮球感，若为胎臀则软而宽，且形状略不规则。

（2）第二步 检查者双手分别置于孕妇腹部左右侧，一手固定，另一手轻轻深按检查，两手交替，仔细分辨胎背及胎儿四肢的位置。平坦饱满者为胎背，可变形的高低不平部分为胎儿四肢，有时可感到胎儿肢体活动，更容易判断。

（3）第三步 检查者右手拇指与其余四指分开，置于耻骨联合上方握住胎儿先露部，进一步查清是否已经衔接。若仍浮动，表示尚未入盆，若已衔接，则先露部不能被推动。

（4）第四步 检查者左右手分别置于胎先露的两侧，向骨盆入口方向向下深按，再次核对胎先露部的诊断是否正确，并确定胎先露部入盆的程度。

三、分组训练

学生分组在孕妇人体模型上操作练习。教师巡回矫正反馈。

【实训小结】

1. 结果检测 分别在每个实训小组抽出几位学生进行演示，由学生评价。老师进行总结点评，结果作为小组成绩。

2. 作业 完成实验报告，总结学习体会。

（蔡艳芳）

实训三 正常分娩妇女的护理训练

【实训目的】

（1）掌握正常分娩的操作规范，接生时的护理配合。

（2）熟悉正常分娩产妇的外阴冲洗消毒方法。

【实训时间】

2 学时。

【实训地点】

学校产科实训室

【实训准备】

无菌持物筒 1 个（内装卵圆钳 3 把）、无菌罐 2 个（分别放置 20% 肥皂水纱布及 0.5% 碘伏纱布）、冲洗壶（内置 1000ml 温开水）、无菌盒内置无菌持物钳 6 把、一次性棉垫、便盆、灭菌产包一个、消毒液（如 0.1% 苯扎溴铵溶液、1∶5000 高锰酸钾液、2.5% 碘酊、75% 乙醇、0.5% 碘伏）棉球、血压计 1 台、吸痰管 1 副、低压吸引器、新生儿辐射台、胎心听筒、胎心监护仪等。

【实训方法】

一、模型示教

（一）会阴冲洗消毒

（1）产妇取膀胱截石位，充分暴露会阴部，臀下铺一次性棉垫，垫便盆。

（2）用无菌持物钳钳夹消毒干棉球堵住阴道口，然后钳夹 1 块肥皂水纱布擦洗，顺序为：阴裂→对侧小阴唇→近侧小阴唇→对侧大阴唇→近侧大阴唇→阴阜→对侧大腿根部→近侧大腿根部→对侧大腿上 1/3→近侧大根上 1/3→对侧臀部→近侧臀部→会阴体→肛门。

（3）温开水冲净肥皂水，先中间，后两边，再中间。

（4）取下阴道口的棉球。更换无菌持物钳，用 0.5% 碘伏纱布擦洗，顺序同（2）。

（5）各部位擦洗加冲洗至少 3 遍。

（6）撤便盆，用物按消毒技术规范要求处理，更换干净棉垫，臀下垫无菌治疗巾，打开产包准备铺巾接生。

（二）接生护理配合

1. 第一产程

（1）测量生命体征 每 4 ~ 6h 测量生命体征 1 次并记录。

（2）外阴备皮。

（3）心理护理　向产妇讲解分娩过程，鼓励产妇树立正常分娩的信心，使其积极配合并顺利度过分娩期。

（4）观察宫缩　用手放在产妇腹壁观察或用胎儿电子监护仪观察。

（5）观察胎心　潜伏期每1～2h听诊1次，活跃期每30min听诊1次并记录。

（6）排尿与排便　鼓励产妇每2～4h排尿1次。产妇排便后应立即清洗外阴，保持外阴清洁。

2. 第二产程

（1）观察宫缩。

（2）观察胎心　每5～10min听诊1次。

（3）外阴冲洗消毒。

（4）指导产妇屏气、正确使用腹压。

（5）心理护理　继续鼓励产妇配合分娩。

（6）随时准备遵医嘱准备药品及器械。

3. 第三产程

（1）预防产后出血　胎儿前肩娩出后立即给产妇肌内注射缩宫素10U，促进宫缩，使胎盘剥离，并减少子宫出血。

（2）新生儿处理　①清理呼吸道：用吸痰管轻轻吸出新生儿口、鼻、咽喉部的羊水、黏液及血液，保持呼吸道通畅。②新生儿出生后1min行Apgar评分，了解新生儿是否存在缺氧。③新生儿体检：给新生儿称体重、量身长，注意保暖。

（3）产后2h的观察及护理　为产妇擦汗更衣；测量血压，观察宫缩、宫底高度、阴道流血情况。产后30min协助产妇及新生儿进行接触及吸吮。

二、分组训练

学生分组利用模型进行外阴冲洗消毒及接生配合，教师巡回矫正反馈。

【实训小结】

1. 结果检测　随机抽查学生进行外阴冲洗消毒、测量胎心、配合接生，不足之处可由其他同学补充纠正，评价后作为小组成绩。

2. 作业　完成实验报告，总结学习体会。

（贾　微）

实训四 异常妊娠妇女的护理训练

【实训目的】

（1）掌握异常妊娠的护理评估及护理措施。

（2）熟悉异常妊娠的主要临床表现及护理配合。

【实训时间】

2 学时。

【实训地点】

学校妇产科实训室、妇产科病房。

【实训准备】

准备流产、异位妊娠、前置胎盘、胎盘早剥、妊娠高血压病录像或选择典型案例。

案例1：患者，女性，28 岁，已婚，孕 11 周。今晨 8 点出现下腹部阵发性疼痛，阴道见肉样组织排出，伴阴道大量出血，自觉头晕。体检：体温 37℃，脉搏 110 次/min，呼吸 18 次/min，血压 86/60mmHg，呈贫血貌。妇科检查：宫颈口已开，有肉样组织堵塞宫口，子宫较孕周小。请问：①该患者出现什么问题？②主要的处理原则有哪些？③应采取哪些护理措施？

案例2：患者，女性，32 岁，以“停经 48 天，排便时出现下腹部剧烈疼痛 1h”急诊入院。病史：孕 3 产 1，人工流产 2 次，现有 1 女，安全期避孕。平常月经规则。检查：体温 37℃，脉搏 113 次/min，呼吸 18 次/min，血压 80/55mmHg，面色苍白；下腹部明显压痛和反跳痛，以左侧为明显。妇科检查：后穹隆饱满、有触痛、宫颈举痛明显、子宫稍大，左侧附件区可触及边界不清，压痛明显的包块。请问：①患者最可能的诊断是什么？②为进一步确诊，护士应做哪项检查准备？如何护理？

案例3：患者，女性，35 岁，以“停经 38 周，头痛 1 周”为主诉入院。病史：孕 1 产 0，平素月经规则。停经 4 个半月始自觉胎动，1 个月前出现双下肢水肿，经休息不消退，1 周前感头晕、眼花、胸闷。检查：体温 37℃，脉搏 82 次/min，呼吸 17 次/min，血压 160/100mmHg，下肢水肿（ + + ），尿蛋白（ + + ）。诊断为妊娠高血压疾病。请问：①妊娠高血压疾病是如何分期的？该病的基本病理变化是什么？②治疗该病时首选的药物是什么？使用此种药物的注意事项有哪些？

案例4：孕妇，38 岁，以“停经 33 周，少量无痛性阴道出血 1 天。”入院。病史：孕 3 产 0，人流 2 次，平素月经规则。检查：体温 37℃，脉搏 86 次/min，呼吸 19 次/min，血压 110/70mmHg。胎方位 RSA（骶右前位），先露高浮，胎心率 145 次/min。无宫缩。入院待产 10 天，无明显诱因出现阴道大量出血，量约 200ml，无腹痛。测血压 100/60mmHg，胎心率 156 次/min。请问：①最有助于诊断的病史是哪项？最有助于诊断的辅助检查方法是什么？②最佳处理方法是什么？

【实训方法】

（1）在医院妇产科病房选择案例见习。

（2）妇产科实训室，观看多媒体病例展示，分组讨论列出可能的护理问题、制定护理目标，实施护理措施。

（3）培养学生高度负责的态度，对待产妇态度要和蔼、语言亲切。

【实训小结】

1. 结果检测 案例讨论时，要求学生说出该病例的护理评估、护理问题、护理目标、护理措施，老师进行综合评价完善补充。临床见习，注意学生与产妇沟通过程中的态度及语言，讨论见习实践中存在的问题。

2. 作业 完成实验报告，总结学习体会。

（王彩霞）

实训五 异常分娩妇女的护理训练

【实训目的】

（1）掌握异常分娩产妇的护理问题及护理措施。

（2）熟悉产力异常、产道异常、胎儿异常的护理评估。

【实训时间】

2 学时。

【实训地点】

学校妇产科实训室、妇产科病房

【实训准备及方法】

1. 病房病例见习 是最理想实习方法，由带教老师或医院有经验的护士边操作边讲解。

2. 多媒体教学 临床病例实习有困难时，准备相应的录像或课件，在多媒体教室观看录像或课件完成实习。

3. 病例分析 准备相应的病例 1～2 份，在妇产科实验室阅读病例完成实习。

病例：协调性宫缩乏力的护理

某女士，29 岁，已婚。因停经 39 周，有规律的阵发性腹痛 1 天，继而腹痛减轻 2 天入院。3 天前出现规律性的腹痛，约 40s/（8～10）min，腹痛时腹部变硬。当腹痛加剧后，产妇产生恐惧感，故而不吃不喝，不睡觉，次日腹痛较前减轻，持续时间短，间歇时间长，大约 20～25s/（8～20）min，且腹痛时腹部不变硬。入院查：发育正常，营养良好，身高 162cm，体重 61kg，体温 37℃、脉搏 80 次/min、呼吸 18 次/min、血压 120/86mmHg。心肺无异常，腹部膨隆，宫缩 10～15s/（10～20）min，胎位枕左前位，胎心率128次/min，骨盆外测量正常。肛查：先露头，S0，枕左前位，头盆相称，宫口开大3cm。

【实训小结】

（1）学生分小组自阅病例，分析、讨论病例。每组派出代表说出该病例的护理问题和护理措施。由学生评价，并将结果作为小组成绩。

（2）每位学生写出该病例的护理问题和护理措施，完成实验报告。

（陈明秀）

实训六 产后出血妇女的救护训练

【实训目的】

（1）掌握产后出血的原因、产后出血患者的护理评估及护理措施，能为产后出血患者制订合理的救护计划，完成任务中的技能操作项目。

（2）熟悉各种操作用物的使用。

【实训时间】

2学时。

【实训地点】

学校妇产科实训室、医院妇产科病房。

【实训准备】

1. 无菌器械包 无齿卵圆钳、血管钳、鼠齿钳各2把，持针器1把，大小圆针、三角针各1包，拆线剪、组织剪、无齿镊、有齿镊各1把，弯盘1个。

2. 常用其他物品 无菌手套、纱布、纱条（4层纱布，宽8cm，长2m的无菌纱条）、棉球、肠线、丝线、0.1%苯扎溴铵溶液、0.5%碘伏消毒液等。

分娩床，分娩操作模型人。

3. 无菌操作准备 操作者做无菌操作准备，如戴口罩、帽子、洗手、泡手、穿无菌手术衣、戴无菌手套。

4. 其他 多媒体教学资料和设备。

【实训方法】

1. 经腹壁按摩子宫法 操作者站在患者的侧方，一手在耻骨联合上缘按压下腹中部，将子宫上推，另一手置于子宫底部，拇指在前壁，其余四指在后壁，做均匀有节律的按摩。在按摩过程中应将子宫腔内积血压出，以免影响子宫收缩。

2. 腹壁－阴道双手压迫按摩子宫 操作者一手握拳置于阴道前穹隆，顶住子宫前壁，另一手自腹部按压子宫后壁，使子宫体前屈，双手相对紧压子宫底，均匀有节律地轻柔按摩。

3. 宫腔内填塞纱条法 严格外阴及阴道消毒，将纱布条用消毒碘伏浸透挤干，用卵圆钳夹住纱布条一端，在左手的引导下从子宫切口置入宫腔，自宫底起自左至右来回折叠填塞，宫腔不留间隙，包括子宫下段。术后予以抗生素防止感染，宫缩剂帮助子宫收缩，保持外阴清洁。纱条应在术后24h 内取出，以免发生感染。

4. 阴道裂伤修补术 按层次修补裂伤底部，避免缝线穿透直肠。

5. 会阴裂伤修补术 按解剖层次缝合肌层及黏膜下层，最后缝合会阴皮肤。

【实训小结】

1. 结果检测 各小组分别选出 1 名学生演示子宫按摩、宫腔填塞纱布等方法，由学生评价，老师总结，并将结果作为小组成绩。

2. 作业 写出练习内容，总结学习体会。

（王彩霞）

实训七 新生儿窒息救护训练

【实训目的】

（1）掌握新生儿窒息复苏的原则和步骤。口对口人工呼吸、简易呼吸器人工呼吸和胸外心脏按压的方法。

（2）熟悉喉镜指引下经口气管插管的方法。

【实训时间】

2 学时。

【实训内容】

（1）对新生儿进行呼吸道清理和保暖。

（2）口对口人工呼吸。

（3）复苏气囊和面罩的使用（简易呼吸器人工呼吸）。

（4）胸外心脏按压的方法。

（5）简易呼吸器人工呼吸和胸外心脏按压的配合。

（6）正确进行新生儿复苏评价。

【实训准备】

新生儿复苏模型、远红外线辐射抢救台、气管插管模型、成套的一次气管插管、喉镜、简易呼吸器、吸引球囊或吸管、听诊器、肩垫、擦干新生儿用的毛巾和毯子、给氧装置、低压吸痰器、1:10000 肾上腺素、纳洛酮、5%碳酸氢钠等。

【实训方法】

（一）模型示教

按 ABCDE 程序进行。

1. 保暖 胎儿娩出后，快速擦干全身并拿开湿毛巾，将其置于预热的辐射保暖台上，新生儿适宜温度27℃～31℃。置新生儿头低仰卧位。

2. 清理呼吸道（A）（复苏初步步骤） Apgar评分4～7分，将已连接吸痰器的吸痰管轻轻插入新生儿咽部，吸净黏液及羊水。Apgar评分0～3分，气管插管清理呼吸道（先口后鼻）。

3. 人工呼吸及吸氧（B）（复苏气囊和面罩的使用） 确认黏液吸尽后，对轻度窒息新生儿可刺激其啼哭，以刺激其建立自主呼吸，同时给氧。重度窒息儿在喉镜指引下气管插管吸净黏液后，立即接充气囊正压人工给氧。在紧急情况或无条件时，可采取口对口人工呼吸或简易呼吸器人工呼吸。

4. 胸外按压（C） 心率小于60次/min或停跳时行胸外按压。手的正确位置在胸骨下1/3处；按压方法有双指法和拇指法；压迫深度为前后胸直径1～2cm，按压频率100～120次/min，胸外按压和人工呼吸的比例应为4∶1，若心率大于80次/min停止胸外按压，继续人工呼吸。

5. 药物治疗（D） 30s胸外按压后，听心率6s，心率小于60次/min，重新开始胸外按压（并使用药物），可静脉或气管注入肾上腺素、纳洛酮等。

6. 评价（E） 复苏过程中随时评价新生儿的呼吸、心率、喉反射、皮肤、肌张力。

（二）分组训练

学生分组利用模型进行以上项目的训练，教师巡回指导，矫正反馈。

【实训小结】

1. 结果检测 每组抽取1人操作，由学生评价，教师最后点评，并将结果作为操作成绩。

2. 作业 总结学习体会，完成实训报告。

（付志绪）

实训八 妇科检查的护理训练

【实训目的】

（1）掌握常用妇科检查的方法、操作步骤和注意事项。

（2）熟练掌握妇科检查的物品准备和护理配合。

【实训准备】

1. 物品准备 妇科检查模型、消毒容器（盛放消毒干棉球、纱布块）、照明灯、无菌手套、无菌阴道窥器、无菌长镊子、无菌长棉签、无菌持物钳、器械浸泡桶（内盛消毒液）、生理盐水、石蜡油或肥皂水、一次性臀垫、污物桶等。

2. 患者准备 排空膀胱，脱去一条裤腿。取膀胱截石位，两手平放于身旁。

3. 检查者准备 戴帽子和口罩、穿隔离衣、戴手套。

【实训方法与步骤】

1. 多媒体演示与教师示教

（1）外阴检查 观察外阴发育及阴毛分布情况。用右手拇指和示指分开小阴唇，暴露阴道前庭，观察尿道口和阴道口。嘱患者屏气向下用力，观察有无阴道前后壁膨出、子宫脱垂或尿失禁等。

（2）阴道窥器检查 左手示指、拇指分开两侧小阴唇，暴露阴道口，右手持阴道窥器，斜行沿阴道侧后壁缓慢插入阴道，边推进边将两叶转正并逐渐张开，暴露并检查宫颈、阴道壁和穹隆部。取出时，先旋松侧部螺丝，待两叶合拢后方可取出。

（3）双合诊 右手戴无菌手套，示指和中指蘸润滑剂后插入阴道，检查阴道、宫颈；将阴道内两指放在宫颈后方，同时左手在腹部平脐处按压腹壁，并逐渐移向耻骨联合部位，通过两手的相互协调，扪清子宫情况；将阴道内两指移至一侧穹隆部，左手从同侧下腹壁髂嵴水平开始从上往下按压，触摸附件区有无异常。

（4）三合诊 一手示指放入阴道，中指插入直肠，另一手在腹部配合检查。扪清后倾或后屈子宫的情况、盆腔后部的病变。

（5）直肠－腹部诊 检查者一手示指伸入直肠，另一手在腹部配合检查。

（6）检查后记录 盆腔检查结果按解剖部位的先后顺序记录：外阴、阴道、宫颈、宫体、附件。

2. 分组训练 学生分成小组，利用妇科检查模型演练妇科检查的操作步骤和护理配合，要求学生边叙述边操作，并要表现出对患者的关心、体贴。教师巡回指导，同时进行矫正反馈。

3. 实训结果检测 每小组随机抽取 1 名学生进行操作，由其他学生进行评价、由教师确认。

【实训报告】

（1）写出妇科检查的物品准备、患者准备和检查者准备的内容。

（2）写出妇科检查的主要操作步骤和护理配合内容。

【实训小结】

通过观看多媒体演示、教师示教、学生模拟训练，使学生能够做好妇科检查的各种准备，熟练进行妇科检查过程中的护理配合，并能够正确指导患者接受各种妇科检查。

（王雪芹）

实训九 计划生育手术护理配合训练

一、宫内节育器放置术和取出术

【目的】

（1）掌握宫内节育器放置术和取出术的术前准备、术中配合。

（2）学会宫内节育器放置术的操作方法。

【实训方法与步骤】

1. 模型示教 由带教老师在模型上边操作边讲解。

2. 多媒体教学 准备相应的录像或课件，在多媒体教室观看录像或课件完成实习。

3. 分组训练 在实验室学生分组操作，练习操作过程及术中配合；教师巡回矫正反馈。

4. 医院见习 有条件者安排到医院见习。

【实训小结】

1. 实训结果检测 抽查学生物品准备、操作过程及术中配合情况，由学生评价，教师总结，并将结果作为小组成绩。

2. 作业 完成实验报告，总结学习体会。

二、人工流产负压吸引术

【目的】

（1）掌握人工流产负压吸引术的术前准备、术中配合。

（2）学会人工流产负压吸引术的操作方法。

【实训方法与步骤】

1. 模型示教 由带教老师在模型上边操作边讲解。

2. 多媒体教学 准备相应的录像或课件，在多媒体教室观看录像或课件完成实习。

3. 分组训练 在实验室学生分组操作，练习操作过程及术中配合；教师巡回矫正反馈。

4. 医院见习 有条件者安排到医院见习。

【实训小结】

1. 实训结果检测 抽查学生物品准备、操作过程及术中配合情况，由学生评价，教师总结，并将结果作为小组成绩。

2. 作业 完成实验报告，总结学习体会。

三、输卵管结扎术

【目的】

（1）掌握输卵管结扎术的术前准备、术中配合。

（2）学会输卵管结扎术的操作方法。

【实训方法与步骤】

1. 模型示教 由带教老师在模型上边操作边讲解。

2. 多媒体教学 准备相应的录像或课件，在多媒体教室观看录像或课件完成实习。

3. 分组训练 在实验室学生分组操作，练习操作过程及术中配合；教师巡回矫正反馈。

4. 医院见习 有条件者安排到医院见习。

【实训小结】

1. 实训结果检测 抽查学生物品准备、操作过程及术中配合情况，由学生评价，教师总结，并将结果作为小组成绩。

2. 作业 完成实验报告，总结学习体会。

（陈明秀）

实训十 妇产科常用护理技能训练

【实训目标】

（1）掌握妇产科常用护理技术的操作方法及护理要点，能为患者制定合理的护理计划。

（2）熟悉各种操作用物；各种冲洗液的配制。

【实训时间】

2 学时。

【实训地点】

学校妇产科实训室或医院妇产科检查室。

【实训内容】

在校妇产科实训室学习各种冲洗液的配制和在模型人上进行妇产科常用护理技术演示；在医院妇科病房或门诊见习妇产科常用护理技术。

（1）见习会阴擦洗/冲洗 、阴道灌洗、会阴湿热敷、阴道及宫颈上药、坐浴等护理技术。

（2）学习各种冲洗液的配制和配制各种水温的坐浴液（热浴水温在41℃ ~43℃，适用于急性炎症有渗出性病变者；温浴水温在35℃ ~37℃，适用于慢性盆腔炎、术前准备；冷浴水温在14℃ ~15℃，适用于膀胱、阴道松弛等。）

【实训准备】

（一）会阴擦洗/冲洗

（1）无菌会阴垫或橡皮布1块，冲洗壶1个，便盆1只。

（2）会阴擦洗包1个，内有消毒治疗巾1块，无菌弯盘两只，无菌镊子或消毒止血钳两把，无菌棉球若干，无菌干纱布两块。

（3）消毒液500ml（如0.1%的苯扎溴铵溶液、1∶5000高锰酸钾溶液、0.05%聚维酮碘溶液、0.25%活力碘溶液）。

（二）阴道灌洗

1. 灌洗溶液　1∶5000高锰酸钾溶液、0.05%聚维酮碘溶液、0.25%活力碘溶液、0.2%苯扎溴铵溶液、2%～4%碳酸氢钠溶液、1%乳酸溶液等。

2. 物品　灌洗桶一个，连接130cm长的橡胶管和带调解阀的灌洗头，输液架一个，弯盘一只，无菌会阴垫一块，便盆一个，手套一副，窥阴器一只，卵圆钳一把，无菌干纱布一块。

（三）会阴湿热敷

会阴擦洗包一个，医用凡士林适量、橡胶垫一块、一次性会阴垫一块、煮沸的50%硫酸镁溶液、纱布数块、棉垫一块，红外线灯或热水袋。

（四）阴道及宫颈上药

同阴道灌洗物品另加窥阴器、消毒干棉球、长镊子、药品、一次性手套、消毒长棉签或喷雾器等。

（五）坐浴

（1）坐浴盆一个、41℃～43℃温开水2000ml、30cm高的坐浴架一个、无菌纱布一块。

（2）常用坐浴液　1∶5000高锰酸钾溶液、0.1%的苯扎溴铵溶液、2%～4%碳酸氢钠溶液、1%的乳酸溶液、0.5%的醋酸溶液、0.1%的活力碘溶液等。

（3）多媒体教学资料和设备。

【实训方法】

（一）模型示教

1. 会阴擦洗/冲洗　①将会阴擦洗包放置床边，给模型人臀下垫无菌会阴垫。②用左手持镊子，夹取干净的药液棉球，用右手持镊子，从下方夹取棉球按顺序进行擦洗3遍，最后用干纱布擦干。③会阴部冲洗注意先将便盆放于橡皮单上，置于模型臀下，先将消毒干棉球置于阴道口，然后左手拿冲洗壶，右手用镊子夹住消毒棉球，边冲洗边擦洗，顺序同会阴擦洗，冲洗完毕取出阴道棉球，撤掉便盆，换上无菌会阴垫。

2. 阴道灌洗　①给模型人取膀胱截石位，暴露外阴，臀下垫会阴垫及便盆。②根据患者病情配灌洗液，装入灌洗桶，挂于床边输液架上，距床沿60～70cm，排出管内空气。③操作者带手套，先用灌洗液冲洗外阴部，将灌洗头沿阴道侧壁缓慢插入阴道后穹隆，边冲洗边将灌洗头围绕宫颈轻轻上下左右移动，使整个阴道穹隆及侧壁冲洗干净。④当灌洗液约剩100ml时，夹住皮管取出灌洗头和窥阴器，再次冲洗外阴。

3. 会阴湿热敷 ①先行会阴擦洗，清洁局部伤口，然后进行会阴湿热敷。②在热敷部位用棉签涂一薄层凡士林，用纱布覆盖，再敷上50%的硫酸镁热湿纱布，外盖棉垫保温。③一般每3~5min更换热敷垫1次，或在棉垫外用热水袋。热敷完毕，更换清洁会阴垫，整理床单。

4. 阴道宫颈上药 先行阴道灌洗，用消毒干棉球，擦干宫颈、阴道穹隆，使药物直接接触病变部位以提高疗效。常用方法有：①纳入法；②涂擦法；③喷洒法；④宫颈棉球上药。

5. 坐浴 将坐浴盆放于坐浴架上，内装坐浴液（根据病情配制）2000ml，嘱患者排空膀胱，协助患者按要求坐浴，坐浴完毕，清理用物，消毒浴盆。

（二）分组训练

学生分组利用模型进行会阴擦洗/冲洗、阴道灌洗、会阴湿热敷、阴道宫颈上药、坐浴训练。

【实训小结】

1. 结果检测 选举小组内学生代表模拟操作并由学生进行评价，教师点评，结果做为操作成绩。

2. 作业 写出本次实践体会完成实践报告。

（付志绪）

教学大纲

一、教学时间分配

教学内容	学时	
	理论	实训
1. 绪论	1	
2. 女性生殖系统解剖与生理	3	2
3. 正常妊娠期妇女的护理	4	2
4. 正常分娩期妇女的护理	5	2
5. 正常产褥期妇女的护理	3	
6. 异常妊娠妇女的护理	7	2
7. 妊娠期合并症患者的护理	3	
8. 异常分娩妇女的护理	3	2
9. 分娩期并发症妇女的护理	3	2
10. 产后并发症妇女的护理	2	
11. 胎儿及新生儿异常的护理	1	2
12. 妇科护理配合	2	2
13. 女性生殖器官炎症患者的护理	6	
14. 月经失调患者的护理	5	
15. 妊娠滋养细胞疾病患者的护理	2	
16. 女性生殖器官肿瘤患者的护理	8	
17. 外阴、阴道手术患者的护理	3	
18. 不孕症与辅助生育技术	1	
19. 计划生育与妇女保健	3	2
20. 妇产科常用局部护理技术	3	2
21. 妇产科诊疗技术及产科手术患者的护理	2	

二、教学要求与内容

第一章　绪论（理论 1 学时）

【目的要求】

1. 熟悉妇产科护理的性质及内容。
2. 熟悉妇产科护理的学习目的及方法。
3. 了解当代妇产科护理发展趋势。

【教学内容】

1. 妇产科护理学的性质及内容。

2. 妇产科护理学的学习目的及方法。

3. 当代妇产科护理学发展趋势。

4. 妇产科护士应具备的素质。

【教学方法】

理论讲授。

第二章　女性生殖系统解剖与生理（理论3学时）

【目的要求】

1. 掌握女性骨盆的形态与结构。

2. 掌握月经周期的内分泌调节和女性生殖器官的周期性变化。

3. 掌握卵巢分泌性激素及其主要生理功能。

4. 熟悉内、外生殖器的构造及功能。

5. 了解内生殖器与邻近器官的关系及女性内、外生殖器官血液供应、淋巴分布及神经分配。

6. 了解女性一生各阶段的生理特点。

【教学内容】

1. 女性生殖系统解剖　骨盆；外生殖器、内生殖器；内生殖器的邻近器官；生殖器的血管、淋巴及神经。

2. 女性生殖系统生理　女性一生各阶段的生理特点；卵巢的周期性变化及其功能；子宫内膜周期性变化及月经；月经周期的内分泌调节。

实训一　女性生殖系统解剖技能训练（2学时）

【教学方法】

理论讲授，多媒体演示，讨论，示教。

第三章　正常妊娠期孕妇的护理（理论4学时）

【目的要求】

1. 掌握早、中晚期妊娠诊断要点、预产期的推算方法和骨盆外测量的方法。

2. 掌握妊娠期母体的生理、心理变化。

3. 掌握胎儿附属物的构造和主要功能。

4. 熟悉熟悉受精、着床的定义、妊娠期常见的症状及相应的护理措施。

5. 熟悉腹部四步触诊法为护理对象确定胎产式、胎方位及胎先露。

6. 了解孕期保健知识及不同月份胎儿的发育特征。

【教学内容】

1. 妊娠生理　受精与着床；胎儿附属物的形成与功能；胎儿发育及生理特点。

2. 妊娠期母体变化　生理变化；心理社会变化。

3. 妊娠诊断　早期妊娠诊断；中、晚期妊娠诊断；胎产式、胎先露、胎方位。

4. 妊娠期孕妇的护理。

5. 孕期监护。

实训二　产前检查技能训练（2 学时）

【教学方法】

理论讲授，多媒体演示，示教，案例分析。

第四章　分娩期妇女的护理（理论 5 学时）

【目的要求】

1. 掌握决定分娩的四因素。
2. 掌握分娩、足月产、早产、过期产的概念。
3. 掌握产程分期、不同产程的临床表现及护理。
4. 熟悉枕先露的分娩机制。
5. 了解分娩期焦虑及疼痛妇女的护理。

【教学内容】

1. 影响分娩的因素　产力；产道；胎儿；精神心理状态。

2. 枕先露的分娩机制。

3. 临产的诊断及产程分期　分娩先兆；临产诊断；产程分期。

4. 分娩期产妇的护理　第一产程的临床经过及护理；第二产程的临床经过及护理；第三产程的临床经过及护理。

5. 分娩期焦虑及疼痛妇女的护理　焦虑产妇的护理；疼痛产妇的护理。

实训三　正常分娩妇女的护理训练（2 学时）

【教学方法】

理论讲授，多媒体演示，讨论，示教，见习。

第五章　正常产褥期妇女的护理（理论 3 学时）

【目的要求】

1. 掌握产褥期妇女的生理变化。
2. 掌握产褥期妇女的护理方法。
3. 掌握母乳喂养的优点及技巧。
4. 熟悉产褥期妇女的心理调适。
5. 熟悉新生儿的护理。

【教学内容】

1. 产褥期妇女的生理及心理变化　产褥期妇女的生理调适；产褥期妇女的心理调适。

2. 产褥期妇女的护理。

3. 母乳喂养　母乳喂养的优点；促进母乳喂养成功的措施。

4. 正常新生儿的护理。

【教学方法】

理论讲授，多媒体演示，示教。

第六章　异常妊娠妇女的护理（理论 7 学时）

【目的要求】

1. 掌握流产、异位妊娠、前置胎盘、胎盘早剥、妊娠期高血压疾病、早产、过期妊娠、羊水量异常、多胎妊娠、高危妊娠患者的临床表现、治疗原则、护理问题及护理措施。

2. 掌握妊高征的基本病理生理变化、分类及子痫患者的护理要点。

3. 掌握硫酸镁使用时的注意事项。

4. 熟悉流产、异位妊娠、前置胎盘、胎盘早剥、妊娠期高血压疾病、早产、过期妊娠、羊水量异常、多胎妊娠、高危妊娠患者的病因、辅助检查及健康教育。

【教学内容】

1. 妊娠早期出血性疾病　流产；异位妊娠。

2. 妊娠晚期出血性疾病　前置胎盘；胎盘早期剥离。

3. 妊娠期高血压疾病。

4. 早产。

5. 过期妊娠。

6. 羊水量异常　羊水过多；羊水过少。

7. 多胎妊娠。

8. 高危妊娠。

实训四　异常妊娠妇女的护理训练（2 学时）

【教学方法】

理论讲授，案例分析，多媒体演示，讨论，见习。

第七章　妊娠期合并症患者的护理（理论 3 学时）

【目的要求】

1. 掌握妊娠合并心脏病、糖尿病、贫血的护理措施。

2. 熟悉心脏病、糖尿病、贫血与妊娠、分娩、产褥的相互影响。

3. 熟悉心脏病、糖尿病、贫血患者的临床表现、辅助检查、治疗原则、护理问题及健康教育。

【教学内容】

1. 妊娠合并心脏病。

2. 妊娠合并糖尿病。

3. 妊娠合并贫血。

【教学方法】

理论讲授，案例分析，多媒体演示。

第八章　异常分娩妇女的护理（理论3学时）

【目的要求】

1. 掌握产力异常、产道异常及胎位异常的临床表现及治疗原则。

2. 掌握产力异常、产道异常及胎位异常3种异常分娩之间的相互关系及护理问题与护理措施。

3. 了解产力异常、产道异常及胎位异常3种异常分娩对母儿的影响。

【教学内容】

1. 产力异常　子宫收缩乏力；子宫收缩过强。

2. 产道异常。

3. 胎位异常。

实训五　异常分娩妇女的护理训练（2学时）

【教学方法】

理论讲授，案例分析，多媒体演示，讨论，见习。

第九章　分娩期并发症妇女的护理（理论2学时）

【目的要求】

1. 掌握胎膜早破、产后出血的病因临床表现及护理措施。

2. 熟悉子宫破裂、羊水栓塞的临床表现及护理措施。

3. 了解子宫破裂、羊水栓塞的原因。

【教学内容】

1. 胎膜早破。

2. 产后出血。

3. 子宫破裂。

4. 羊水栓塞。

实训六　产后出血妇女的救护训练（2学时）

【教学方法】

理论讲授，案例分析，多媒体演示，讨论，见习。

第十章　产后并发症妇女的护理（理论2学时）

【目的要求】

1. 掌握产褥感染与晚期产后出血的定义、临床表现、治疗原则、护理问题和护理措施。

2. 熟悉产褥感染与晚期产后出血的病因、辅助检查。

【教学内容】

1. 产褥感染。

2. 晚期产后出血。

【教学方法】

理论讲授，案例分析，多媒体演示，讨论。

第十一章　胎儿及新生儿异常的护理（理论1学时）

【目的要求】

1. 掌握胎儿宫内窘迫、新生儿窒息的定义、临床表现、治疗原则、护理问题和护理措施。

2. 熟悉胎儿宫内窘迫、新生儿窒息的病因、辅助检查。

【教学内容】

1. 胎儿宫内窘迫。

2. 新生儿窒息。

实训七　新生儿窒息救护训练（2学时）

【教学方法】

理论讲授，案例分析，多媒体演示，讨论。

第十二章　妇科护理配合（理论2学时）

【目的要求】

1. 掌握妇科疾病的常见临床表现。

2. 熟悉妇科一般检查方法和护理配合。

3. 了解妇科病史内容。

【教学内容】

1. 妇科护理病史的内容。

2. 妇科一般检查方法及护理配合。

3. 妇科疾病的常见临床表现及护理。

实训八　妇科检查的护理训练（2学时）

【教学方法】

理论讲授，案例分析，多媒体演示，讨论。

第十三章　女性生殖器官炎症患者的护理（理论6学时）

【目的要求】

1. 掌握常见阴道炎、慢性宫颈炎、盆腔炎传播途径、临床表现、治疗原则及护理措施。

2. 熟悉慢性宫颈炎病理类型。

3. 熟悉阴道炎、慢性宫颈炎、急性盆腔炎的病因、护理问题及健康教育。

4. 了解女性生殖系统的自然防御功能。

【教学内容】

1. 概述　女性生殖器的自然防御系统；病原体；传染途径。

2. 外阴部炎症。

3. 阴道炎　滴虫性阴道炎；假丝酵母菌病；老年性阴道炎。

4. 慢性子宫颈炎

5. 盆腔炎　急性盆腔炎；慢性盆腔炎。

【教学方法】

理论讲授，案例分析，多媒体演示，讨论。

第十四章　月经失调患者的护理（理论5学时）

【目的要求】

1. 掌握功能失调性子宫出血、围绝经期综合征患者的临床表现、治疗原则及护理措施。

2. 熟悉闭经、痛经患者的临床表现、治疗原则及护理措施。

3. 了解月经失调妇女的病因、护理问题及健康教育。

5. 掌握雌激素治疗患者的护理。

【教学内容】

1. 功能失调性子宫出血。

2. 闭经。

3. 痛经。

4. 围绝经期综合征。

【教学方法】

理论讲授，案例分析，多媒体演示，讨论。

第十五章　妊娠滋养细胞疾病患者的护理（理论2学时）

【目的要求】

1. 掌握良性葡萄胎、侵蚀性葡萄胎及绒毛膜癌患者的临床表现、治疗原则护理问题及护理措施。

2. 熟悉良性葡萄胎、侵蚀性葡萄胎及绒毛膜癌的病理特点及鉴别要点。

3. 了解良性葡萄胎、侵蚀性葡萄胎及绒毛膜癌患者的辅助检查及健康教育。

【教学内容】

1. 葡萄胎。

2. 侵蚀性葡萄胎与绒毛膜癌　侵蚀性葡萄胎；绒毛膜癌。

【教学方法】

理论讲授，案例分析，多媒体演示，讨论。

第十六章　女性生殖器官肿瘤患者的护理（理论8学时）

【目的要求】

1. 掌握子宫颈癌、子宫肌瘤、子宫内膜癌、卵巢肿瘤患者的临床表现、治疗原则护理问题及护理措施。

2. 熟悉子宫颈癌、子宫内膜癌、卵巢肿瘤常见转移途径。

3. 熟悉卵巢肿瘤的常见并发症。

4. 熟悉子宫肌瘤的分类。

5. 熟悉腹部手术患者术前准备及术后护理。

6. 熟悉子宫内膜异位症患者的临床表现、治疗原则护理问题及护理措施。

【教学内容】

1. 子宫颈癌。

2. 子宫肌瘤。

3. 子宫内膜癌。

4. 卵巢肿瘤。

5. 妇科腹部手术患者的一般护理。

[附] 子宫内膜异位症

【教学方法】

理论讲授，案例分析，多媒体演示，讨论。

第十七章　外阴、阴道手术患者的护理（理论3学时）

【目的要求】

1. 熟悉外阴、阴道手术患者的术前准备及术后护理。

2. 熟悉外阴癌、外阴、阴道创伤、子宫脱垂与尿瘘患者的临床表现、治疗原则及护理措施。

3. 掌握子宫脱垂的定义和子宫脱垂的分度。

4. 了解尿瘘、子宫脱垂的原因及预防。

【教学内容】

1. 外阴、阴道手术患者的一般护理。

2. 外阴癌。

3. 外阴、阴道创伤。

4. 子宫脱垂与尿瘘　子宫脱垂；尿瘘。

【教学方法】

理论讲授，案例分析，多媒体演示。

第十八章　不孕症与辅助生育技术（理论1学时）

【目的要求】

1. 熟悉女方不孕的原因、护理措施。
2. 了解辅助生育技术及护理。

【教学内容】

1. 不孕症。
2. 辅助生育技术及护理。

【教学方法】

理论讲授，案例分析，多媒体演示，讨论。

第十九章　计划生育与妇女保健（理论3学时）

【目的要求】

1. 熟悉宫内节育器种类、放置时间、方法、适应证、禁忌证、副反应及并发症。
2. 熟悉避孕的原理、避孕药的原理及避孕方法的选择。
2. 熟悉人工流产的方法、适应证、禁忌证、不良反应及护理。
3. 了解女性绝育方法及护理。
4. 了解妇女保健的目的、意义、工作重要性及妇女保健的工作范围。

【教学内容】

1. 计划生育　避孕方法及护理；终止妊娠方法及护理；女性绝育方法及护理。
2. 妇女保健　妇女保健概述；妇女保健的工作范围；妇女各期保健的特点。

实训九　计划生育手术护理配合训练（2学时）

【教学方法】

理论讲授，案例分析，多媒体演示，讨论。

第二十章　妇产科常用局部护理技术（理论3学时）

【目的要求】

1. 掌握会阴擦洗/冲洗、阴道灌洗、会阴湿热敷、坐浴、阴道宫颈上药患者的护理要点。

2. 熟悉会阴擦洗/冲洗、阴道灌洗、会阴湿热敷、坐浴、阴道宫颈上药患者的护理目的及操作方法。

【教学内容】

1. 会阴擦洗/冲洗。
2. 阴道灌洗。
3. 会阴湿热敷。
4. 坐浴。
5. 阴道、宫颈上药。

实训十　妇产科常用护理技能训练（2 学时）

【教学方法】

理论讲授，案例分析，多媒体演示。

第二十一章　妇产科诊疗技术及产科手术患者的护理（理论 2 学时）

【目的要求】

1. 熟悉妇产科诊疗技术操作方法。
2. 熟悉产科手术患者的护理措施。

【教学内容】

1. 生殖道细胞学检查。
2. 子宫颈活组织检查。
3. 诊断性刮宫术。
4. 输卵管通畅术。
5. 阴道后穹窿穿刺术。
6. 内镜检查术。
7. 会阴切开缝合术。
8. 胎头吸引术。
9. 人工剥离胎盘术。
10. 产钳术。
11. 剖宫产术。

【教学方法】

理论讲授，多媒体演示。

参考答案

第二章

1. E　2. D　3. C　4. D　5. D　6. E　7. A　8. C　9. E　10. E　11. A
12. E　13. B　14. D　15. D　16. E

第三章

1. A　2. A　3. B　4. D　5. A　6. C　7. C

第四章

1. C　2. C　3. D　4. E　5. C　6. B　7. E　8. C

第五章

1. E　2. B　3. D　4. A　5. E　6. C　7. B　8. C　9. C　10. D
11. A　12. C　13. A　14. A　15. E

第六章

1. E　2. E　3. E　4. E　5. A　6. A　7. B　8. C　9. B　10. C　11. A　12. E
13. D　14. C　15. D　16. A　17. C　18. D　19. C　20. E　21. C　22. C　23. E
24. C　25. E　26. B　27. D　28. D　29. E　30. A　31. E　32. A　33. B

第七章

1. A　2. C　3. B　4. D　5. D　6. D　7. E　8. D

第八章

1. E　2. C　3. D　4. B　5. D　6. B　7. B　8. B　9. A　10. C　11. E　12. D

第九章

1. C　2. D　3. E　4. E　5. B　6. B　7. B　8. E　9. C　10. B　11. B
12. B　13. C　14. B　15. B　16. C　17. B　18. B　19. E　20E　21B

第十章

1. E　2. A　3. D　4. D　5 . A　6. C

第十一章

1. E 2. C 3. A 4. D 5. E 6. E 7. E 8. A 9. B 10. A

11. C 12. C 13. B 14. D

第十二章

1. A 2. A 3. C 4. B 5. C 6. C 7. C 8. B

第十三章

1. C 2. A 3. B 4. A 5. C 6. C 7. C 8. E 9. D 10. E

11. E 12. D 13. A 14. E 15. C

第十四章

1. A 2. D 3. E 4. E 5. C 6. C 7. A 8. D 9. E 10. D

11. A 12. A 13. E 14. B 15. B 16. C 17. D

第十五章

1. D 2. E 3. D 4. D 5. C 6. C 7. A 8. E 9. C 10. E

第十六章

1. A 2. C 3. A 4. C 5. E 6. B 7. D 8. B 9. E 10. C 11. D

12. C 13. E 14. B 15. E 16. C 17. D 18. B 19. D 20. B 21. D

22. D 23. B 24. D 25. B 26. C 27. C 28. A 29. D 30. E

31. C 32. A 33. C 34 D 35 A

第十七章

1. A 2. A 3. A 4. B 5. D 6. C

第十八章

1. A 2. E

第十九章

1. C 2. E 3. E 4. C 5. C 6. C 7. B 8. D

第二十章

1. D 2. A 3. B 4. E 5. C 6. A 7. E 8. A 9. B 10. E

11. B 12. B 13. E 14. E 15. E

第二十一章

1. B 2. C 3. E 4. A 5. B 6. D 7. E 8. C

参考文献

[1] 乐杰. 妇产科学［M］. 第7版. 北京：人民卫生出版社，2009.
[2] 全国护士执业资格考试用书编写专家委员会. 全国护士执业资格考试指导［M］. 北京：人民卫生出版社，2013.
[3] 刘文娜. 妇产科护理［M］. 第2版. 北京：人民卫生出版社，2008.
[4] 王志瑶. 妇产科学［M］. 北京：人民卫生出版社，2003.
[5] 夏海鸥. 妇产科护理学［M］. 第2版. 北京：人民卫生出版社，2006.
[6] 薛花，程瑞峰. 产科学及护理［M］. 第2版. 北京：人民卫生出版社，2008.
[7] 王彩霞，朱梦照，陈芬. 妇产科护理［M］. 武汉：华中科技出版社，2013.
[8] 宋秀莲. 产科学基础［M］. 北京：人民卫生出版社，2004.
[9] 李晋爱. 妇科护理学［M］. 北京：人民卫生出版社，2008.
[10] 李力. 简明妇产科学［M］. 北京：人民军医出版社，2008.
[11] 黄美凌. 妇产科护理学笔记［M］. 北京：科学出版社，2009.
[12] 王泽华. 妇产科学［M］. 北京：人民卫生出版社，2009.
[13] 黎梅. 妇产科护理［M］. 北京：科学出版社，2011.
[14] 张新宇. 妇产科护理学［M］. 北京：人民卫生出版社，2010.
[15] 郑修霞. 妇产科护理学［M］. 第4版. 北京：人民卫生出版社，2008.